住培之星
——2020

中国医师协会 组织编写

名誉主编 张雁灵

主 编 杨 青 董家鸿 陈昕煜

执行主编 齐学进

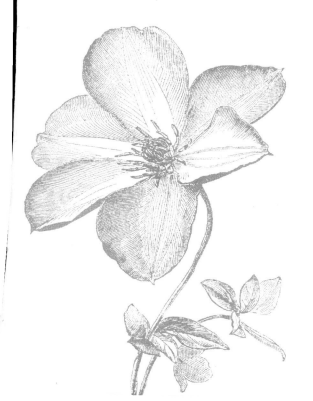

人民卫生出版社
·北京·

图书在版编目（CIP）数据

住培之星 . 2020/ 中国医师协会组织编写. —北京：
人民卫生出版社，2020.9（2020.12重印）
ISBN 978-7-117-30490-0

I. ①住⋯　II. ①中⋯　III. ①医师 – 医务道德 – 文集
IV. ①R192-53

中国版本图书馆 CIP 数据核字（2020）第 178043 号

人卫智网　www.ipmph.com　医学教育、学术、考试、健康，
购书智慧智能综合服务平台
人卫官网　www.pmph.com　人卫官方资讯发布平台

住培之星——2020
Zhupeizhixing —— 2020

组织编写：中国医师协会
出版发行：人民卫生出版社（中继线 010-59780011）
地　　址：北京市朝阳区潘家园南里 19 号
邮　　编：100021
E - mail：pmph @ pmph.com
购书热线：010-59787592　010-59787584　010-65264830
印　　刷：三河市潮河印业有限公司
经　　销：新华书店
开　　本：710×1000　1/16　　印张：19
字　　数：394 千字
版　　次：2020 年 9 月第 1 版
印　　次：2020 年 12 月第 2 次印刷
标准书号：ISBN 978-7-117-30490-0
定　　价：98.00 元
打击盗版举报电话：010-59787491　E-mail：WQ @ pmph.com
质量问题联系电话：010-59787234　E-mail：zhiliang @ pmph.com

编委名单

序

我国住院医师规范化培训制度实施六年来,在党中央、国务院的坚强领导下,在国家卫生健康委员会指导下,全行业携手努力,培训工作取得了明显成效。规范化培训练就了住院医师们一身过硬的本领。自2017年起,每年都会有数万名经过培训合格的住院医师进入到临床医疗岗位,为我国卫生健康事业增添蓬勃的青春力量。一路拼搏中走来的住培工作者们,用非凡的智慧和辛勤的汗水谱写了一首首高昂的奋进之歌!

2020年,是极不平凡的一年。新冠肺炎疫情侵袭全球,影响之大前所未有。在这场同疫情的殊死较量中,中国人民和中华民族以敢于斗争、敢于胜利的大无畏气概,举国同心,共抗时艰,打赢疫情防控阻击战。在这场没有硝烟的战争中,广大医务工作者义无反顾冲上疫情防控第一线,为抗击疫情付出了艰苦努力、作出了重大贡献。住院医师作为其中一支最年轻的医疗力量,同广大医务人员一道英勇奋战,展现了新时代中国医师良好的精神风貌。

为鼓舞激励奋战在一线的住培管理者、带教老师、住院医师的工作热情和职业荣誉感、使命感,2020年中国医师培训学院继续组织"住院医师心中好老师"等优秀人物推选活动,评选出具有代表性的140名"优秀住培基地负责人""优秀住培管理工作者""优秀专业基地主任""优秀带教老师""优秀住院医师"。他们中有不畏艰险、率队驰援武汉抗击疫情的医院院长、院士、专家、临床医师,他们身上的恪尽职守、甘当人梯的敬业精神,严谨求实、精益求精的工作作风,不辞辛苦、乐于奉献的崇高追求,闪耀着时代的光辉,引领着年轻的住院医师们奋力前行。

2020 年 2 月 21 日、3 月 15 日，习近平总书记在百忙之中先后给在首钢医院实习的西藏大学医学院学生、北京大学援鄂医疗队全体"90 后"党员回信。习总书记强调，青年一代有理想、有本领、有担当，国家就有前途，民族就有希望。希望我们广大住培管理工作者、带教老师和住院医师牢记习总书记的嘱托，弘扬崇高的医师职业精神和伟大的抗疫精神，以获选优秀人物为榜样，为推进卫生健康事业发展做出新的更大贡献。

张雁灵

二〇二〇年九月

优秀住培基地负责人（10 名）

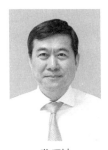

董家鸿

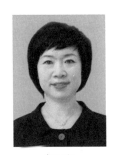

赵玉虹

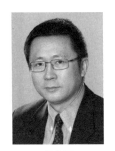

胡伟国

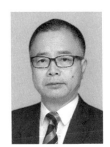

滕皋军

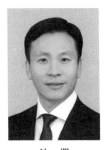

沈　贤

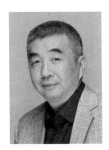

刘同柱

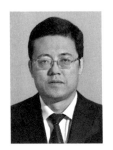

肖　伟

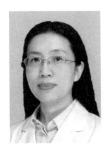

朱文珍

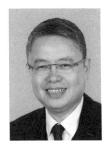

陈国强

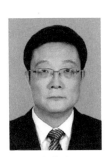

程南生

优秀住培管理工作者（10名）

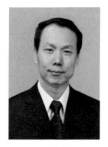

王建六

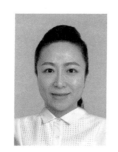

余　情

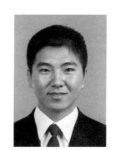

唐大龙

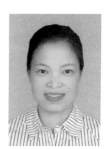

陈韶华

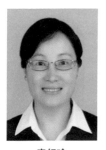

章锃瑜

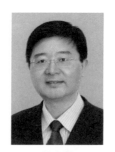

翁山耕

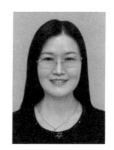

田桂荣

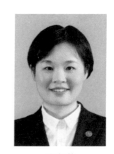

陈淑英

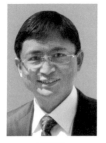

余更生

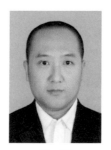

王　鹏

优秀专业基地主任（30名）

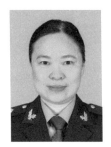

罗渝昆

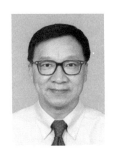

黄宇光

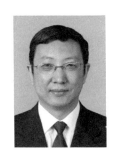

贾龙斌

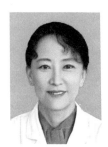

宋建东

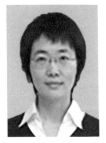

马春燕

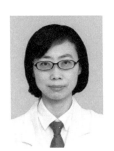

姜春明

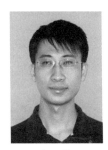

姬　烨

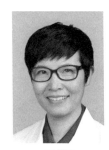

王瑞兰

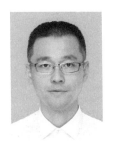

冷俊岭

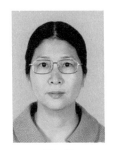

严　敏

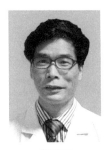

蒋天安

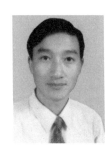

后　军

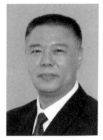

陈　锋

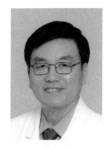

李东良

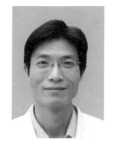

阮玖根

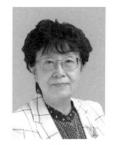

吴欣怡

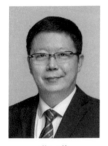

董　蒨

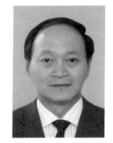

朱尊民

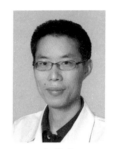

何祥虎

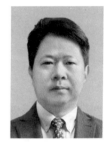

李树生

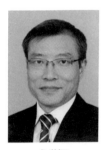

龙学颖

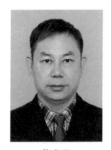

蒋龙元

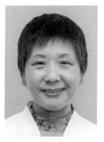

白明珠

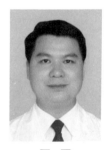

丁　可

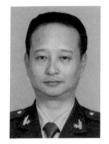

毛　青

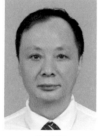

赵晨阳

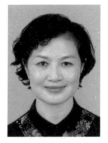

章放香

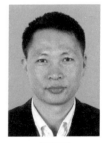

王玉明

优秀专业基地主任（30 名）

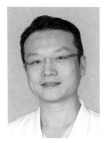
巴桑顿珠

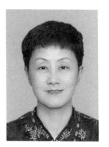
黄玉蓉

优秀带教老师（80名）

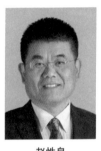
赵性泉

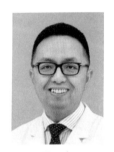
吴 东

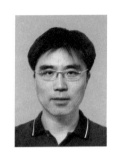
刘 壮

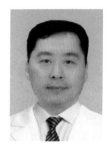
原春辉

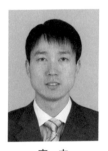
高 杰

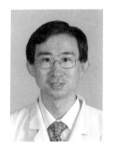
王 嘉

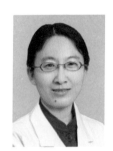
崔 薇

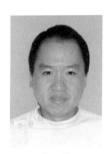
华 锐

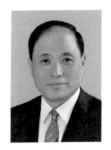
赵新明

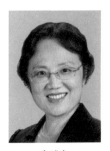
袁雅冬

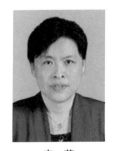
李 荟

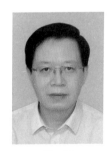
高 勇

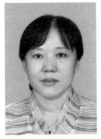

红 华

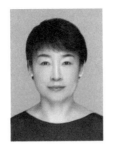

王丽杰

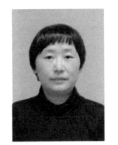

王 涛

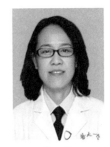

朱 英

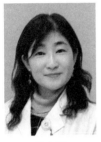

徐宏慧

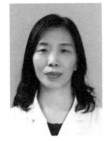

杨俊玲

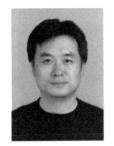

孙志广

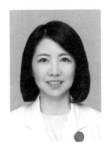

兰英华

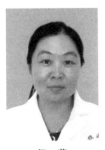

倪 薪

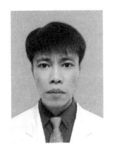

杨晓东

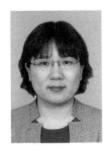

鹿 欣

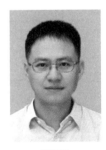

赵恩昊

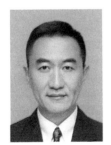

吴卫东

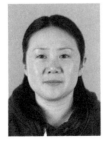

余 姣

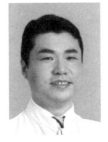

杨 飙

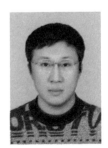

周曙俊

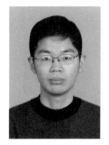

边德志

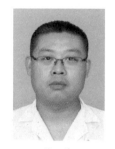

施　海

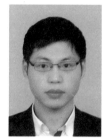

阳　韬

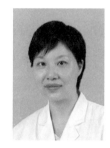

姜玲玲

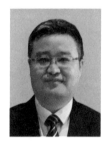

徐向荣

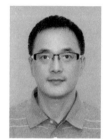

钭金法

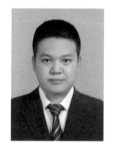

秦　杰

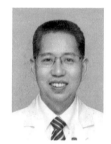

阮积晨

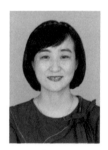

曹　亚

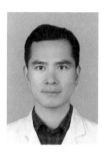

郑贤应

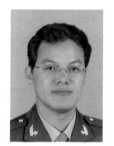

俞国庆

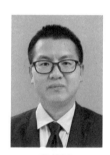

陈德招

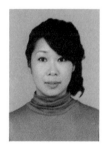

陈　松

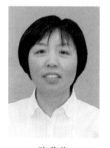

陈蔚华

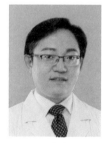

王星光

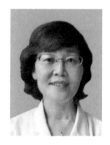

赵翠芬

优秀带教老师（80名）

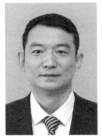

李向楠

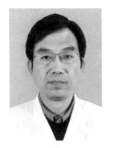

刘培杰

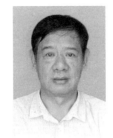

陈炳勋

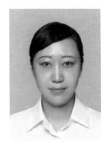

任琛琛

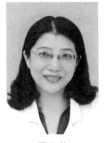

夏文芳

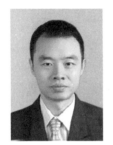

曾凌空

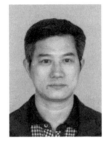

胡 克

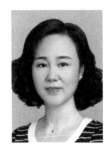

贺 红

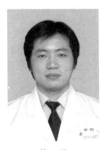

苏 华

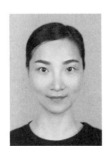

胡文静

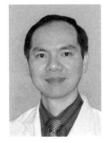

朱庆棠

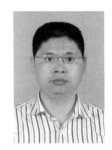

孟新科

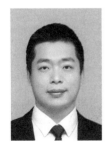

王 磊

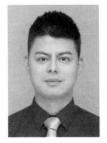

冯 丰

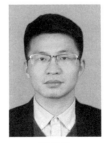

马礼兵

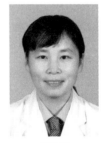

巫艳彬

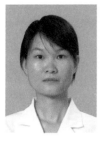

庞　静

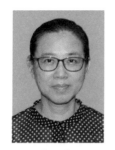

汤　净

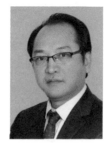

印国兵

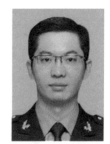

韩　健

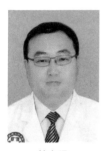

杜志强

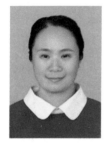

何　清

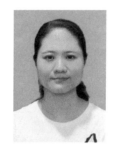

杨小艳

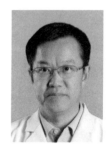

梁宗安

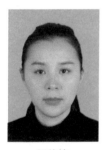

温艳婷

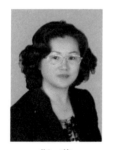

靳　蓉

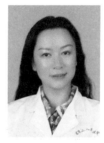

郑粉双

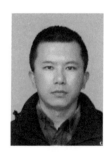

索朗多杰

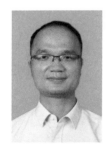

张正良

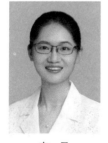

李　昊

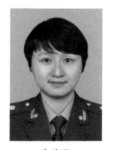

牛晓琳

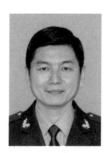

吴　涛

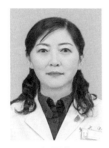　　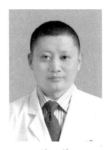　　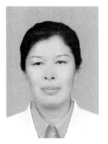　　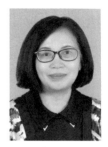

　　　杨勇莉　　　　　　陈　伟　　　　　　郭　红　　　　　　詹爱琴

优秀住院医师（10名）

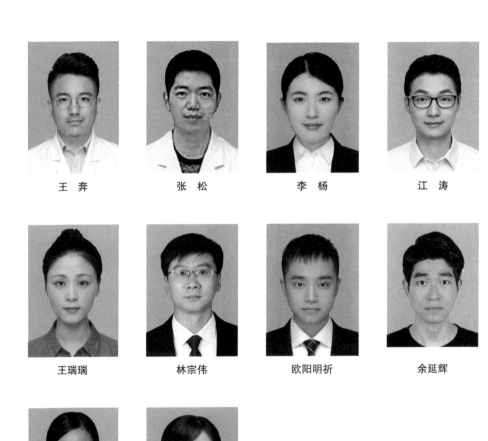

王奔　　　　张松　　　　李杨　　　　江涛

王瑞瑞　　　林宗伟　　　欧阳明祈　　余延辉

王越　　　　张怡

目录

第一篇　优秀住培基地负责人

第二篇　优秀住培管理工作者

第三篇　优秀专业基地主任

第四篇　优秀带教老师

第五篇　优秀住院医师

第一篇　优秀住培基地负责人

不忘初心　匠心前行

——记清华大学附属北京清华长庚医院　　董家鸿

（杨威　　清华大学附属北京清华长庚医院）

"开别人开不了的刀,治别人治不了的病"——这是我国"胆道外科之父"黄志强院士的人生信念,也是董家鸿院士对于"道与术"的终身追求。

我是清华大学附属北京清华长庚医院2017级肝胆外科的一名住培学员,同时也是董家鸿院士清华大学"英才计划"的临床博士后。2009年在清华大学读本科期间,就不时听闻董家鸿老师的很多故事。那时的男生痴迷于武侠,会把自己的武侠梦寄托于现实的外科学习中,校园中流传着外科界的"四大高手":南陈、北董,东彭,西岳。这里的"北董"就是敬爱的董家鸿老师。我对董家鸿老师的印象,也开始于"北董"的称呼。后来,随着对外科学习的深入和对肝胆系统复杂功能的好奇,促使我更多地阅读了董家鸿老师编写的书籍,也更进一步认识了老师的学术造诣。

医者慈悲

人命至重,有贵千金,一方济之,德逾于此。

我对董家鸿老师外科学技术的真正认知来自于2016年的一次手术直播,那是清华大学附属北京清华长庚医院面向全球进行的一台终末期泡型肝包虫病行离体肝切除自体肝移植手术。患者是一位中年的藏区牧民,董家鸿老师的慈悲和大爱深深地感染了我,他如艺术般精湛的手术操作更让我叹为观止,这台手术直播的全球点击量达4 700余万次。为了解决长期困扰牧区藏民的包虫病,董家鸿老师牵头制订"包虫病清灭行动计划",并亲自率领团队先后10余次踏上高原,不顾高原反应,联合全国多个中心专家对青海省包虫病患者进行诊治。"彻底消灭包虫病是我毕生的追求",董家鸿老师身体力行地将医者的慈悲之心洒在三江源大地,洒在祖国高原的每一寸土地。

2020年新年伊始的疫情为中华大地带来了巨大的灾难。为落实国务院联防联控机制《关于开展线上服务进一步加强湖北疫情防控工作的通知》要求,为全力支持湖北开展新型冠状病毒肺炎医疗救治工作,董家鸿老师第一时间奔赴疫区了解抗疫的难题。2020年2月25日下午,董家鸿老师和清华大学尤政院士合作研发的新型冠状病毒肺炎智能辅助诊断系统正式在武汉大学中南医院完成部署,开始用于患者的诊治。这一系统可同步实现智能化影像诊断、临床分型及定量分析三种功能模块。比起传统的人工阅片,该系统的效率大大提高,在5至10秒内即可完成疑似病例的胸部CT阅片,并通过经深度学习训练后的分析系统,给予相关的临床分析,显著提升新冠肺炎诊断效能,为抗击疫情提供了保障。

"我们就是要利用新一代信息技术手段来赋能于前线的医疗队,提高整体'战斗力',减少医务工作者的工作负担和感染风险,提高患者的诊疗效率。"董家鸿老师说。当日,他还赶赴武汉雷神山医院,通过5G网络与北京、上海等地专家连线,对病区内一名危重症患者进行远程会诊、调整治疗方案,加速了患者的康复。此次会诊应用了新研发的远程协同诊疗体系,实现了大量数据超低延时传输,清晰地呈现了患者肺部CT这一重要影像检查。董家鸿老师还向媒体分享了社区管控、医疗资源应急调配的经验和反思,并将智能诊断系统发布在互联网,供世界各地下载使用;同时与美国、韩国、泰国、意大利等多国研究机构合作研发更适用于当地情况的新冠肺炎诊疗的智能化产品,为日益严峻的全球疫情防控贡献出中国力量。

在疫情开始初期,全国医院因抗疫需要,日常医疗工作均受到了一定程度的影响,导致大量身患严重疾病的患者就医困难。对此,董家鸿老师通过中国医师协会平台呼吁全国医师同道,在倾力投入疫情防治工作的同时,需对急性伤病和慢性疾病急性发作的患者作出及时治疗,切莫顾此失彼。他率领清华大学附属北京清华长庚医院成为北京首个疫情期间常规收治病患的医院,挽救了大量急性发作或肿瘤患者。作为董家鸿老师学生中的一分子,我有幸参与了新冠肺炎数据的整理和筛查工作以及临床患者诊治工作。在他赴疫区临行前,谆谆教诲我们要满怀慈悲之心,不畏困难,不辱使命,勇于担当,共同实现抗疫的伟大胜利。

匠心专注

医者,匠心于行,承生命之重。

虽然身兼"医、教、研、管"四职带头人,但"医"一直是董家鸿老师孜孜以求的始终。无论日程安排得多紧凑,门诊和手术永远都是他不会耽误的工作之一,用他自己的话说,"只有与患者面对面地接触,才能真正地成长和学习"。简单的话语警醒着临床工作者不要忽略医疗的本质,一定将"人本"放在首位。患者是我们最好的老师,也是最珍贵的资源,更是不可多得的知识财富。董家鸿老师告诉我们,他的老师黄志强院士曾说过"每一个患者就是一本教科书",但当时的他还太年轻,没能理解这其中真正的含义,学习积累到了现在,才能真正懂得其中的珍贵。所以他希望我们以及医院里的年轻骨干都能比他更早理解这些宝贵经验的真正含义,以工匠之心,满怀慈悲,行医学之义。正是这种信念促使董家鸿老师不断探索外科"禁区",在一次次突破中凝练出"精准外科理念",并将其付诸临床实践,取得了一个又一个"第一":我国第一例体外肝脏手术,国际第一例体外肝脏手术治疗终末期泡型肝包虫病,国际第一例保留尾状叶的肝次全切除术……

"手术台上的董家鸿老师总会有一种让人心安的魔力,好像就没有问题难得倒他。"一位进修医生曾很认真地感叹道,"这就是大师的工匠之心,他就是外科的高峰。"年至60岁的董家鸿老师以他充沛的精力和敏捷的思维,常常让人忽略他的年龄。目前每周他还会保证3台以上的手术工作量,也不会缺席其他临床医疗工作。从晨间查房到全科讨论,即使再忙,他也会打起精神对我们最基层的住培学员进行教学,细致入微地讲解。手术台上他手把手教导下级医生标准的操作;对每一台外科手术的精益求精,使得大量晚期肿瘤患者获益;他挑战医学的"高原",勇攀医学的"高峰",也成为所有董家鸿老师学生的信念。

侠之大者,为国为民。记得董家鸿老师曾经说过,不忘初心,方得始终。踌躇满志的我们总会被各种生活的琐碎压垮斗志,阻碍进步,但每次回想起青春年少时的热血,就又有了前进的动力。我常常在想,是否伟人从一开始就光芒四射、鹤立鸡群;但董家鸿老师用默默无闻的行动、无声却有力的举措教会了我平凡可以造就伟大。心系天下,勇往直前,愿我们归来还是满怀武侠梦的初心少年。

慎而思之 勤而行之

——记中国医科大学附属盛京医院 赵玉虹

手掌很宽,时间太瘦,总是从指间悄悄溜走,转眼之间已经到了我即将离开中国医科大学附属盛京医院的日子。回想研究生三年期间的成长与收获、欢笑与泪水,都将是我人生中不可替代的宝贵财富。曾记得初来到医院时的我,带着刚刚离开本科校园的稚气和对研究生三年生活的展望,懵懂的自己还觉得研究生像本科一样好好上课、好好学习就可以了。直到遇到了我学习路上的导师、人生指路人——赵玉虹教授。"师者,所以传道授业解惑也"是自古以来对老师的解读,优秀的老师是我们开始成长的第一个台阶。印象最深刻的是与老师的第一次见面,面对自己的紧张和踌躇,赵老师以最大的亲和力减轻和冲淡了我的紧张。赵老师了解了我的基本情况和研究生生活的规划,对我讲解了研究生三年学习过程和应该具有的科研能力和成长过程,并真切地嘱咐我要好好努力,不要辜负三年的好时光。

赵老师在住院医师规范化培训相关工作中,始终尽心尽力,秉承"三全育人"理念,坚持采取以学员为中心、开拓创新的培训教学模式,建立科学、高效的培训体系,着重强调基地建设与管理模式创新。为保证培训质量,医院建立"六位一体"基地建设模式,创建院级督导制度、满意度调查制度、教学活动检测制度等质量保障体系,坚持以信息化手段促进住/专培工作一体化管理。同时,在赵老师的支持下,医院开展中国临床医生岗位胜任力模型构建及规范化培训机制的研究与实践,即采用经典胜任力研究理论,对全国七大区域31个城市12 000余名医师及其利益相关者进行调查与访谈,以定量和定性研究相结合的方法构建出以八大核心能力为特征的中国临床医生岗位胜任力模型,将胜任力模型转化为住院医师培训标准,建立了"5+3"一体化临床医学人才培养胜任力阶梯标准。从而创建并实施了"一导向、二中心、多元方法、全程评价"的创新培养机制。

赵老师不仅重视培养质量和培养体系，也十分关心学员的生活和切身利益，始终强调住院医师的培训感受及福利待遇情况，切实采取多项措施保障住培学员的权益。在赵老师的倡导和提议下，医院不仅稳步提升住院医师补助、住房补贴等各项待遇，还进一步改善了住培学员居住条件，获得学员的一致好评，提升了学员归属感和满意度。得益于医院的过程考核机制，从出科考核到年度考核，坚持采用理论考核、技能考核、临床实践能力考核、沟通能力考核等多种模式，更好地反映了学员的成长轨迹。在完善各方面培养体系的基础上，在赵老师的带领下，住院医师规范化培训获得了喜人的成绩，医院住培学员的结业考核通过率在全省一直名列前茅。

作为全国五一劳动奖章获得者、全国卫生计生系统先进工作者、中国妇女全国代表大会代表，赵老师在各领域都积极发挥典型示范作用。《扎进医学38年，打算"辛苦一辈子"》是被推荐到学习强国平台的一篇文章，看到这篇文章，我的脑海里不禁浮现出赵老师在办公室里忙碌的身影，在学术会议上的精彩发言，在为住院医师规范化培训时的亲历亲为。在2020年新冠肺炎疫情期间，赵老师作为医院主要领导，始终坚守在抗疫一线，对疫情严防死守，实现院内零感染，充分彰显了她的责任与担当。她的身影常常出现在发热门诊、隔离病房、新型冠状病毒检测、流行病学调查现场。她与一线医务人员并肩作战，敢于担当、勇于奉献。与此同时，赵老师为住培学员讲党课，带领学员学习国家领导人关于疫情的重要讲话，以自己的亲身经历和体会开展生动的理想信念教育，激励广大住培学员立足岗位、努力奋进，为学员们开辟了疫情期间的"第二课堂"。老师身在前线，心系学员，以身作则，是我眼中不可替代的战疫英雄，所有学员都深受鼓舞，懂得了什么是奉献精神，什么是敢于担当、勇敢面对。

赵老师对科研和临床工作的严谨、创新和勤勉一直是我学习的榜样，对于科研工作的认真程度以及创新思维，值得所有人称赞。她作为医院的党委书记主持医院工作，虽然承担繁重的行政工作，但是时刻关注我们的科研、学习和生活，时常对我们进行指导，严格要求。每周课题组的老师和学员都会进行最近的学习和工作情况汇报，赵老师都会认真聆听，并且提出指导性的意见，使我们获益匪浅。从研究生课程学习、综述撰写、开题到论文撰写、答辩的全程都凝结着赵老师对我们的关心及其严谨的治学态度。她不辞辛劳，常常批改论文直到深夜。从逻辑、语序到语法、表述，甚至每个单词及标点，都仔细推敲直至满意。曾听过这样一句话：一位负责的老师在授业，一位尽职的老师在解惑，一位优秀的老师在示范，一位卓越的老师在启迪。我认为这就是赵老师的写照。

伟大的教育家陶行知先生以"千教万教教人求真，千学万学学做真人"作为终身实践的宗旨。这也是赵老师一生的教学宗旨，她在为我们答疑解惑的同时，也在进行传道，身体力行地告诉我们优秀的老师所具备的品质，以无穷的智慧启迪我们。在研究生的三年中，除了从赵老师身上学习到科研精神，同时也深深地被她治学严谨、诲人不倦、身体力行、甘于奉献的优秀品德所震撼。"慎而思之，勤而行之"，赵老师就是这样一位用自己一言一行践行责任和义务的老师,是我一生都学不完的榜样和宝贵财富。何其幸运,在我人生的关键时间点上遇到了我的导师,我将以赵老师为榜样,不忘初心,奋然前行。

白衣为甲　润物无声

——记上海交通大学医学院附属瑞金医院　　胡伟国

此刻我的心情激动万分,终于能够提起笔对您说出我们住培学员的心里话。您是普通人,年关岁末,满怀期待准备和家人团聚一堂;您是真心英雄,危难时刻,毫不犹豫地选择背上行囊奔赴被病毒肆虐的战场。心之所向,素履以往,此刻您更是一名"白衣战士"。作为一名"小医生",看到您及您带领的136位前辈们坚定的背影,我不禁热泪盈眶。这位勇者就是上海交通大学医学院附属瑞金医院胡伟国教授。

我记得,当我第一天进入临床时,是您亲手将象征着医师身份和责任的听诊器挂在我的肩头。您将自己的座右铭送给我们,"独立,自律,珍惜,尊重",永远保持人格独立,严格要求自己,珍惜每一次机会,尊重身边的每一个人。很长一段时间,这简简单单的几个词语占据了我的微信签名,在我面对学习上的瓶颈、工作中的困境以及在与同事和患者的沟通遇到困难时,我总会想起您的嘱托,想起您给我们讲述的那些做"小医生"时期的故事,慢慢地在医学这条长路上修炼自己的本领和品格,一如既往坚定前行。

犹记得出征那天,您说:"我是领队,要不辱使命;我是医生,要无愧于心;我是老师,要言传身教。"您讲得那么平淡,就像您一直以来做的那样,您用谆谆的教诲和踏踏实实的行动深深感染着我们每一个"小医生"。

今年,在您的感召下,很多住培学员选择留在上海,选择在最困难的时候留在工作岗位,因为我们知道,即便不能和您一样奔赴前线,但留在医院,坚守岗位,就是我们此刻最应该做好的事。看着每天不断飙升的感染人数,我的心中焦急万分。痛恨病毒的无情,心疼武汉人民的水深火热,更为您和那些奔赴前线的前辈们深深担忧。每次看到您给我们分享的最新情况,我们都在心中默默为您加油、鼓劲,恨不能奔赴前线和您并肩作战。然而,我知道我们的羽翼尚未丰满,依然需要您和前辈们为我们"遮风挡雨",唯一能做的就是保护好自己,如螺丝钉一般"钉"在自己的岗位上,坚守好瑞金大后方!

作为曾经"瑞金班"的学生,您曾是我们班的导师。作为瑞金外科基地曾经的住院医师,您是我们的"胡爸爸"! 得知您奔赴武汉,我们都在时刻关注。在武汉期间,您组织定期"上海－武汉远程会诊",为患者提供最精准的治疗方案。还记得那张触动了无数人的布满压痕的脸吗?是您积极鼓励医务人员创新,开发了"面部防压伤保护组件""咽拭子取样防护装置"等,在更好服务患者的同时,保护了医护人员的健康。您建立、健全了进出舱制度,严格的管理和防护只为确保您当初的承诺,"136个人,一个也不能少"。不仅如此,您还将"广博慈爱"的瑞金院训带到了武汉,用温暖的鼓励慰藉了垂危的患者,用温柔的话语唤醒了沉睡的江城。"有时去治愈,常常去帮助,总是去安慰"是我们踏入医学院校第一天就郑重承诺的誓言,您用行动向我们进行了生动的诠释。

在奋战了50多天之后,您一声"瑞金医疗队顺利关舱"为此次抗疫行动画上了圆满的句号。危难时刻,您带领着前辈们义无反顾奔赴前线,也安全地将他们带回到家人身边。您所带领的医疗队收治了90名重症、危重症患者,81名患者病情治愈,治愈率高达90%,死亡率仅1%。如此成就离不开您的运筹帷幄和前辈们的辛苦付出。3月30日下午,终于盼来了您和前辈们归家的日子,而您却对抗疫期间的辛苦闭口不提。您将自己比作一根火柴:"我只是点亮了你们心中的灯,是你们散发出了万丈光芒,照亮了被病毒笼罩的黑暗,我愿意做你们每一个人的火柴。"聆听着您的分享,我们仿佛同您一起亲历了这场没有硝烟的战争,我们对医学使命的感悟更加深刻,对医学的热爱更加醇厚,我们将怀揣着赤子之心,奋勇前行。

您的身上仿佛永远有着我们取之不断、用之不竭的力量源泉,您是我们心中的"大医生",在医学的谒路上,我们这　批"小医生"能有幸得到您的教诲,以您为榜样,我们荣幸之至!

祝敬爱的"胡爸爸"身体健康,工作顺利! 今日,我们以您为荣;明日,您以我们为荣!

明亮的灯塔

——记东南大学附属中大医院　　滕皋军

（冷硕　　东南大学附属中大医院）

我是东南大学附属中大医院江北院区介入与血管外科的一名在职住培学员,十分有幸在职业生涯一开始,就得遇名师,他像明亮的灯塔,指引我们在医学的海洋中航行。他不仅博学、耐心,还充满活力和感召力,他就是东南大学附属中大医院院长滕皋军教授。

初遇名师　何其幸哉

"健康所系,性命相托,当我步入神圣医学学府的时刻⋯⋯"这段誓言,相信每位医学生都曾心潮澎湃地诵读。而当真正踏入临床成为医师的那一刻,不但需要满怀激情,更需要扎实的基本功、冷静沉着的决策力。大家都说，滕教授就是这样，他总是满怀激情地投入工作，遇到问题"杀伐决断"，充满了介入专业医生特有的魅力。在见识滕教授手术风采之前，我既紧张，又充满期待。而他的登场，果然非同一般。

我们病区的李师傅检查发现右侧髂总及髂内动脉瘤伴附壁血栓形成，一旦发生破裂就可能发生大出血，严重时危及生命。由于手术难度很大，患者往返不易，滕教授听到我们的汇报后，立即放下繁忙的事务赶来，一大早就亲自做手术。穿着厚重的铅衣，他为患者放入覆膜支架、重建血流，一台"髂动脉瘤腔内隔绝术"不到1小时就完成了，手术干脆利落，顺利拆除了患者体内的"定时炸弹"，使血流恢复了正常。患者转危为安，是滕教授多年扎实的临床经验，才能为这一场场手术保驾护航。在手术台上，他的身影就像远处的灯塔，指引我前进的方向。

和蔼可亲　照亮征程

滕教授将精湛的临床能力和科研思维无私地传授给我们。他从事介入放射工作多年，积累了大量的临床经验，同时，他又热衷"赶时髦"，勤于思考，国内外最先进、最前沿的医学动态他都如数家珍。无论是教学查房，还是读书汇报，他都耐心点评、循循善诱，鼓励我们参与临床科研，独立思考、自主探索，挖掘更深、更有价值的知识。记得有一次，我在科内读书汇报，照搬文献，念起了国内外颅内动脉瘤的发病率不同，"我国颅内动脉瘤发病率7%，芬兰和日本发病率2%"。当说到这里时，滕老师打断了我，问道："为什么国内外会有这么大的不同呢？是人种的原因？还是影像技术的差异？"话音刚落，我就觉得非常惭愧，因为自己从来没有思考过数字背后的意义，只是盲目地"学习"知识。滕教授的一个问题，让我意识到，学习的过程应该是思考的过程。

在日常的临床工作中，滕教授从不以"大专家""大领导"的身份和我们相处，他和蔼可亲，面带笑容。当我们不够积极、经验不足、懒惰、粗心的时候，他也会认真、严肃地批评我们，指出问题所在，给我们改正错误的机会。

不知疲倦　奔涌前浪

作为介入放射学的带头人，滕教授夜以继日地操劳，熟悉他的人都知道他是赫赫有名的"空中飞人""拼命三郎"。为了介入放射学的发展和住培学员的培养，可以经常看到他的身影出现在不同的地方，忙碌得像一只不知疲倦的"陀螺"。他不断地变换着角色，在病房里，他是好医生、好老师；在行业里，他是优秀的科学家；在演讲台上，他是介入放射学的弘扬者。他在三十多年的职业生涯中，发明了多项介入新技术和新器械，在食管癌、胆管恶性肿瘤、肝癌、脊柱疾病等多种疾病的治疗和医学研究领域中发挥了独特的作用。他在《柳叶刀·肿瘤》等著名期刊发表了众多学术论文，获得了三项国家科技进步奖，他是首位囊括欧洲、美国、亚太三大国际介入学术组织最高荣誉奖的中国医生。滕教授是行业中当之无愧的灯塔，引领着我们航行。他也是行业中一直在奔涌的前浪，不断用言传身教、个人魅力激励着我们！

这就是我心中的好老师——滕皋军教授。他一生追求卓越，在临床工作中激情满怀，在教学中和蔼可亲。他像灯塔一样，照亮了我们的征程，让我们坚定不移地做一名好医生。

匠心独运，使命担当，唯真唯实冲锋医界前线

——记温州医科大学附属第二医院　　沈贤

常言道，人生几幸遇良师。作为一名住培学员，学习并不断提高自身临床业务能力是我们的使命，但若有一位好老师指导，就如海上的船有了灯塔的指引，更能乘风破浪，扬帆远航。一位好的老师，不仅可以教授我们知识与技巧，还会为我们的医学生涯树立标杆，以循循善诱的方式，让一点一滴的细节与理念对我们的价值观和人生观产生深远的影响。

十分幸运的是，我就遇到了一位这样的好老师，他是温州医科大学附属第二医院沈贤老师。沈贤老师是一名胃肠外科的主任医师，现担任温州医科大学附属第二医院院长。他有着精湛的手术技巧，但在手术造诣上仍然精益求精，他曾蝉联2014年度、2015年度胃癌手术视频全国总决赛冠军。他又是十分儒雅亲切的医师，对患者富有同情心、同理心，"要像对待亲人一样，对待你的患者"是他常常教导我们的话；也是基于这样的理念，他在临床上极力推行舒适化医疗，切实减轻患者痛苦。他同时也是热衷于研究的"科学家"，他的团队在国际上首次提出胃癌患者肌肉减少症的CT诊断标准，并且发表多篇SCI论文。他拥有许多荣誉和头衔，是浙江省第一批支撑学科"临床营养学"的学科带头人、第三批浙江省"万人计划"科技创新领军人才、浙江省高层次创新人才等。但繁忙的临床与学术等工作并没有打乱他的生活节奏，他总能有条不紊。"时间很宝贵，要花在刀刃上。"沈老师的教导总能帮我们在焦头烂额的时候厘清思路。沈老师在空闲时间会去打羽毛球，这是他的兴趣，也是他的另一个强项。无论在工作中还是在球场上，他都能保持精力充肺。他提倡劳逸结合，常教导我们"强壮的体魄是外科医师的基础"。

纸上得来终觉浅，绝知此事要躬行。沈老师常教育我们不仅要深入临床一线，还要紧抓治疗新进展。很多专业上的知识并不只局限于教科书，尤其是最新的进展。沈老师除了在日常工作中为我们讲解知识，同时要求我们经常阅读和分享最新研究文献。讨论交流会（lab meeting）是沈老师推崇的方式，也成了我们学术交流的平台。一日之计在于晨，在沈老师的教导下，每周五早晨上班前的一小时进行业务学习，也变成了我们的习惯。我们从他身上学到了对专业的钻研精神。

一名外科医生与患者的接触并不只局限于手术。如何安抚患者情绪，充分、有效地与

患者及家属进行沟通,同样是一门大学问。无效的、负面的沟通常常引发医患矛盾。与住院患者或门诊患者沟通时,沈老师总能以其独特的人格魅力和丰富的谈话技巧让人如沐春风,即便只是在他身边观摩,都已经让我们受益匪浅。他对患者态度和蔼,从不指责患者,从心底理解患者的痛苦,并将他们视作亲人。我们从他身上看到了对患者的理解与尊重。

科室曾经收治过一位年过百岁的结肠癌老年患者,这样一位特殊的患者,其治疗策略的制订涉及多个学科。从术前的全方位评估,术中精细娴熟的操作,再到术后合理的康复指导等一系列围手术期管理方案,都能体现出一个团队的治疗水准。沈老师积极组织多学科会诊(MDT),鼓励大家进行相关的指南解读,包括胃癌诊疗指南、肿瘤营养学诊疗指南等。让我印象深刻的是,沈老师结合指南及 MDT 讨论意见,考虑患者术前营养状态差,不急于施行结肠癌根治术,而是先进行近两周的营养支持治疗,提高患者耐受能力。这一举措充分体现了为患者考虑的理念,也是综合诊疗能力的体现。最终这位患者顺利康复出院。可以想象若急于施行手术治疗,该老年患者术后康复将是一大问题。这是日常工作的一个缩影,我们能感受到沈老师对待疾病、对待患者一丝不苟的态度。他就是这样对我们言传身教,他是患者心中的好医师,是我们心中的好老师。

沈老师作为医院的管理者,他能聚心凝力,开拓进取。在住培基地建设方面,他继承并完善了以"分层渐进、螺旋上升、顶岗负责、强化督导"为特色的温州医科大学附属第二医院住培模式。他统筹规划,协调好住培学员、带教老师、研究生管理部门三者的权利与义务,建立合理的激励和惩罚机制,切实推进住院医师的教育培训工作,为地区培养合格的住院医师。

沈老师总是心系住培学员,他深知学员的生活压力和学习压力。作为一名老师,他不仅指导学生的临床专业问题,也会主动去听取和关心学生的生活难题。作为医院的领导,他努力为学员创造良好的培训条件,对技能培训中心设备和模型进行改善升级,提高住培学员的生活质量,包括住宿、伙食以及劳务补助等。

如果工作像是在坐轨道明确的动车,那么生活就是海上驾驶的轮船,总能时不时感受到来自大海的波涛。在 2020 年这个特殊的双闰年,人们正像往年春节一样期待家人团聚时,一场即将波及整个人类社会的新冠肺炎疫情悄然而来。这场疫情首先在武汉暴发,很快扩散到全国各地,严重威胁人民健康。各级政府、各方人员迅速响应,投入抗疫工作。沈老师作为院长,身体力行、义不容辞地奋斗在一线,带领白衣战士,坚定守护人民健康。

接市委市政府指令,沈老师不畏辛苦、勇挑重任,扛起瓯江口院区改建的重担,连夜成立专班组。其间,他以身作则,带领大家立下军令状,吃住都在瓯江口院区,与一线员工一起,将原本十天的任务缩短为一周,仅用七天时间把尚未投入使用的、以骨科为主的综合性院区成功改造成传染病专科医院,并建立了一套完整的治疗体系。短短七天时间,浙江温州就增加了一所具备收治新冠肺炎患者能力的医院。疫情正值春节,对外招工、物资采购、器材招标、交通运输等过程皆受阻,其间的困难可想而知。"不破楼兰终不还,一定要战斗到疫情结束的那一刻。"这是沈老师在疫情之初就有的决心。没有拖延,没有抱怨任何困难,他毅然决然地以医者的初心和领导的担当精神为这座城市贡献力量。他是温州百姓心中的好院长,是我们心中的好老师。

沈老师教学之严谨,信念之执着,责任之坚守,常于润物细无声中感化我们,他变换各种角色,教导我们对生命报以敬畏,对科学报以崇尚,坚定济世救人之心。医学的道路上,遇此良师,益及终身,何其有幸。

勇于开拓 求实创新

——记安徽省立医院 刘同柱

(左雪竹 安徽省立医院)

2018年得知自己顺利考入中国科学技术大学附属第一医院(安徽省立医院),即将进入三年住院医师规范化培训时的激动心情,似乎还有余韵萦绕心间。回想这一年多的工作、学习,忽然发现不知不觉中,自己的临床技能、诊疗能力及沟通水平都有了大幅度提升。为了更加全面地锻炼自己,我还主动加入了住培的班干体系,及时沟通、反馈,积极协助老师们的工作,努力为学员解决遇到的各种问题。各项工作的开展,让我与省立医院许多领导、老师和前辈们有了较多接触,他们对于住培工作的态度、想法,都对我产生了深刻的影响。我深深意识到,这是一个优秀、负责、敢于走在前端的团队,领导们有魄力、敢担当,执行者们高效、认真。团队中的“领头人”——刘同柱书记,长期从事临床教学和教学管理工作,为医院及安徽省毕业后医学教育工作做出了突出的贡献。

最初在安徽省立医院轮转的时候,相信大多数学员应该和我一样,感到惶恐、迷茫和不知所措。担心自己跟不上省立医院的教学速度,担心带教老师不能耐心解答自己的疑惑,担心自己承担不了繁重的临床任务,担心不被患者信任……心中充满了焦虑、不安的负面情绪。慢慢地我发现,省立医院的住培团队,在我们想到之前,已经预设了各种可能出现的情况,并提前作出了应对工作,为我们的学习和成长做好了各项准备。

作为医生,临床技能不可或缺,刘同柱书记十分关心住培学员的技能学习情况,叮嘱我们加强医学技能培训。他们力求提供更好的技能操作训练平台,同时扩大、强化技能师资队伍,提供更有效的技能操作训练机会。

当然,优秀的带教师资队伍是住培学员们成长的重要保障,对我们形成临床思维、规范临床诊疗及强化临床责任感有重要影响,甚至可能在我们整个临床生涯中留下深刻的印迹。我们也都希望能遇到好的带教老师,更好地在三年中蜕变、成长。在轮转过程中,刘同柱书记对住培师资队伍的建设非常重视,不仅仅是我们在不断学习,省立医院各临床科室的带教老师们也都在努力学习、互相分享经验。医院定期举办的住培学员带教师资院训班内容丰富、形式多样。经过培训,带教老师们均能较全面地学习相关知识,提高并规范了临床带教能力和水平,并能结合师资班学习的内容,将新的方法、理念和课程纳入住培学员的学习中。

作为住培学员,常常在临床从事一线工作,如何能在保证医疗安全的基础上,多练习技能、拓宽思路呢? 刘同柱书记要求我们以"医生"的标准要求自己,具备自己的诊疗思维。各科室带教老师也鼓励我们大胆细心地进行临床各项技能操作,同时时刻关注我们的操作细节,及时纠正误区,为我们提供充分的临床训练机会。医院分年级、分层次、分方向对我们进行个性化教学,鼓励高年级的学长们锻炼"教与学"的双重岗位胜任力,日常为我们带教,更加提高了我们学习的热情和自律性,让我们在"教与学"中不断复习、深思。刘同柱书记强调,除了日常的临床训练、教学活动之外,各专业基地和轮转科室要定期举办问题导向(PBL)教学、案例导向(CBL)教学、"三明治"课堂等多种形式的教学,务必使我们在临床实践的基础上掌握规范的专业技能。在日常、出科、年终都有完善的考核体系,督促我们主动学习,并分析考核成绩,及时发现、总结及解决培训及学习过程中出现的问题。

刘同柱书记的种种要求保障了住培学员的学习质量,避免了学员们在临床上仅从事单调重复的工作、成长缓慢的问题。让学员们在学习和工作中,敢于尝试、敢于提问、善于总结经验和教训;确保了学员们能充实度过三年住培时光,顺利结业,并成为优秀的临床医师,担任各医院的临床一线骨干,肩负起"健康所系,性命相托"的重任。

医师成长期极慢,需要花费大量时间、精力,同时年轻医师的收入较低,这些问题在住培期间体现更加明显。高负荷的劳动、紧张的工作环境、亚健康的身体条件及微薄的收入,让学员们常处于焦虑状态,但是也不知如何解决。刘同柱书记再次预见性地提出:要定期开展住培学员座谈会、住培学员班干座谈会以及各种住培专题会议,保证住培工作的信息畅通。他认真倾听学员的每一条思想动态、建议及问题,不仅将学员反馈的问题记录在日常工作中,也时刻记录各科室教学过程中发现的问题、已解决的问题,把日常管理落到实处。很多住培学员发现各种问题在反馈后能够得到解决,切实感受到医院对住培工作的重视。在他的领导下,由班干负责汇总的工作负荷重、健康无法保障、待遇过低等相关问题,均进行了落实:参照本院同级别员工标准,住培学员每年享有一次健康体检机会;所有住培学员自二年级开始享受年休假;在国家、省、市及医院的政策支持下,提供本科生 4 990 元 / 月、硕士生 5 390 元 / 月、博士生 5 990 元 / 月的生活费,额外提供儿科 700 元 / 月、全科 800 元 / 月的紧缺专业补贴,并增加了 1 500~3 600 元 / 季度的季度绩效、3 600~6 000 元 / 年的年度绩效,并为表现优秀或参加教学活动的学员筹备不同的物质奖励;提高夜班值班费(按实际值班人数发放),并由科室负责值班学员的用餐;落实社会住培学员"五险一金";在合肥市住房极度紧张的情况下,克服各种困难,解决了学员的住宿问题;为大家开通了院内科研账号,让所有住培学员可以与本院医生一样,享有同等的信息资源,减少束缚,全面成长。

种种政策的提出和落实充分保障了学员在住培期间的各项权益,解决了大家的后顾之忧,让学员们渐渐安下心来,对未来充满了信心。这一切的进步都离不开刘同柱书记的勇于开拓、求实创新,也离不开安徽省立医院整个住培团队的努力和尝试。能在安徽省立医院进行三年的住培学习,并担任住培学员班干,可以和优秀的领导、老师与前辈们学习到很多发现问题、面对问题及解决问题的能力和方法,我很庆幸,相信这会是我一生的财富。"念念不忘、必有回响",在刘同柱书记的带领下,安徽省立医院住培团队的努力一定会在住培平台上绚烂绽放!

住培事业中的"热血青年"

——记山东省立医院　　肖伟

初识肖伟院长,是在我作为翻译参加医院举行的交流活动上。比起脑海中领导惯常不苟言笑的形象,肖院长给我的印象更多的则是随和与平易近人。

作为分管医院住院医师规范化培训、研究生管理、实习生管理、继续医学教育等医院教学工作的副院长,肖院长有着卓越的领导力。在他的带领下,以传承百年山东省立医院"为国家输送医学人才"为使命,医院住培基地的招生完成情况、培训质量、培训组织管理、公共科目考试通过率、执业医师考试通过率、结业考核通过率等多项关键指标呈几何级增长,处于全省领先水平。2017年医院获批首批专科医师规范化培训制度试点培训基地,现拥有10个专科基地。不仅如此,医院代表山东大学在全国首届来华留学生临床思维与技能竞赛中,获得最佳团队合作奖、优异团队奖;代表山东大学参加山东省高等医学院校大学生专业技能竞赛,荣获团体一等奖;在国家、省级历次住培基地评估中均高分通过,表现优秀。

比起肖院长优秀的领导能力,作为住培学员,感受到更多的是肖院长的和蔼可亲。或许与肖院长的成长经历有关,他总是以住培学员的利益作为出发点,亲力亲为。在考察学员宿舍情况的现场、在完善临床示教室的现场,我们总能看到他忙碌的身影。特别是今年突如其来的新冠肺炎疫情,肖院长的应对能力更是让我钦佩,对待住培学员的态度也让我感动。

新冠肺炎肆虐之时,正值今年春节假期。面对疫情肆虐、管控层层升级的紧张态势,面对众多住培学员正在参与临床工作的实际情况,肖院长当即取消了春节的所有假期,于除夕夜全身心地投入疫情防控指挥协调的工作之中。作为医院疫情防控指挥部综合协调组组长,肖院长第一时间响应上级部门号召,组织相关部门连夜制订出以住培学员为主体的防控预备方案。以此防控预备方案为基础,一方面积极同山东大学、山东第一医科大学相关部门进行沟通交流;一方面积极关注住培学员、带教老师及研究生的身体情况。经过多方交流沟通后，快速作出了暂缓见习、实习学生，各专业基地、临床轮转科室、研究生导师各类培养对象返院时间的决定；而对已经返院、正在临床一线参加工作的各类培养对象，重点关注，悉心爱护。

这场新冠肺炎疫情的防卫战，远比我们想象得持久。随着在家"待命"的时间不断延长，住培学员的心境也在发生着微妙的改变。相对于一开始欣然享受堪称最长时间假期的轻松，学员们渐渐开始为未来的前途产生担忧：我们错过的轮转科室应该如何弥补？我们的住培结业考试是否会延期？我们是否能够按时毕业？随着疫情在世界范围内蔓延，感染人数和病死人数的不断增长，对疫情开始有了更多的恐慌，对疫情的判断产生了更深的迷茫。而肖院长似乎已经提早预估到了这种现象。在应对医院疫情管控繁忙工作之余，肖院长亲自联系心理学、感染性疾病科的相关专家和教授，同医院远程视频中心进行合作，通过多学科的沟通与协调，为在家中惶恐不安、焦急等待的学员们提供了一场场精彩实用的线上讲座，不仅疏解了学员们紧张不安的情绪，更让学员们对未来返院后防控流程有了更深入的了解。

随着我国疫情形势的日趋平稳，复工、复产工作拉开大幕。肖院长又为了住培学员和研究生的顺利返院开始忙碌。他带领相关科室的老师，制订了合理、有效的返院流程，多次实地检查临床技能培训中心、图书馆、学生宿舍等地点的消毒情况，实地调研防控工作流程；同时，多次与在家的住培学员进行沟通联络，了解学员的身体情况，查找是否存在可疑感染者或无症状感染者。2020年5月，第一批学员终于顺利返回，投入一线忙碌却又充实的工作中去。

在与学员们进行交流时，肖院长总是不忘叮嘱我们：大家要时常警醒自己，日常进行人生三问。一要诘问"我是谁"。我是共产党员，也是医院管理者，要始终把党和人民放在首位，切实为人民办好教育。二要诘问"我从哪里来"。不忘初心，方得始终。我最初的梦想就是为医学事业奉献终身。三要诘问"我要到哪里去"。"无私奉公"才能"行稳致远"。能够拥有这样一位能力卓越又亲切和蔼的领导，实在是幸运，他值得我们学习一生。

抗疫逆行　不负所托

——记华中科技大学同济医学院附属同济医院　　朱文珍

（姚义好　　华中科技大学同济医学院附属同济医院）

白衣战士是抗疫中保卫人民生命安全的重要防线，教师是住院医师规范化培训中成功教育的重要依托，华中科技大学同济医学院附属同济医院放射科朱文珍教授就是这样一位同时担负了两种身份，在住培学员们心目中有着巨大人格魅力的师长。她1987年考取了同济医科大学，因为成绩优异，1992年便开始在同济医院工作、学习并任教。30年来的学习和工作经历不仅赋予了她扎实的基础知识和精湛的临床技能，更培养出她对同济医院广大住培学员们的深厚情谊。这一路走来的学习历程让她怀揣着一份同理心，始终热情饱满又润物细无声般地关注着住培学员们的学习、生活和安全。

住培学员因为规范化培训相聚在同济医院，都成为了同济医院的一分子，朱教授常说这是一种难得的缘分和经历。她鼓励学员和老师、学员与学员之间多交流学习，她自己也常常一有空闲就在科室和大家坐在一起读片学习。疫情期间，为学员们的安全考虑，她便将这种学习模式加以改进，通过微信、视频会议等线上会议工具开展广泛的讨论学习。在讨论学习时，她不仅会亲自做课件为大家授课，更会鼓励大家各抒己见分享自己认为精彩的病例和学习资料。正是她这样平易近人的态度营造出了热烈的学习气氛。虽然今年有疫情的影响，但大家培训和学习的进程并没有耽误，气氛甚至比疫情之前还要活跃。渐渐地，无论学习、工作上的问题，还是生活上的难题，学员们都愿意敞开心扉和朱教授沟通交流。大家把她当作师长，更当作朋友，而她也时时刻刻将学员的安全和学习放在心上，常常在群里关心和叮嘱各位学员。疫情期间，尤为关注未离汉的学员，还私下电话联系确保大家的安全，确保在武汉的正常生活。她源源不断的关心和鼓励的话语成为驱走大家心中雾霾的一剂良药。

"教育的目的应当是向人传送生命的气息"。教育之"育"应该从尊重生命开始，使人性向善，使人胸襟开阔，朱教授身体力行地为住培学员传达了这种信念。她不仅自己坚守岗位，实时关注疫情，在为学员们讲课的时候还常常会穿插一些心理方面的交流、医患沟通的感悟。抗疫期间，她会抽时间和抗疫前线的住培学员们远程谈心交流，疏导大家的心理压力，不断鼓励大家在严格防护的基础上尽己所能对抗病毒，挽救病患的生命。同时提醒大家注意休息，保障持久的战斗力。她说："患者此时不仅忍受着病痛的折磨，更对这个疾病有心理上的恐惧，心理压力很大，这个时候就更需要我们温和耐心地进行沟通和鼓励。"她不仅是这样讲的，更是这样做的。抗疫后期，医院的专家门诊还未正式恢复时，为了患者，尤其是外院患者的方便，朱教授就已经开始进行专家会诊。还记得有一次和朱教授一起审读一位外院患儿的片子，朱教授说："患儿和家属不容易，我们该尽自己所能全面了解病情作出诊断，不能因为疫情的缘故，不分情况一律拒绝会诊，在保障安全的基础上要尽可能地帮助患者解决问题。"在她看来，这是工作中再普通不过的一个举动，却给我留下了极为深刻的印象。有些工作并不在规范、培训手册中，却饱含温度，正所谓言传身教。我相信，不仅在课堂上，在工作中的许多不经意间，她就已经带给我们对生命、对工作的感悟和满满的正能量。

朱教授热爱工作，带着对临床工作及教学科研的一份热忱、一份坚持，不断培育出优秀的学子。她说："老师是一份输出的职业，打个比方，老师要把自己水桶里的水分给学生，学生能分到多少水，要看老师桶里有多少水。学医是个艰苦却必须终身投入的过程，留在原地就是在退步。"因此,她从未停止过学习,工作后依然坚持不断学习,攻读硕士、博士、博士后,把她的那"一桶水"装得满满当当。她就这样,始终保持学无止境的态度,坚持潜心问道和关注社会相统一,成为住培学员们心目中的引路人和榜样。

"有舍才有得"这句话朱教授常常挂在嘴边,实际上,她也是这么做的。每天早上很早就到办公室,而晚上下班却总是很晚。下班前喜欢在科里走一走,问候一下还在学习的学员,和有问题的学员攀谈几句,周末也常常能看到她的办公室亮着灯,这就是朱教授每天的日常。她与大家交流时,也常常鼓励大家走出去、多运动、学会调节,要注重效率而不是单纯看学习时间。她说:"我也不是工作'狂人',一定要让自己天天在办公室里加班,只是办公室的氛围更适合静下心来阅读文献和书籍,从而更新自己的知识储备。在医疗行业从业,能对疾病的表现多一些认识,让患者得到更为准确的诊断和合理的治疗方案;能对日新月异的新技术多了解,让科研成果变成未来临床上实实在在的希望,在充实的工作过程中获得进步。这种工作状态能够带来成长的乐趣与成就感,辛苦与劳累也会在这之中淡化。"我想这也是她对我们的期望。

健康所系,性命相托,医学知识和技能的重要性关乎生命。因此,朱教授对学员们的专业考核要求十分严格。当发现学员的薄弱环节时,她会安排老师进行针对性指导,组织大家集中学习。无论是开始的入科教育,还是对轮转计划的严格安排实施,乃至专业考核,每一个环节都包含了朱教授的良苦用心。有些学员对出科轮转计划有些不理解,朱教授也会耐心解释,但凡是有益于住培学员成长的事情,她都愿意不遗余力地去做。人的精力和时间都是有限的,朱教授在繁重的日常工作之外仍挤出时间关注住培学员的学习、工作和生活,就是希望可以培养出一批批可靠的、有温度的、能勇于逆行且不负所托的住院医师。星星之火、可以燎原,完成培训的、合格的住培学员们将离开基地奔赴各个岗位,为各地的患者带去更高质量的医疗服务。朱教授的身影就像一个标杆,指引我们不断学习进步、不断完善自我。

情系群众,生命至上,守护健康

——记佛山市第一人民医院 陈国强

(汤曦 佛山市第一人民医院)

常言道"师傅领进门,修行在个人",从本科入学至博士毕业,十一年漫长的学习生涯,让我一步一步积累经验,打下了坚实的医学理论基础。然而,面对各种复杂的临床实际问题，我忐忑不安，书本上的知识并不能自然转化为诊断思路与治疗方案。我依然是一位初学者，站在医学殿堂的门外彷徨，亟须老师领进大门。

作为一名住院医师，十分有幸在临床生涯的起始阶段遇得名师，他以高尚的品德、渊博的学识，将我领进临床医学的大门，并带领我坚定地走在内科学的道路上。他就是佛山市第一人民医院住培基地负责人、风湿免疫科创立者与学术带头人陈国强院长。

不忘初心

我是一名内科在培学员，来到佛山市第一人民医院之前，早已听说过陈国强院长。我想陈老师作为医院管理者，也许难以兼顾到一线临床工作，带着这样的印象，我第一次见到了陈老师。他亲切、和蔼、平易近人，让我瞬间卸下了心理包袱，没有感觉到窘迫。让我万分意外与激动的是，陈老师直接参与住培学员的带教，我在风湿免疫科的带教老师正是他！陈老师有着高超的内科学与风湿病学临床诊疗思维与教学技能，得到他的带教是我荣幸，是我一生受用不尽的财富。

"患者不会照着教科书生病。"陈老师谆谆教诲，"教科书只是前人的经验总结，而新问题总在临床实践中不断涌现，只有脚踏实地、不辞辛苦，多看、多做、多问、多想，深入到临床一线，获得第一手资料，才能全面认识疾病的发生、发展与转归规律，才能丰富知识、积累经验，形成系统的临床诊疗思维，实现量变到质变的过程，才能成长为独当一面的临床医生。"陈老师认真地指导我们说："每一位临床专家都是从住院医师做起，你们还年轻，可塑性强，既然选择了这里，就要勤奋好学，善于交流，争做一名优秀的住院医师。"在发热门诊及感染科轮转期间，所有发热患者中 10%~20% 患者可能为风湿免疫系统疾病，而患者症状往往是多系统表现，容易漏诊、误诊。当我在发热门诊夜间诊疗过程中遇到一个外院诊断焦虑症的发热患者时，我抱着试试的态度发信息请教陈老师，没想到陈老师第一时间给我回复，详细地询问患者情况，同时在最短的时间内过来查看患者并指导相关诊治。我看到陈老师额头的汗珠，心疼地对陈老师说："老师，您工作繁忙，其实没必要亲自过来看患者。"陈老师语重心长地说："患者的事都不是小事，一定要亲力亲为，查看患者的基本情况是临床诊治的基础，不能马虎。"这位患者最终诊断为混合性结缔组织病。在工作中，陈老师不忘初心，身体力行，手把手教导我们，以自己的一言一行为我们树立榜样，对我们进行潜移默化的教育，给我们莫大的鼓舞，激励我们在临床的道路上勇往直前。

教学严谨

作为佛山市第一人民医院住培基地负责人，陈老师为住院医师的培养投入了大量的精力，他无私奉献，用自己的智慧和汗水建立了住培学员培养教学新模式。为了让我们练就扎实的基本功，早日成长为一名技术过硬的住院医师，陈老师坚持"严格要求、严格管理、严格监督"的理念，完善培训基地的基础设施建设和师资队伍建设，并以身作则，每周安排固定的时间参加病房与门诊实践教学。他不断指导我们进行内科疾病的接诊与诊疗工作，并要求整理典型病历进行反思，提出自己的思路与问题，再由他人进行点评。这让我们对内科疾病的鉴别诊断与治疗有了更直观而详尽的学习和认识，迅速提高了临床诊疗能力。对于一些临床疑难疾病，陈老师经常安排我们参与科内讨论与全院大会诊，这些都是绝佳的学习机会，极大地开拓了我们的视野。就是这样，陈老师充分结合我们实际工作中可能遇到的问题，设计了合理科学的教学计划，让我们有机会学到更多的知识，尽早成为高素质的内科医师。

人文关怀

陈老师从事临床工作 30 余年，积累了丰富的临床经验，他将精湛的临床能力无私地传授给我们，并利用各种机会引导我们。无论是专家门诊、教学查房、疑难病例讨论，还是学术报告、教学讲座、技能培训，他总是非常细致地指导和点评，把诊疗知识、最新进展传授给我们，指导我们正确把握临床思维。在临床工作中，他总是教导我们："医学不是冷冰冰的科学，而是有温度的，是一门与人打交道的学科，需要用人文的观念细心对待每一个细节。"

轮转风湿免疫科时，我对风湿免疫科的疾病认识印象深刻。风湿免疫科的疾病大都是慢性疾病，一旦确诊，往往意味着终身服药，服药的时长与副作用往往会导致患者焦虑与自暴自弃。曾经有一名确诊为系统性红斑狼疮 10 年的患者，既往病情控制稳定，停药后病情复发，我们不假思索地将原因归结于患者依从性差。陈老师详细询问后，发现患者近期工作调动，当地医院缺乏相应的药物，因而结合患者实际情况，调整了治疗方案。陈老师耐心地对我们说："平时问病史，不仅仅要了解疾病本身，还需要综合考虑患者当地的医疗条件、生活环境等，要有良好的人文关怀，建立融洽的医患关系。"这短短的几句话让我领悟了作为一名临床医师，除需具备扎实的临床知识外，对患者的关爱之心同样必不可少。

牢记使命

2020 年春，新冠肺炎疫情肆虐全球，在危机面前，陈老师带领专家组增援收治新冠肺炎患者的定点医院（佛山市第四人民医院），战斗在抗疫第一线。在此危急时刻，陈老师还时刻刻惦记着住培学员。他教导我们："千淘万漉虽辛苦，吹尽狂沙始到金。"越是艰难的环境，越能锻炼才干，突发疫情是医疗卫生行业的一场危机，也是我们成长的契机。在我轮转感染科和支援发热门诊期间，陈老师无微不至地关怀，事必躬亲，从防护知识技能的培训到防疫物资的配备，让住培学员免去了后顾之忧，既得到了妥善的保护，又在抗击一线的实战中得到了磨砺和锻炼。

这就是我心目中的好老师——陈国强，他一心投入医疗卫生事业，带领我们坚定地走在临床工作的道路上。他是我们前行道路上的一盏明灯，照亮了我们成长为合格住院医师的路，让我们变得更强大、无所畏惧。

经师易遇　人师难遭

——记四川大学华西医院　程南生

（李蓓　四川大学华西医院）

"有匪君子，如切如磋，如琢如磨。"除了毕业季华西钟楼下盛放的荷花，更有君子如璞玉。他学问深厚，举止优雅，令人心向往之，令人心敬之，这就是我们的导师——程南生。

初见程老师之时，一下就被他接近一米九的身高所震慑。"也太高了吧！"是我初次与程老师见面时内心的潜台词。在接下来几年的学习生活中，我才发现程老师不仅是个子高，而且学识高、品格高，是一个标准的"三高"。程老师在临床工作中十分严谨。门诊上，仔细询问患者的病史，查看每一项检查结果，为患者做全面的体格检查，对着阅片灯仔细查看每一个细节。在有时自己也拿不准的时候，他会毫不犹豫地请多学科会诊，绝不会顶着专家的光环不懂装懂，耽误患者病情，他的出发点就是一切为了患者。也正是这种严谨的态度，让很多就诊患者心怀感激。曾经有一个门诊患者拿着两张正常的检查单进入诊室说："程老师，您还记得我吗？我是您十多年前的一个患者，我检查都是正常的，我就是想挂个号来看看你。"那一刻我是震惊的，远比第一次见到程老师被他身高的震惊要大得多。是怎样的一个医生可以让患者十年间对他念念不忘呢？我想除了他精湛的医术、严谨的态度，更是他对患者的无私关怀。这也与他平日对我们的教导是一致的。他常常对我们说："要想当一名好医生，不仅要热爱医学并付出自己的毕生精力，还要有仁心仁术，注重与患者的沟通和人文关怀。"他还说："医学并非万能，在一些伤病面前，即使医术高明的医生，也是束手无策。但这绝不意味着医生在患者面前无所作为，一个有良知的医生，除了'有时去治愈'之外，对待患者更要'常常去帮助''总是去安慰'。"这也是他一直主张将人文关怀课程纳入研究生和住院医师规范化培训中的初衷。

此外，程老师特别注重临床科研，他鼓励学生平时在高质量完成临床工作的前提下多接触科研工作，对临床工作中发现的问题要善于思考，用科研思维去发现和解决临床问题。新时代的医生一定是"两条腿"走路（"一条腿"是临床工作，"另一条腿"是科研工作），少了任何"一条腿"都无法追赶这个时代的医学发展。即使工作再忙，他都会定期将近期发表的高影响因子文章发给学生阅读,要求大家精读并汇报。有一次,我早上起床看到程老师给我们发了要求我们阅读的文献,仔细一看发送时间是凌晨 4 点。我的内心再一次受到了冲击,一方面震撼于程老师对于科研的重视;另一方面是感动,他答应的事情,即使再多困难,也一定会做到。

程老师对学生的教育方面不仅仅在于专业上的指导,更在于解决我们人生道路上的困惑与迷茫。每年毕业季到来的时候都是程老师最忙的时候,他不仅要帮助学生逐字逐句地修改论文,还要操心学生就业的问题。每一年的修改论文工作,程老师都倾注大量的时间和心血,经常为学生修改论文到凌晨,大到框架结构,小到图注、标点。同时还要为毕业生写推荐信,每一封都是满满一篇,每一笔、每一字都饱含着他对学生的殷切期望与深情。即使离开华西,程老师也经常关心学生在工作上有没有困难,如果需要华西的帮助,华西的大门永远为其敞开。也正是因为这样,很多毕业多年的师兄还是会回来看望程老师,不见得一定是遇到什么难事,就是回来唠唠家常,因为程老师于他们不单单是恩师,更是家长。他总是身体力行来教导我们如何做一名好的临床医生。他的悉心教导和无微不至的关怀,给身在异乡求学的我,带来了无尽的温暖与感动,也树立了为人师表的榜样。

导师不仅是专业知识的授予者,更是人生之路的指导者。能在我们工作遇到困难时帮助解决专业问题,更能在我们苦于生活、疲于工作的时候倾听我们的内心、理解我们的诉求。有的人原是生在深闺、长在暖房、不辨五谷、不识疾苦;而有的人原本自强自立,却有可能走上弯路,也许会变得争名逐利、欲壑难填,也许会放任自流、学无所成,也许胸无大志、志趣狭小。这时都需要一位导师的引导、鞭策,提醒他们注意脚下的步伐是否稳妥、前进的方向是否偏移。昔冯京撰"得其文者公卿徒,得其道者为饿夫"以赞孔子,足以看出一个良师影响之深、之广。学生受益于其师,或学其风骨、道学,或慕其德而效之。

程老师眼界开阔、见多识广。从他的身上,我们学文、明理、知事。他亦是向善向美之人,其言,极深;其行,极正。他授予我们的是为学之道、为人之理。能够遇到一位如此好的导师,是我三生有幸。

第二篇 优秀住培管理工作者

勤韧善取，锐意改革，铺就住院医师成长之路

——记北京大学人民医院　　王建六

（安方　　北京大学人民医院）

我是安方，北京大学人民医院妇产科医师，在北京大学人民医院参加妇产科住院医师规范化培训。随着王建六教授从妇产科教学工作负责人，到北京大学人民医院教学工作管理者，他便从我心中的好老师，逐渐升级为我心中的优秀住培管理工作者。

对学生耐心

早在见习、实习阶段，在妇产科见到王建六老师时，我心中便埋下一颗敬仰的种子，时间让它生根发芽。还记得实习期间，我跟王老师一起上台手术。书本上的解剖图，被他在手术台上讲得形象生动；看了几遍书都搞不明白的输尿管走行，在手术台上有了更加立体深刻的认知。心中埋下的那颗幼小的种子，便开始生根发芽，老师像园丁一样，培育小树慢慢成长。

毕业前夕，我面临课题、论文、答辩、找工作的压力。上百页的博士论文，王老师指导我一遍又一遍地修改完善。邮箱里王老师回复邮件的时间，从晚上11点，到凌晨1点，再到凌晨3点，他总会把学生的事情当成自己最重要的事情，一个标点符号、一个错别字，字里行间流露着老师对学生的耐心和关怀。我顺利毕业，继续在王老师的教导下完成住院医师规范化培训。

八年如一日，王老师耐心对待每一位住院医师。学员的任何一次提问，他都耐心解答，循循善诱。他搭建平台，提供机会，让每位住院医师在临床实践中都不断提高、进步。

对患者细心

王老师理解患者的痛苦，时常站在患者的角度，替患者及其家庭着想，进行个体化诊疗，选择最佳临床诊治方案，患者满意度很高。身为医者，王老师言传身教，让每位学生感同身受，以行动的力量深深地感染着我们。

2019年，昌平区转来一位危重孕产妇，剖宫产后大出血，在昌平已经出血10 000ml，全身的血液更换了两轮。严重血管内出血，各重要脏器损伤，紧急转入我院，直接入住重症监护病房。每一位患者的生命安全都是医生心中最重要的事，孕产妇更是重中之重。王老师作为妇产科主任，承担起救治这位危重产妇的责任。第一时间组织全院多科室会诊，制订综合救治方案。面对持续腹腔内出血、凝血功能异常，王老师冒着巨大的风险，再次进入手术室开腹止血。医生在紧急关头救治复杂危重患者，有时候是费

力不讨好的事情,孕产妇的抢救更是容不得半点差池。王老师面对此事,没有任何犹豫踌躇,本着为患者生命健康负责的原则,开始了长达百余天的马拉松式的救治。微信工作群内每日汇报患者病情,任何病情变化,都牵动着他的心。数不清组织了多少次全院多科室会诊,单进入手术室就多达三次。王老师带领的救治团队,最终赢得了胜利,产妇在"鬼门关"走了一遭又一遭,终于保住了生命,顺利出院。

2020年伊始,新冠肺炎疫情突然暴发,举国上下,华夏儿女团结一心,共克时艰。疫情期间,北京大学人民医院肾内科透析室出现了一个新冠肺炎病例,作为留守北京的院领导,王老师第一时间亲临现场,组织工作。王老师迅速成立临时工作小组,协调安排,应对疫情。临时变更白塔寺院区为隔离病区,妥善安置104名透析患者进入14天隔离期。王老师在白塔寺院区指导工作,与妇科隔离病房其他几位住院医师吃住在一起,一并承担起妇科隔离病房的值班工作,14天没有离开医院。在严格防护隔离的前提下,床旁教学有了特殊的意义,除了疾病本身,还要综合考虑传染疾病因素,住院医师收获颇丰。

隔离病房有一位93岁的老爷爷。王老师对高龄患者格外关心,除了疾病,还关心老人的心理和日常生活。王老师知道老人有看报纸的习惯,便协调工作人员,每日给老人送报纸,保证老人每天都能看到。14天隔离期顺利结束,隔离病房所有患者及医护工作人员无一人感染。

对管理工作用心

王老师作为医院主管教学的院长,经过20多年与学生的相处,积累了丰富的教育教学经验。在医院教学管理工作岗位上,王老师既有大局观念,高屋建瓴,又能从细处着手,细致入微,深受学生好评。

2019年,面对住院医师同工不同酬、收入低的现状,王老师下决心抓痛点、勇改革。他克服重重困难,从医院层面整合学校、医院、科室多方面资源,制订住院医师规范化培训阶段薪酬制度,包括基本劳动报酬、月度绩效工资、年度学业奖励金、科室奖金等多个方面,将住院医师薪酬大幅提高,解决了住院医师的后顾之忧,让每一位住院医师都全身心投入到医学实践中。北京大学人民医院也因此吸引了更多更优秀的住院医师,从临床到科研全方位提高,获得了双赢。

在住院医师规范化培训方面,手术操作既是重点,也是难点,上手练习是每一位住院医师在成长过程中必不可少的环节。王老师面对住院医师手术操作机会不够的痛点,勇于创新,充分利用医院已有的临床模拟教学基地,开设相关课程,组织住院医师在模拟仪器上进行模拟操作和手术技能训练,达到一定程度后,从制度管理层面,协调各科室配合。面对本医院病种限制,而有些基层医院操作缺乏的现状,王老师联系通州区妇幼保健院、房山区妇幼保健院,形成医疗共同体,安排住院医师前往两家医院进行相关病种的临床实践。

从内部深度挖掘，到外部努力拓展，王建六老师在住院医师规范化培训的管理中用心工作。耐心、细心、用心，王老师是我心中最优秀的住培基地管理者。

博雅修身已为范　十年匠心育英才

——记复旦大学附属中山医院　　余情

（赵达君　　复旦大学附属中山医院）

作为一名住院医师，十分有幸能在住院医师规范化培训期间遇到这样一位好老师。她有时热忱如一颗太阳，哪怕危险重重，也敢力破阴霾、横刀立马冲向疫情一线；有时坚定如一座灯塔，看似冷峻却又执着地为学员们守望着正确航向；有时又细致如一方暖烛，带给我们坚定人心的温暖力量。她就是复旦大学附属中山医院的余情老师。

认真负责，她用"五心"换"五星"

余老师是我们住院医师心中一致认定的"五星级"老师，这源于她在教学管理和日常生活中，向我们付出的满满"五颗心"。

第一颗是"责任心"。作为学员，我最常看到的是她的严格要求：请销假制度必须执行到位，规矩就得遵守好；考场纪律严肃要求，谁都不可以违规；体格检查考试直扣细节，毫不留情地指出我们的不规范操作……她常说："现在对你们多一分严格，就是将来对患者多一分安全。"她一直秉持着在我们职业生涯之初，就要把我们这群树苗扶正的责任感默默耕耘。

第二颗是"爱心"。新冠肺炎疫情期间，外科基地的木拉提江·阿木提医师在院里自我隔离，因为是回民，饮食特殊，医院食堂难以单独为他提供伙食。正当他准备囤积泡面挨过这段特殊时期的时候，余老师了解到这一情况。本着给住院医师改善伙食、增强抵抗力的初心，她多方联系，积极协调，终于找到了能够从医学院清真食堂帮忙带饭的一位热心的研究生同学，解决了少数民族住院医师吃饭难的问题。

第三颗是"热心"。为了帮助住院医师走好临床科研设计之路，她主动联系生物统计室的吕敏之老师为我们开设科研设计课程，她积极组织联络小组、制作调查问卷、了解老师意向及住院医师需求，向我们展现了满满的热情。

第四颗是"细心"。疫情期间，外科基地的李小龙医师一直在急诊一线工作，他的爱人也坚守在医院，夫妻俩整个春节没有休息，每天忙到地铁停运，回家成了难题。余老师细心地察觉到了这个问题，打破规定，为夫妻俩积极协调，解决了住宿难题；全科基地医师在社区医院工作，缺乏防护物资，也多亏了她积极联系才得以解决。

第五颗是"耐心"，面对我们600位住院医师，管理工作烦琐而复杂，余老师始终以温柔友善的态度对待我们每一位住院医师，她把我们亲切地称为"小朋友"，聆听我们的倾诉，解答我们的困惑，适时组织集体活动，让我们总能感觉到被倾听、被重视、被关怀。

忠诚担当，她是最美的逆行者

2月6日晚8点，在武汉市新冠肺炎疫情的关键时刻，在数以万计的湖北省新冠肺炎患者急需救治的紧迫节点，当接到国家卫生健康委指令，需要医院立即组队驰援武汉时，余老师没有丝毫犹豫，迅速申请加入复旦大学附属中山医院派出的第4批赴鄂医疗队中。作为医疗队的临时党支部书记，在带领医疗队到达武汉后，余老师和医疗队员们挽救了一批又一批患者的生命。余老师积极发挥党员带头作用，在她的热情带动下，临时党支部共收到67份入党申请书，21位同志火线入党。危险的疫情防控一线，工作任务重、压力大，在完成医疗救援工作的同时，余老师还心系住院医师规范化培训教学管理工作，带领医疗队队员们在武汉前线收集和编写教学病例荟萃集，并完成了武汉抗疫一线的临床实战"公开课"录制制作，为我们这些住院医师们提供了新冠肺炎诊疗实战最宝贵的经验和资料。她用实际行动践行着"健康所系、性命相托"的医学誓言，为我们这群"小医师"树立了榜样。

正身为范，她带给我们学习的内生动力

秉持知行合一育人、致力实践服务社会的理念，余老师充分运用"实践与学术"相结合的教育模式，经常鼓励我们参加多样化的社会公益活动，如住院医师"月月讲"科普大赛等。通过公益活动，增加与患者面对面交流的机会，切实了解患者所思所想，强化我们作为医生的社会责任感；通过演讲，激发我们对学术钻研的内生动力，锻炼我们开展科普讲座的能力。余老师还时常提醒我们：在医学道路上必须严谨笃学、潜心问道。为了培养经世致用型人才，激发我们的科研创新能力，每次有机会，她总是鼓励我们申报各类科研项目，并给予我们及时准确的指点和帮助。余老师自己也始终以"匠人"精神对待学术，干一行精一行，将自己十几年来作为住院医师管理者的经验及时研究总结，形成成果。她作为课题负责人，先后承担住院医师规范化培训相关市局级等研究课题六项、主持的课题项目荣获上海市医务工会"星光计划"优秀项目一等奖，参与的住院医师规范化培训管理课题项目获得上海市教学成果二等奖，身体力行地践行着一位住院医师规范化培训管理工作者的求知之道。

师者如兰，处幽而无人不芳。余老师的工作看似平平淡淡，却以自己的一言一行为我们树立榜样，对我们进行着潜移默化的教育。正是因为有这样的好老师，如春雨润物

一般影响着我们的医学理念和职业道德,才能让我们年轻医生可以在医学的道路上自信前行!

我和小伙伴们眼中的"大龙老师"

——记江苏省人民医院　　唐大龙

(王悦舒　　江苏省人民医院)

光阴飞逝,时光荏苒。转眼间,我们2017级住院医师的规范化培训已接近尾声。回首这3年时光,感慨颇多。从一名仅有满腔热情的医学毕业生,成长为在临床工作中可以独当一面的合格住院医师,这段旅途充满了各种挑战、困难,甚至委屈,是一段让人痛并快乐的经历。除了自我的刻苦付出,同时也得到了许多良师益友的帮助和引导。他们有来自各个临床科室言传身教的带教老师,有一起接受培训的小伙伴,更有在幕后一直默默关注、支持着我们的人——医院教育处唐大龙老师和他的住培管理团队。

2017年8月14日,我们这一群"新兵蛋子"在参加完医院新员工入院培训后,又参加了由教育处组织的针对住院医师群体的岗前培训。早在大学期间,住院医师规范化培训就成为我们医学生餐前饭后谈论的热门话题,大家热情高涨,各抒己见,褒贬不一,但并未真正体会这一政策究竟给我们带来了什么。岗前培训那天,我结识了陪伴我们3年的"大龙老师"。在培训时,他在诙谐幽默中让我们深入了解了江苏省人民医院住院医师规范化培训发展史,以及未来3年的培训计划和需要完成的培训目标。大龙老师讲述了培训的各项要求以及管理制度,详细介绍了我们关心的待遇、轮转以及考核等问题,为我们明确了努力方向的同时坚定了我们培训的信心,大家起初彷徨的心逐渐明朗阳光。

进入培训以后,我和小伙伴们的第一感觉就是规范、严格。全面的入科教育、定期的教学活动、相关技能培训、轮转科室的日常管理及各项考核等,这些都为我们能够顺利地完成培训任务奠定了基础。在这宝贵的3年里,这些管理考核制度的存在及严格执行,使我们不敢有"混日子"的想法,这要归功于大龙老师及其团队对过程管理和培训质量的常抓不懈。

2020年春节前,这场突如其来的疫情打乱了节日的欢快气氛,大龙老师及其团队始终与坚守临床诊疗一线的我们站在一起,在第一时间与我们所有住院医师公开致信,表达对我们的关心和问候,呼吁我们做好个人防护。大龙老师及团队积极开展防护知识宣传,为我们协调防护用品(疫情初期口罩等防护用品短缺,教育处全力协调,保障住院医师的基本供应),将我们在临床一线的安全视为自己的责任,对我们的接触史和个人身体情况进行全面统计,并对疑似情况进行逐一确认和排查,以确保每一位在岗住院医师的健康。经此一疫,我们更加确信,大龙老师及其团队是我们的坚强后盾,给了我们共渡难关的勇气。

在住院医师规范化培训过程中,由于教与学的紧密关系,让人首先想到的两大主体是带教老师和住院医师,而管理者往往是一个比较容易被忽视的幕后英雄。在我们医院,每一位住院医师和教育处都有一段割舍不了的情缘。

我们的党组织关系、人事关系及工会关系都在教育处,我们每个人就是教育处大家庭的一分子,而大龙老师就是我们这个大家庭的"家长"之一,对我们事无巨细。从建章立制、管理创新,到党团建设、培训内涵等,无不体现了大龙老师及其团队的人性化管理,极大地提升了我们住院医师队伍的凝聚力。他对我们的关心也很多,尤其在待遇方面,小到工会福利、住房补贴的发放,大到每月工资奖金以及年终奖的发放,大龙老师及其团队都安排得妥妥当当,并且积极为我们争取权益。这让我们倍感温暖,也为我们能安心参加培训扫除了后顾之忧。培训期间,在大龙老师团队的努力争取下,医院给了很多评先评优的政策,"优秀住院医师"的评选比例达到了申请人员的 60%,这种高覆盖率对提升我们的积极性很有帮助。每年的新年联欢晚会是我们这个大家庭最轻松愉快的时刻,大龙老师都积极参与到活动中来,与大家打成一片,真正展现了他一直主张的"住院医师是我们管理者的服务对象,我们的职责就是为大家保质保量地完成培训保驾护航"。

我是一名中共党员,入院参加培训后,在大龙老师的鼓励下,担任教育处党支部的支部纪检委员。大龙老师是支部副书记,具体负责整个支部的各项日常工作的开展,教育处党支部的党员 100 余人,如此庞大的支部工作量可想而知。在每月一次的支委会上,大龙老师作为住院医师规范化培训管理工作的主要负责人,都是与我还有另外两位支委(均为住院医师)讨论培训工作中的一些情况,包括支部范围内住院医师党员和群众的思想动态,以及大家希望教育处协助解决的一些诉求,为我们这个群体传递声音,争取权益。大龙老师会认真倾听我们的意见和建议,让我们也参与到住培管理工作的决策中,对我们也是一种领导力和决策力的培养。大龙老师及其团队在繁忙的工作之余,仍坚持对医学教育领域进行深入研究,特别是在住院医师规范化培训方面进行积极探索和实践。正是他的这种把职业当成事业来经营的精神,赢得了广大住院医师的认可和称赞。也正是这种精神,成为医院各类住培决策强有力的基石,使得我院住培工作能够得到有效的发展,并且在全国住院医师规范化培训工作中起到示范作用。

培训生活繁忙而又充实,大家在带教老师的指导下完成临床患者的接诊、检查和治疗任务,收获了许多学校接触不到的知识,掌握了本专业的各种常见病和多发病的诊断和治疗方法,可以熟练进行有关技能操作。医生是无比神圣的职业,我们要立志做一个有医德、有医术、有温度的医生,江苏省人民医院的培训使我们的临床能力和综合素养不断提升,逐渐成长为一名合格医生。

3年的培训即将结束,我已向一名合格的医生迈进了一大步,这里面饱含老师们毫无保留的知识传授。回想起这期间,教育处的工作紧张而繁忙,每日都需要对我们进行到岗考核,时时检查培训过程中病例总结和技能操作的完成情况,进行月报考核、出科考核和年度考核等。由于学员数目众多,这些工作占据了大龙老师及其团队大量的时间和精力,甚至包括周末休息时间。一起培训的小伙伴们说,有时晚上七八点钟下班或者想周末到教育处领材料或是办事,打内线电话去试试看的时候,大龙老师总会在电话那边接听,耐心解答我们的疑问或解决我们的困难。下班的路上也经常看到教育处的灯总是亮着,更让我们感到一种被守护的温暖。正是这种一丝不苟、兢兢业业的工作作风,才造就了恪守岗位的高效团队。

感谢大龙老师,正是因为有了像他这样为了住培事业无怨无悔、任劳任怨、坚持奉献的优秀住培管理工作者,才让我们安心顺利地完成住培,才让我们这初入临床的三年时光变得更加有价值和意义。在住培的道路中,有这样一位优秀管理者和他的团队相伴,我们是幸运的。在我们的培训收获清单中,他们立身其中,让人难忘。

春风化雨　润物无声

——记浙江大学医学院附属第一医院　　陈韶华

去年9月,我正经历着人生角色的一个重要转变——从医学生到住院医师。在这样一个关口,遇到一个好老师无疑是幸运的。而我就是这个幸运儿,遇到了陈韶华老师。她就像一阵春雨,悄无声息地滋润着萌芽生长的住院医师们。

韶华老师,医学博士,消化内科副主任医师,澳大利亚国立大学访问学者,浙大一院教学部主任,住院医师支部书记。她从2016年开始担任浙江大学医学院毕业后办公室主任,从事毕业后医学教育管理工作,负责浙江大学医学院六家住培基地的管理、监督与考核;2019年6月始担任浙大一院教学部主任,全面负责医院的医学教育,包括院校教育、毕业后教育和继续教育。我在临床轮转过程中常常看到她出入各个科室的身影,她每周亲临一线巡查,给科室主任、一线带教老师和住院医师各种指导和答疑解惑。

坚守岗位　言传身教

在新冠肺炎疫情期间,浙大一院作为浙江省重症新冠肺炎定点治疗医院,韶华老师率领住院医师们第一时间坚守岗位,压力之大是可想而知的,几乎天天看到她凌晨还在群里为住院医师排忧解难、加油鼓劲。我见过清晨布置各项工作的她,见过午间休憩时仍在开会的她,见过深夜视频会议学习的她,也见过周末在办公室忙碌的她,却唯独没有见过负能量的她。疫情期间,年轻的住院医师们也在冲锋陷阵,而韶华老师就是我们最坚定的后背力量。她保障我们的防护物资,积极与各科室沟通,理解我们的担心焦虑,鼓励我们要坚定信心、振奋精神、努力战胜危机。

韶华老师是浙大一院首个住院医师党支部书记。面对刚成立的支部,她带领我们不断摸索支部模式,不停党政学习脚步。支部也在这样边学、边走、边成长的过程中小有声色,她带领我们认真学习习近平总书记的回信精神、学习《专家共识:改革医学教育,为健康中国 2030 保驾护航》、第一时间学习两会精神,并要求我们结合自身积极落地等。

在与韶华老师的多次接触后,她已然成为我心中的偶像,希望今后的我也能成长为像韶华老师一样沉着、专业、不骄不躁的好医生、好老师。

立德树人　精细管理

在住培管理过程中,韶华老师关心我们各方面的成长,关注岗位胜任力,尤其注重培养我们的职业素养。她积极组织开展"住院医师职业素养征文比赛""我爱我的祖国"征文比赛、"临床小讲课比赛"等活动,并且多次邀请各领域医学大家和我们座谈,交流临床、科研、教学、生活等多方面经验。她在全院范围内推广"我曾经掉过的坑"这一特殊的教学活动,让住院医师和老师分享自己在临床上失败的案例,这是一种很好的反思性教学,让我们少走弯路,更快成长。尊重、坦诚、理解、信任、严谨,她教给我们的是在从医路上必经的挫折、反省、探索和成长,还有崇高的医学信念、刻苦钻研的终身学习态度及持之以恒的创新精神。

在师资管理过程中,她勇挑重担,不断提升医学院乃至全校、全省教师团队整体战斗力,不遗余力地把管理工作落地、落实、落细。她重视师资队伍建设,重视教学研究,采用ADDIE 模型,通过分析、设计、开发、实施与评估环节,开展以临床实践教学为主的"模块化、小组化、专业化"的师资培训项目,承担浙江省住培高级师资培训(浙江省卫生健康委在"十三五"期间针对师资能力提升的一项重大举措),得到参培师资的高度赞誉。韶华老师也多次受邀在全国医学教育相关会议或培训会上介绍并分享经验,《ADDIE 模型在住院医师规范化培训高级师资培训中的应用》论文分别被评为 2019 年住院医师规范化培训高峰论坛"优秀论文"和 2020 年中国医师协会报刊出版管理部优秀论文。她还为浙大一院带教老师编写了《临床带教手册》口袋书,让他们随时都可以看到规范的教学方法和技巧。她也组织全院的专家多次讨论,出台了《浙大一院教学查房规范》,逐步推进全院的规范教学。

她多次担任省住培管理评估专家,在评估中注重相互学习,指导与评估相结合,共同提高。她及时总结住培及教学管理经验,与我们分享。她常常说,没有研究就没有进步,临床和教学都一样。这 3 年来,她发表了教学相关文章近 20 篇,作为主编出版了

《住院医师规范化培训你问我答》，作为副主编出版了《医学人文心——住院医师那些事》《住院医师规范化培训师资体系建设实践与案例》。《住院医师规范化培训你问我答》在2018年我国住院医师规范化培训高峰论坛上作为推荐用书，得到临床师资和住培管理者的厚爱，为我国住培管理者、教学工作者答疑解惑，更为我们住院医师提供帮助和指导，因此还获得《中国毕业后医学教育杂志》最佳合作奖。

治学严谨　薪火相传

"授人以鱼，不如授人以渔"。作为部门负责人，她为住培管理工作牺牲了无数个夜晚和假期，倾注了所有的智慧和心力。她针对不同层次的住院医师，要求各个住培专业根据个体化进一步开展不同内容和不同层次的培训。作为住院医师的一员，几乎在每一次培训和活动中我都能看到韶华老师的身影。让我能深切感受到的是，她一直在我们身边，引领着我们，鞭策着我们，在我们这些"小医生"最迷茫、最需要帮助的时候一直守护着我们。韶华老师曾为我们仔细分析对比中美医生培养模式的差异、当代医学精英化教育的模式和挑战，她让我们思考目前我国医学教育存在的问题，她认为我们住院医师要比其他人站得高、看得远、做得实。她教我们如何做一名好医生，更重视从住院医师阶段就开始培养我们的教学能力，让我们学会在临床上指导比我们年资低的住院医师或者医学生。

她在工作中，思想有高度，执行有力度，关怀有温度，创新有广度。在她身上，我意识到，医学教育不仅仅是输出和奉献，也是在不断地充实和丰富自己。

坚韧如她，指引前进的方向；温暖如她，驱散心中的严寒。住培教育不是注满一桶水，而是点燃一把火，感谢韶华老师给我们的温暖和力量，让我们热爱和执着于这份职业，带领我们在行医之路走得更远、飞得更高。

自矜己德　苍生大医

——记杭州市萧山区第一人民医院　　章锃瑜

如果我们是船，那老师就是引领我们在知识的海洋里不断前行的风帆；如果学医是漫长的旅程，那老师就像照亮我们坎坷学医之路的烛光；如果学医之路是一首歌，那么我们只是一个个小小的音符，而老师就宛如音符上的五线谱，在老师的指导下，小小的音符才能演奏出美妙的乐章。住院医师是能力全面提升的阶段，路漫漫其修远兮，若能与良师益友相伴，那是何等的幸运！作为一名三年级住院医师，我很幸运，因为在住院医师规范化培训期间,我遇到了一位良师,她就是杭州市萧山区第一人民医院住培办公室主任章锃瑜。

博极医源　精勤不倦

初次见到章老师是在岗前培训,当时的我看当时的她,是高高在上的领导。直到2018年6月,正值萧山区卫生健康局举办青年医师临床病例报告技能比武之际,我很荣幸能代表医院去参加这次竞赛,她是我的指导老师,这次竞赛改变了她在我心中凛然在上的形象。章老师从案例的选择、课件的制作、演讲时的表情、肢体语言等每一个细节都帮我一一纠正。那时候的我,由于缺乏大型比赛的经验,在台上演说时显得惶惶不安,有时候甚至想要临阵脱逃,章老师却与我排练了一遍又一遍,没有放弃。因为几次排练都不得力,见此情形,章老师耐心地开导我说:“你们外科医生不仅要动刀子,还要学会运用语言这门艺术。”

她的耐心与坚持,让我时至今日仍然记得。6月18日的早晨,当我打开微信,竟然收到章老师在凌晨01:35发来的修改稿时,我只能用震惊和感激来形容当时的心情。那一天,我第一次感触到药王孙思邈的《大医精诚》中的医道是“至精至微之事”,习医者必须“博极医源,精勤不倦”。作为住培主要管理者的章老师,每天的工作压力可想而知,但在如此繁忙的情况下,还是抽时间为我修改演讲稿,一遍遍指导我排练,多么令人感动。正是章老师的这种尽心竭力的工作态度,深深地感染了我,也正是有了这样一位出色的指导老师保驾护航,最终我获得了二等奖的好成绩。

不皎不昧　至意深心

2018年是我的幸运年,而带给我幸运的正是章老师。除了担任住培办公室主任以外,她还是美国心脏协会(AHA)基础生命支持/高级心血管生命支持(BLS/ACL)的指导教师。正是有了她的统筹规划,我院在2015年12月成立了美国AHA认证急救培训中心,从而承担起整个萧山地区的急救技能培训工作。所有在培住院医师都需要完成BLS及ACLS课程并获得证书。截至2018年年初,我们2017级住院医师顺利完成BLS课程并获得证书。

2018年7月,我有幸被选入参加ACLS课程,而章老师正好是那一期课程的首席导师。章老师把象征队长的胸章交给我说:“接下来,患者的命运将会因你而改变。”这是我第一次感受到团队合作的魅力和队长的重要性,更感觉到自身的责任重大。作为一名刚毕业工作满一年的住院医师,我仍然像绝大多数的住院医师一样,把自己想象成刚上战场的士兵。长久以来的茧封状态,让我似乎已经忘记了破壳,而章老师给了我一个蜕变的契机。这一蜕变让我加速前进,成了BLS/ACLS导师团队里的一员,事实证明我可以做得很好。所谓“进则救世,退则救民,不能为良相,亦当为良医。”是的,我要做一名如章老师般的良医。直到昨天,我才知道那个推荐我成为导师的人竟是章老师。“世有伯乐,然后有千里马,千里马常有而伯乐不常有。"我虽不是优秀的千里马,却有幸遇到了用心培养我的伯乐。

至精至微　普救含灵

2020年新年伊始,突如其来的新冠肺炎疫情打乱了我院既定的住院医师规范化培训教学工作。我院作为萧山区唯一的定点收治单位,在这场抗疫战场上,住院医师发挥了重要的作用。身为住培办公室主任,面对主动请战的"最美逆行者""志存救济"的章老师权衡利弊,最终顶住压力要求所有在杭、在岗住院医师务必在保护好自己的前提下,配合所在科室工作,同时再三叮嘱我们谁也不能倒下。在章老师眼里,每个学员都是"孩子",而她是每个学员的"母亲"。没有一个妈妈不心疼自己的孩子,但是国难当头,匹夫有责,作为有担当的95后,我义无反顾地冲向抗疫前线。与此同时,我们每天都必须要向"章妈妈"打卡,否则就会收到章老师的"连环夺命电话"。正是有了章老师无微不至的关怀和呵护,在来势汹汹的疫情面前,我们都表现得很勇敢。章老师就是黎明前的那道光,越过黑暗,打破我们心中的恐惧。

住院医师规范化培训不仅是要培养合格的临床医师,更是要培育医学的传承者、实践者和创新者。而住培管理者不仅要正确把握、严格执行住院医师规范化培训政策,还要像章老师那样身处一线工作,挖掘出问题产生的根源,用心去做,更要像章老师这般不忘初心、温暖呵护着每一个人的医者。就像药王孙思邈在《大医精诚》中所言:"凡大医治病,必当安神定志,无欲无求,先发大慈恻隐之心,誓愿普救含灵之苦。"医者,一定要做到安定神志,以拯救天下苍生为己任。我致力向章老师学习,做一个优秀的、有温度的医者。

高山可仰　清芬可挹

——记福建医科大学附属第一医院　翁山耕

"健康所系,性命相托"是每一个医者所追求的至上荣光。我的老师——福建医科大学附属第一医院副院长、肝胆外科主任翁山耕教授便是这份荣耀最虔诚的追求者。

作为一名住院医师,我就像一个懵懂的少年,每一次接触患者,每一次技能操作都显得茫然失措。自从我进入了肝胆外科,在翁主任的教诲下,我慢慢学会该如何成为一名成熟的外科医师、如何真正设身处地地为每一位患者着想。

杏林春晚，橘井泉香，愿为一名纯粹的医生

做一名纯粹的医生，就是把自己融入医院当中，融入与患者接触的每个瞬间，在这个过程中换位思考，自己应当如何尽最大努力去挽救患者、去解除患者的痛苦、去宽慰患者的内心。翁主任对于临床的态度近乎到"偏执"的地步，"偏执"到每一次查房，每一次手术的细枝末节都要十分精确。翁主任要求我们必须牢记每位患者的临床指标，必须反复核对执行的每条医嘱，必须反复演练每一个操作步骤。即使不能成为一位优秀的医生，至少不要成为一位"伤害"患者的医生。这是医生的底线，也是评估一个人是否能做医生的标准。因此，翁主任对科室要求严，对学生要求严，对自己要求更严！

我们科室一直保持着每天七点半准时查房的传统，为的是花尽量多的时间去和患者交流、去检查患者的切口、去思考如何让患者得到更好的治疗。本着宁愿自己时间紧凑一点，也不能缩短查房时间的原则，几十年来翁主任都是如此，天天准时到科室带领年轻医生查房。我进入科室短短三个月，翁主任每天早晨都会提早到科室，将患者的影像图片反复研习，也许在主任的脑海里，患者的手术已经被自己"做"了无数遍。当我们庞大的医护队伍浩浩荡荡地去查房时，那阵势是清晨医院最美的风景线。

鞠躬尽瘁，死而后已，不为良相，便为良医

每一个医者都有一颗救死扶伤的仁心，它就像一盏明灯永远照耀在心中最深的地方，指引未来路的方向。医生是辛苦的，为了挽救患者的生命，常常不能停下休息，因为患者把生命交给自己是出于信任。医生是凡人，但是当他牢记仁心，便会努力去成为患者希望的"神"，哪怕只有一点点希望，也一定给患者带到。当医生不能怕吃苦，当一名普外科医生更不能有丝毫懈怠。

翁主任不仅这么教导我们，并且这也是他生活的真实写照。普外科是最凶险的外科之一，患者的病情捉摸不定，腹部手术以诊断难、变化快、手术难度大为特征。作为一名优秀的普外科医生，不仅要有高超的诊疗水平，还要有一颗强大的内心。因为你不知道患者什么时候可能出现并发症，随时都要准备上台手术。在好多个值班夜，我看到翁主任匆匆赶到科室，镇定地进行术前安排，跟患者家属耐心细致地沟通，直到手术顺利完成、患者生命征平稳，翁主任才换好衣服回去。寒冷的冬天，翁主任披着薄薄的米色外套，背影慢慢消失在寂静的走廊。在那一刻，我明白了身为医者的伟大和无悔。

桃李芬芳，师恩浩荡，真理传承永不断

"医师"在闽南语里面不但代表医生，而且还代表老师的意思。医学是一门经验科学，你永远无法从课本中学会当医生的方法。医学是需要传承的，只有不断传承、不断改进才能让患者得到更好的福祉。住院医师规范化培训正是从医学生到医师转变的过程。

作为一名住培学员，如何在有限的时间里成为一名合格的医生，老师的传授至关重要。翁主任作为医院教学负责人，十分注重对学生的培养，每一次跟翁主任查房都能学会很多新的知识点。翁主任都会把最典型和最不典型的病例拿来讨论，启发我们去探究疾病的本质，学会辨别疾病。我们不仅要有诊断疾病的能力，更不能疏漏每一个细节。因为每一次误诊，都可能延误患者的最佳治疗时机。翁主任不仅在临床上悉心教诲，在生活中还时刻挂念我们的吃、住、用、行。翁主任时常询问我们生活中是否遇到难处，关心我们的心理波动。翁老师带给我们的不仅仅是对知识的汲取，更是我们心灵的避风港。

苟利国家生死以，岂因祸福避趋之

2020年是平凡又不平凡的一年。不平凡在于春节的喜悦还没开始，全国就笼罩在无边无际的恐慌当中。疫情暴发，医疗战场瞬间成为风暴的中心点。面对病毒的肆虐，每一位医生都舍生忘死地向前冲。翁主任正是万千英雄中的一员。

临危受命，翁主任毫无畏惧地担任了中国赴菲律宾抗疫医疗专家组组长，带领国家组建的抗疫专家团奔赴菲律宾。此时菲律宾正处于疫情最严重的时期，翁主任带领的专家团队及国家医疗物资为菲律宾医疗卫生事业注入了新鲜血液，不仅对菲律宾的医疗队伍进行培训，还亲赴一线救治患者。病毒无情，人间有爱，医者仁心，不分国境。

面对菲律宾落后的医疗环境，面对没有保证的防护设备，翁主任及各位专家没有退缩，虽然时刻面临被感染的风险，但没有阻止他们争分夺秒地拯救患者。他们甚至都没来得及适应新环境，没有安排休息，就立刻开始一轮轮的抢救。从新闻报道中，我看到翁主任的疲惫，脸部被口罩勒出深深的凹痕，眼周一圈皮肤因为缺水而有些泛黄。疫情的重灾区无异于地狱，每一条鲜活生命的离开都是对医者最大的伤害。我虽然担心翁主任的安危，但也不敢打扰翁主任争分夺秒地奋战。我只能默默地为翁主任及其团队祈祷，祈祷他们平安归来。同时，我更骄傲自己是翁主任的学生，能够从翁主任身上学到技艺、学到做人的道理、学到行医的真理。我希望能将这份精神继续传承下去，多年以后也能让自己的学生感到骄傲，可以骄傲地说一句：行医不悔！

用心去爱　静待花开

——记菏泽市立医院　田桂荣

（穆晗　菏泽市立医院）

在菏泽市立医院,提起住院医师规范化培训,就不得不说科研教学部。作为整个医院的科研及教学管理部门,科研教学部不仅在科研、教学中发挥重要作用,更在住院医师规范化培训工作中有着举足轻重的地位,这就理所应当地成为各位住培学员的归属地。在菏泽市立医院科研教学部,有这样一位老师:她平时不苟言辞,工作雷厉风行;她是科研教学部主任,却从没有"架子",对住培学员总是和蔼可亲,耐心答疑解惑,只要是住培学员提出的问题,她总是第一时间给予答复,给出解决方案。她就是我们的引路人——田桂荣老师。

心系学员,想之所想

田桂荣老师对住培学员倾注了所有的爱心,她深入摸排每位学员的思想及生活情况。为解决学员的后顾之忧,让我们能全身心地投入学习,她多次向领导汇报,为我们争取了免费住宿,每个宿舍都有洗澡间,并安装空调、置备饮水机,不限电、不限水,大大改善了学员们的住宿环境;为我们申请了专用优惠用餐窗口,原价12元的套餐,住培学员享用半价优惠;为社会化学员办理了五险保证金,薪水待遇逐年增加,是当地居民平均收入水平的2倍以上,减轻了学员们的经济压力。

田老师每季度定时召开住培学员座谈会,与学员们谈心,让学员填写对住培工作的意见、建议及对带教老师的评价。针对学员提出的问题,她总是当场一一给予解答,对不能当场解决的,及时向领导汇报,以最快的时间回应大家。记得在一次座谈会上,有学员提出个别科室没有发放夜班费,田老师当场打电话给科室主任核实情况,强调住培学员单独值夜班享有本院职工同等夜班酬劳,必须严格执行,不可克扣住培学员应得的酬劳。学员们深深感受到了田老师的关心和真诚。

严格规范,提高带教质量

师资带教水平的高低会直接影响到学员的培训质量,所以她狠抓师资,提高带教水平。前两年,在临床带教过程中,经常会有学员提出个别科室带教不认真,甚至带教老师不规范的情况。田老师和她的团队便经常不定时下科室,对科室的带教活动进行督导检查,不定时抽查科室的教学查房、小讲课、技能培训等教学活动是否规范合格,对于不规范、不合格的带教当场给出整改意见,严格规范带教活动,加强指导医师的带教意识。这使得指导医师的带教意识不断加强，带教水平也不断提高，同时更加注重带教工作。这些变化都是我们看在眼里，感受在身的。田老师经常对学员们讲："遇到什么问题随时给我打电话，电话讲不清楚可以直接到办公室找我。"

以质量为命脉，坚持不懈

住培学员大多为本科学历，还有一部分是专升本的，起点比较低，想要得到较好的培训质量，必须付出双倍的努力。为了让学员有更多的学习方式和学习途径，田老师向医院申请购买了临床思维、OSCE 考试软件、在线考试及住培学习系统软件等，软件中的各项资源及题库供学员免费试用，可反复进行学习、训练。为了了解学员们的学习情况和不足之处，每月进行月考一次，对面临结业的 2017 级学员进行周考，每周一考，督促学员们加强学习，得到了学员们的一致认可。田老师虽然不是我们的临床带教老师，但她却是我们医学探索之路上为我们保驾护航的一位引路者。

医为仁人之术，必具仁人之心。在医学探索的道路上，感恩有田老师这样一位引路人，为我们保障了前进的方向，基于此，我们会坚持初心，努力学习，不断前行！

就是这样一位老师，她敦促着我走过了近三年的住培学员生涯。再大的风浪，我背后总有她；再波折的学习与生活，我背后总有她；再迷茫的奋斗与执业方向，我背后总有她。

"知心姐姐"在左　鼓励支持在右

——记中山大学附属第一医院　陈淑英

（杜佳　中山大学附属第一医院）

医学教育不是医疗一线的救死扶伤，但为了培养合格的接班人，又必须尽可能地贴近一线。这就更需要运筹帷幄和统筹协调，不仅仅是协调原本就紧缺的一线医生为住培学员培训授课、统筹科室教学承受能力和住培学员的学习进度，还要千方百计、任劳任怨地做好住培学员的后勤保障，借助各种机会提升住培学员的临床技能。但是原本我觉得医学教育工作终究是不如医疗一线工作的，战斗在第一线救死扶伤，才是每一个医务工作者最终的追求。然而通过在 2019 年广东省住院医师技能比赛期间与陈淑英老师的深度接触，我逐步地改变了看法，我真的佩服陈淑英老师。

当我接到参加广东省住院医师技能比赛的通知时，内心是复杂的，我知道那是对我一年多来学习成果的肯定,也明白这意味着更大的压力和责任——我要代表中山大学附属第一医院参赛。开始训练的第一天,等待着我们的是陈淑英老师的一场充满激情的"战前动员",她做好了我们能想到的一切准备工作:一个舒适的训练环境、丰富营养的午餐、安静温馨的午睡空间、积极快乐的精神食粮。在吃饭时,还会有专门准备好的轻音乐和幽默笑话,让我们放松心情。学员们经常打趣说:"只有我们想不到的,没有淑英老师做不到的。"比赛难免有压力,每当这个时候,陈淑英老师都会坚定地告诉我们:"你们都是最棒的,要相信自己,宝刀都是越磨越锋利的,你们背后有我们在呢,不用怕,我们是一个团队,我们是一股有力量的绳子,我们肯定能成功的。"比赛很激烈,我们最终拿下了团体赛的特等奖,并包揽了所有单项操作的第一名。我们在获奖之后的第一件事,就是对陈淑英老师致谢:"老师,您辛苦了,我们爱你!"

参加住培的学员很多,说实话,我一年来接触的不同类型的住培学员都很难记全,但是却听说陈淑英老师"过耳不忘",她管理过的600多名住培学员她几乎都能认得,而且听声音就知道是谁。我觉得非常神奇,直到我了解到了一个故事,我才知道,"过耳不忘"的关键,是把每一位学员,都当作自己的孩子一样用心对待。

曾经有一位学员,工作缺乏积极性,与同事关系不和谐,基地主任、科室主任、教学秘书都曾多次与其真诚交流,可是效果却不明显。基地主任建议让学员退出住培。陈淑英老师没有放弃,她后来告诉我们,她坚信每一位来中山一院参加住培的学员都是过五关斩六将、综合成绩名列前茅的学生,都非常优秀。她要求自己真正做到"不抛弃、不放弃"。

陈淑英老师业余时间参加过心理咨询师培训,掌握一定的心理知识,她多次约这位学员交谈,但是这位学员却总是低头沉默,给的回应只有"嗯""不知道""哦",这条路走不通。陈老师又逐一和他周围的朋友聊天,得到一个很重要的信息:这位住培学员从开朗、阳光的性格到现在,是逐步发展的,很大可能是学习原因造成的。入培时他是充满自信的有志青年,到入培后发现中山一院的患者很多都是疑难杂症,医院对住培学员的要求也非常严格,这些都给了这位学员巨大的压力。陈老师通过各种方式给予他关心,慢慢地,这位学员终于开始回应了:"淑英老师,我觉得自己很痛苦,我感觉我的能力差强人意,我觉得自己什么事情都做不好,不适合当医生。"陈老师不断鼓励他:"不要着急,不要气馁,我知道你是一个有抱负、有理想的医生,医生注定了他肩膀上必须扛起重担,慢慢来,成长的道路不是一帆风顺的,正是有了这些惊涛拍岸,才会显得更加壮丽伟岸。你给自己的压力太大,我觉得你现在可能需要寻求一定的帮助,你是否愿意让我陪伴你一起去精神心理科咨询一下? 你放心,我会陪伴你,并且严格帮你保守秘密。"学员同意了。陈淑英老师提前与本院心理科教授联系好,亲自陪伴学员就诊。就诊后确诊该学员为抑郁症,需要药物及心理咨询双管齐下才能帮助他逐渐康复。后来该学员又回到临床科室,继续学习,并顺利完成了住培。

我想这肯定是众多学员故事中的一个而已,也正是这一个又一个的故事,形成了一段又一段鲜活的记忆,造就了陈淑英老师"过耳不忘"的神话。

当然住培老师最重要的,还是要看住培的成效。中山大学附属第一医院 2015 年成为国家首批住院医师规范化培训示范基地、CMB 中国住院医师精英教学医院联盟启动单位之一,这些都是有目共睹的。

作为一名学员,我要说的是,中山一院规范化培训示范基地的教学效果非常好! 首先,是科学的管理。我了解到,陈淑英老师思考、提炼医院从 1990 年开展住院医师培训工作以来的培训管理经验,逐渐形成"三环管理模式",将全过程分为初始环节、中间环节和终末环节三个阶段,每个阶段都有着明确的任务和核心目标,有严格的考量规范。2017 年 9 月,受中国医师协会邀请,陈淑英老师在全国住培高峰论坛上做"三环管理"模式专题报告。这都为我们住培学员的学习打好了基础。其次,是优秀的导师。我了解到陈淑英老师执笔制定了《住院医师规范化培训师资管理办法》,明确师资遴选、培训、考核和奖惩等原则,建立住院医师"双导师制",创建中山一院师资培训品牌项目——"柯麟卓越住培师资培训班",为住培学员的学习搭好了平台。最后,是严格的制度。据了解,中山一院涉及基地建设和管理的制度文件有整整的一人多高,这些制度共同构成了一条流水线,保证了我们这些"产品",也就是住培学员的培训效果达到标准,达到了培训与考核均质化,出口标准同质化。

一言一行彰显人格魅力,一举一动体现师者风采,一字一句饱含谆谆教诲,一分一秒无私奉献青春。陈淑英老师,很荣幸有资格成为您的学生,我要认真学习您不忘初心、牢记使命的崇高医德,精益求精、勇往直前的进取精神,任劳任怨、克己奉公的奉献精神。住培路上,有您陪伴倍感幸福! 我们爱您! 愿您健康幸福!

经师易遇　人师难遭

——记重庆医科大学附属儿童医院　　余更生

（童可　　重庆医科大学附属儿童医院）

每当与同学闲谈起各自心中的好老师时,我都会想起余更生教授。都说"经师易遇,人师难遭",而我很幸运,我遇到了我的"人师"。正是余老师的谆谆教诲,言传身教,我才能找到人生奋斗的目标,医学道路才能越走越宽。

余更生教授,重庆医科大学附属儿童医院毕业后继续教学办公室主任,教授,主任医师,硕士研究生导师,从事儿科临床医疗、教学及科研工作 30 余年。作为一名教师,他对医学教育的开展有自己深刻的见解,并一直充当着住院医师规范化培训道路上的开拓者。作为一名医师,他有丰富的儿科临床经验,对儿童心血管疾病的诊断治疗有自己独到的见解。不计其数的患儿在他的耐心诊疗下获得了痊愈,扩张型心肌病、肥厚型心肌病等慢性疾病患儿在他的治疗下,最大限度地延缓了病情进展,获得了良好的预后。

重视教育,一心一意为住培

余老师作为毕业后继续教育办公室主任,他对住院医师规范化培训有自己独特的见解。余老师始终认为,一味地灌输知识并不是成功的教育,教育也要注重反馈、积累和不断改进。为了让住院医师规范化培训落到实处,培养出优秀的儿科医师,余老师提出了形成性评价的教育理念,并探索创建了基于形成性评价的符合中国国情的迷你临床演练评估(mini-CEX)为核心的评价手段。通过老师评价、学生自我评价,让我们能够深刻认识到自己的不足,在一次次的评价过程中看到自己的进步。

余老师为了培养住培学员的临床思维,要求我们学习书写 SOAP 病历。开始的时候,我并不能理解,我认为 SOAP 病历太浪费时间,书写起来太麻烦。余老师也发现了我们的抵触,为了让我们更好地理解 SOAP 病历,余老师举行了 SOAP 病历的书写活动,并深度解析了 SOAP 病历。后来我也逐渐发现了 SOAP 病历给我们带来的好处,通过书写 SOAP 病历,我加深了对于疾病的认识,面对疾病有了更清晰的思路。

余老师总说,知识不应吝啬分享,应该更多地去传播。在余老师的带领下,重庆医科大学附属儿童医院的住院医师规范化培训基地在全国都拥有了名气,越来越多的医院邀请余老师去讲授住培知识,而余老师也毫无保留地与同行们进行了分享,他一心一意地为儿科医师培养的发展贡献自己的力量。

重视医疗,设身处地为患儿

余老师作为儿童心血管疾病领域的专家,拥有 30 余年的临床医疗经验,对待患儿及家属总能"急患者之所急、忧患者之所忧、想患者之所想",不计其数的患儿家属慕名而来。作为他的学生,我经常跟随余老师在门诊工作。每当我面对患儿家属的"絮絮叨叨",快处于情绪崩溃的边缘时,转过头总能看到余老师面带微笑地耐心解答患儿家属的疑问,即使那些问题是重复的、简单的。并且每次为患儿开完药,余老师都会认真地给家属交代用药的注意事项,细致到每个药物的餐前和餐后服用。正是这些点点滴滴,让我在余老师身上懂得了"医为仁人之术,必具仁人之心"。他能够站在患儿及患儿家属的角度为患儿着想,视患者如亲人,因此赢得了患儿家属的理解、支持与尊重。

重视传承,情真意切为学生

余老师作为研究生导师,一批又一批的学生在他的言传身教下学有所成,毕业后在各大医院的儿科里发光发热。师者,传道、授业、解惑。余老师十分注重学生的自我学习能力，当遇到临床问题或科研问题时，余老师不会直接把答案告诉我们，而是告诉我们一个思路，然后鼓励我们自己去查阅文献及相关诊疗指南，当我们自己无法解决时，他也会帮助我们解答。可能解决问题的过程比较艰难，但我们也能从中学习到许多的知识。余老师不仅关心我们的学业，也时常关心我们的生活，注重我们的身心健康。他不但是我们的老师，也是我们的家人和朋友，他能认真倾听我们的诉说，每次和余老师聊天，我都会有很大的收获。

如家医学团队，专心致志为学员

余老师按照国家对住院医师规范化培训的要求培训学员，全面整合住培的学习模式和教师的指导模式。自 2011 年，由各个亚专业构成的住院医师规范化培训学术沙龙诞生了，由此构建起来的住院医师规范化培训学员联谊会，通过联情、联谊、联志，促进实现基于 3R-RBL 为核心的整合式教学[3R-RBL 是指导师引导 RBL。3R 向导模式包括：第一个 R，基于研究的学习（research-based learning，RBL）；第二个 R，基于资源的学习（resource-based learning，RBL）；第三个 R，基于奖励的学习（reward-based learning，RBL），有机结合形成 3R 向导模式]。而各专业学术沙龙是由导师指导下的小组合作学习模式，该模式是根据组间同质、组内异质的原则构建，包括学术型研究生、专业学位并轨住院医师规范化培训的学员、社会化住院医师规范化培训学员等共同组成，有利于实现临床学习，学术交流，起到传帮带的作用，体现"临床为基础，学术为导向"的儿科双向并轨住院医师培训模式。

作为研究生导师，余老师为了帮助学生能够更好地成长，在基于 3R-RBL 为核心的整合式教学理念下，体现温馨学习环境的"如家医学吧"由此而产生，这是一个由余更生导师和计晓娟导师共同组建的小组合作学习模式，而我也幸运地在 2018 年的夏天加入到了这个大家庭。

在如家医学吧里，我的自学能力、发现问题能力、独立工作能力、实践动手能力、社会交往能力、团队协作精神等多方面的综合素质都得到全面发展。在探究临床问题和科研问题时，余老师都是引导式地教育我，给予我思路和方向，鼓励我动手去查阅资料和文献，使我能够成为具备学习能力的终身学习者。在如家医学团队，经历岁月的洗礼，队伍日渐壮大，余老师深知住培学员之间的沟通交流，可以更好地培养学员的自主学习能力、理论知识深度理解能力、临床思维能力以及人际及交往能力。在余老师的组织下，我们的如家医学吧活动丰富多彩，如"重庆民国街之毕业旅行""铁山坪森林公园之预答辩""阶段小结之组会"等，还有一年一度的"如家医学团队学术年会"的开展，督促我们进行学习、总结。在与专家们面对面地交流并得到他们的点评后，进一步强化了我们的临床和科研学习，活动开展的准备工作也让我们的组织能力得到了锻炼。在这些活动中，医学团队学员畅所欲言，在一次次活动中学习，在学习中成长。

余老师别出心裁地组织活动，使住培学员的生活不再枯燥无趣。我们如同一张白纸,成长过程就是在给这张白纸着色的过程,我们走的每一步都会留在这张住培之旅的纸上,而余老师就是为这张白纸增添色彩的人!

在网络高速发展的时代,为了学生能够更好地学习,他将医教云教育平台带到了如家医学吧。计晓娟老师在太平洋彼岸的美国也被邀请为我们传播知识,让我们在疫情期间能够在家里进行学术讨论和交流。

如家医学,正如其名,在这里除了老师和同学,也有我们的家人,如家医学吧,就是我们住培学员心中的家。在这里,我们不仅得到了学术上的帮助、能力上的提升,也感受到了余老师对我们生活上的关心,余老师能够认真倾听我们的诉说,疏导我们的心理,解决我们的问题。

结语

蒸蒸红日,巍巍群山,三尺讲坛汗与泪。绿叶细裁出,良玉精琢成。愿作清泉润世俗,更化红烛泪天明。新竹高于旧竹枝,全凭老干为扶持。

皎皎明月,浩浩沧海,千帐孤灯仍伏案。圣洁不输梅,高雅犹胜菊。不图今日富贵享,唯求天下桃李香。浪淘不尽恩师情,他日圆梦方为报。

我们住培基地的掌门人

——记宝鸡市中心医院　　王鹏

（王强　　宝鸡市中心医院）

2017年9月,我怀着对医学的景仰和热情,来到宝鸡市中心医院住培基地,参加为期三年的住院医师规范化培训。经过五年的专业学习,我已经掌握了医学的基本知识,随着我加入宝鸡市中心医院住培基地这个大家庭,"践行医生的职责,去完成属于自己的使命,做人民群众健康的守门人",这些话语在我的脑海中越来越响亮。

初来乍到,迎接我们的是这样一位传奇的"人物"。听说他曾经握着手术刀为患者医病,听说他曾经从闹事的人手中勇夺菜刀……如今,他站上了讲台为我们做入院教育;如今,他虽已不在临床一线工作,但仍能看到他奔波在各个科室之间,与各科主任和带教老师商讨、设计我们的培训课程;如今,他时常出现在实训教室与带教老师一起为我们纠正操作手法的错误……他就是我们住培基地的王鹏主任。

培训开始后,王主任给我们上的第一堂课是在进行入院教育时。这是一堂生动的医患沟通课程，一个个案例为我们串起了《中华人民共和国侵权责任法》《中华人民共和国执业医师法》《医疗机构病历管理条例》《病历书写基本规范（试行）》……没有枯燥乏味的法条规范，却让我们深刻认识到了法规的严格和患者的权益。让我印象最深刻的是王主任在课堂上最后一句话："在工作中我们要多为患者想一想，但是当遇到危险时，一定要先保护好自己。"

住培开始的第一年，每一天都是在繁忙的临床工作、实践技能培训、各种讲座还有夜间的读书中度过，好在医院为我们提供了舒适的环境，宿舍两个人一间还带卫生间，我们还享有与本院老师一样的餐饮补助，可以在职工餐厅就餐。这样一来我们的吃、住、工作都不用出医院的大门。每当有同学来访，我都会请他们去餐厅品尝一下我们的"小灶"，对于医院给予我们的便利条件他们总会心生羡慕。

转眼间，执业医师资格考试快要开始了，大家的心理负担都很重。这时，王主任首先召集参加执业医师考试的同学参加主题会议，会上邀请了上一级的师兄、师姐来为我们现场传授经验、解答学习中遇到的难题，同时帮助大家制订适合自己的复习计划；然后又与各个专业教研室的带教老师一起加班加点，从每一项实践技能开始，手把手地带领大家练习；最后组织大家不断地进行模拟考试……我想，我们顺利地通过执业医师资格考试，算是对王主任最好的回报吧。

我们在宝鸡市中心医院将要学习生活三年，医院的各项活动丰富多彩，但是与我们好像总有些距离。王主任似乎能洞悉我们的想法，经过他与院党委和院团委的多次协调沟通，终于我们成立了三个住培医师团支部。从那时起，我们跟着院党委和院团委一起学习《梁家河》、一起参观革命烈士纪念馆、一起聆听我院援藏老师讲授的援藏事迹、一起下乡义诊、上街咨询；随后医院的文艺汇演、快闪活动和文体活动也邀请我们参与其中；医院工会和团委组织的郊游活动也向我们伸出了热情的双手……我们撰写的文章登上了医院的院刊和网站；我们的住培学员登上了医院微笑之星的擂台，登上了宝鸡市卫生系统演讲的舞台，也登上了医院表彰的大红榜。不知不觉中，我们与身边的老师一起融入了宝鸡市中心医院这个大家庭。

王主任有一双鹰眼，十分犀利敏锐。每周我们都有各种各样的讲座、讲课，偷懒的人总是逃不过他的眼睛；至于逢年过节谁要是提前溜号，或是没有按时返回，那么必定会上通报的名册。而今年的过年假期尤其特殊，过年期间新冠肺炎疫情形势日趋严峻，王主任每天都会在微信群里给大家推送各种防护措施和相关的医学知识，一边督促我们不要放松理论学习，一边叮嘱我们做好个人和家人的防护。返院前夕，王主任又在微信群推送了返程注意事项，从交通工具的选择到路途中的个人消毒防护，再到返院后的宿舍都做了细致安排。返院后的第一天，一上班王主任就与住培办的老师逐一地核对返回学员的各项信息。因疫情影响不能按时返回的学员，王主任时刻都在与他们保持沟通，直到大家全部都安全返回医院。我想，这就是他时常对我们说的，督促大家遵守管理制度和认真学习是他的工作职责，确保大家安全更是他肩上最重的责任。

等我返回医院后才得知,王主任从过年前就一直坚守在工作岗位上,没有休息一天。当我们还在家中与家人一起过年的时候,他作为医院的第一批疫情防控人员,已站在了预检分诊的岗位上。为了减少人员轮换、节约防护物资,在滴水成冰的正月他们每一个班要上十余个小时。记得医院宣传科的老师采访他时:"我是一名党员,也是医院的中层,有医学背景,紧急时刻医院有需要,我必须要顶得上去,而且比其他人去更合适,更何况我还是住培办主任,经常给住培学员讲医生的奉献和付出,言传不如身教。"王主任的言行,让我看到了一名医务工作者对自己职责的坚守。

王主任有一个习惯,就是会经常溜进我们的实训课堂,悄悄地为我们补充实验耗材。在我们练习课间,他会来帮助大家熟悉医疗器械的使用,纠正大家操作手法的错误。在今年四月份组织的实训培训中,对于考核成绩不理想的学员,他专门协调带教老师组织了集中培训。个别学员因工作原因没能按时参加集中培训的,王主任自己单独为学员一对一进行辅导练习,直到我们每一位学员的实训考核都合格达标。而他对医疗器械的熟悉程度和操作手法时常让我们惊讶,看得出王主任当年也是一位基本功非常扎实的外科医生。

我们最喜欢参加的还是王主任的情景模拟课程。一个个真实的案例被王主任信手拈来,通过他的编排让我们在模拟病房中亲身经历了整个诊治过程,就连扮演标准化病人的学员也直呼过瘾。当然,让我们受益最深的还是课后的反馈环节,大家讨论着诊疗过程中的得与失,下课后还在不停地向王主任追问患者的最后转归。而大家不知道的是,他为了开设这门课程特意去华西医院拜师学艺,为了让课程尽善尽美,回来后又加班加点与多位带教老师研究讨论,历时一个多月的时间来精心挑选病例,撰写、修改教案。

作为一名管理者,他为我们安排了三年培训的各种课程和考核,操心着我们学习和生活,让我们在这三年的时光里融入宝鸡市中心医院这个大家庭;作为一名管理者,他以他独特的管理理念和专业的医学视角为我们创造了不一样的平台,让我们学到了教科书上无法获知的知识和经验。

这就是我们住培基地的王鹏主任,我们住培基地的掌门人。

第三篇　优秀专业基地主任

德艺双馨担重任　丹心不倦育桃李

——记中国人民解放军总医院第一医学中心　罗渝昆

（李盈盈　　中国人民解放军总医院第一医学中心）

一位好老师,是学生人生道路岔口上的风向标,为我们指明方向;是迷茫困境中的一盏明灯,为我们照亮黑暗。作为一名住院医师的我,十分有幸在临床生涯中得遇名师,她就像阳光一样,时刻照亮和温暖着我们的医学之心,带领我们坚定地走在超声医学的道路上。她就是中国人民解放军总医院第一医学中心超声诊断科主任罗渝昆。

经过两年多的住院医师规范化培训学习,我真为有这样一位老师感到骄傲。她不仅博学,而且仁爱,有耐心和责任心,时时刻刻展现出一名优秀教师的人格魅力。

作为超声医学学科带头人,罗老师为住院医师的培养投入了无数个休息日,她无私奉献,用自己的智慧和精力建立了超声科培训教学新模式。为了让我们尽早成长为超声医学人才,罗老师为我们创造了上机操作的机会,建立了审核制度。根据不同年级学员的水平安排不同的亚专业科室轮转操作,并安排专门的老师进行带教。罗老师还为我们安排了住培巡讲活动,定期举办专业性讲座,并进行病例诊断及切面操作的竞赛。她引用"以考促学"的理念,给我们安排了定期理论考核、上机前考核、亚专业轮转结业考核等,使我们能够结合临床理念对专业基础知识进行复习巩固,更好地掌握和运用。

"允忠允诚、至精至爱"是医院的价值追求,在罗老师身上有着深刻的体现。作为带教老师,她心中始终秉承"以教人者教己"的理念,在临床教学中不断地提高自己的业务能力和教学水平。她深知医学教育中临床是非常关键的组成部分,而年轻的住培学员是未来的顶梁柱。她为我们争取临床上机操作的机会,让每一位住培学员实践独立接诊、操作、诊断的流程。专门打造远程操作控制审核系统,罗老师通过实时动态图像远程指导我们如何将图像条件达到最优化;在我们遇到疑难病例需要会诊的时候,及时手把手教我们如何打出满意的切面,教我们通过结合病史、化验检查以及图像特征诊断疾病。罗老师出超声造影及介入门诊的时候,会现场教我们如何通过结合常规超声、超声造影甚至弹性超声全面了解一个疾病,并为我们演示超声引导下的介入诊疗方法。

罗老师严谨的教学态度不仅体现在临床教学上,也体现在理论教学上。每天早上七点半的教学早教班为我们精心准备、安排了各个亚专业学科的课程,并以典型病例的方式进行授课。她会先要求住培学员汇报病情、分析影像学特征、说出自己的诊断见解,之后再认真评论分析,指出优点和不足,帮助学员形成自己的临床思维,并对国内外最新的疾病研究成果和指南进行解读,开拓学员的视野,激发学员的学习热情。每周一是科室的例行超声报告点评,罗老师再忙也会挤出时间与学员互动学习,争取对每个住培学员的图像质量进行评分，并对报告书写进行点评，指出不足之处、纠错学习。科室还配备了诊断思维训练考核系统，学员可以随时查看错题及解析，罗老师会针对性地安排课程为我们讲解。在整个带教过程中，罗老师始终注重学员临床思维的培养，善于引导学员不断从临床工作中发现问题、总结经验，使我们受益匪浅。

作为一名超声诊断科专家，罗老师从医数十载，始终坚持"以患者为本，全心全意为人民服务"的理念，从来没有专家的架子，温和对待每一位患者，一视同仁，始终把患者的病痛放在第一位。即使对那些对医生不友善的患者，她也会用一颗包容的心去对待，绝不把情绪带到工作中去。

2020年初，一场突如其来的新冠肺炎疫情暴发了，罗老师带领科室战斗在疫情一线。还记得在疫情最严重期间，罗老师几乎每天都去急诊接诊重症患者，并亲自为重症抢救室患者进行床旁超声检查。她关心照顾住培学员的心理，告诉我们"不要恐惧，众志成城，一定能战胜疫情"。她不断变换着角色，在门诊带教时，她是好老师、好医生；在生活中，她又是我们贴心的益友。

古人曾提到"学贵得师，亦贵得友"。良师，以指点迷津；益友，尤共济者。罗老师在我心中不仅是工作学习上的良师益友，更是人生和思想上的导师。每当我对自己的职业生涯感到迷茫时，她总像浩瀚汪洋上的一座导航灯，照亮我前行的方向。

这就是我心目中的好老师——罗渝昆。她一心投身超声医学事业，带领我们坚定地走在超声医学的道路上，她是照亮我们心灵的阳光，让我们这颗心变得强大，无所畏惧，坚定不移地做好一名医生。

以智启人　以爱育人

——记北京协和医院　黄宇光

（徐宵寒　北京协和医院）

能遇到一位好老师是人生的一大幸事。而我何其有幸碰到了一位如友如父的恩师，他带领我度过了懵懂的学生时代，跨进了麻醉学科的大门，并让我一步一个脚印逐渐成长为一名合格的住院医师。这位我心中当之无愧的好老师，就是北京协和医院麻醉科主任黄宇光教授。北京协和医院麻醉团队在他的领导下，不仅有高超的专业水平，更有长久以来沉淀出的科室文化，在这里学习的每个住院医师都被熏陶，被融入，被感动。

有为才能有位

黄老师常说,麻醉医生虽然是默默无闻的幕后英雄,但却承担着围手术期保护患者生命安全、促进患者快速康复的重要使命。只有在住院医师阶段打好坚实的临床基础、不断提升自己的专业水平,才有能力在"刀林剑雨"、险象环生的外科手术中为患者的安全保驾护航。所以,在住院医师培训中他十分重视体系化的理论培训和实用化的床旁教学,同时强调科研创新和学术交流,尽可能地为住院医师创造更高的平台和更多的机会,让科室年轻的住院医师们全方位提高麻醉专业能力的同时,根据自己的特长有更多、更广的发展空间。

我很荣幸能成为黄老师的学员之一,在入科之初便耳濡目染得到他手把手的指导。所有的住院医师、研究生和进修医师第一次进入临床麻醉之前,他都会亲自给大家讲课,告诉大家:"万丈高楼平地起,一个好的麻醉医生要从细节做起,细节决定品质;一个好的麻醉管理要从扎实的病理生理着手,凭借精准的管理和操作,再结合丰富的经验和敏捷的反应,才能得心应手、游刃有余。"在住院医师规范化培训期间,让我印象深刻的不仅是他高超的麻醉管理水平和独到的临床教学方法,更是他对每一个临床细节的重视。在临床带教中,他会告诉我麻醉医生要如何做到慎独,要重视每一个细节,甚至小到抽药时要三查七对、注意排气这样的细节;他会指导我动脉穿刺时的最佳进针角度,会手把手教我下胃管成功率最高的方法,会告诉我术前安抚患儿的情绪对患儿的身心有益。跟着黄老师做麻醉,一开始会格外紧张,因为他对每个细节的要求都十分严格,但每次跟他做麻醉都会有很多宝贵的收获,让我更加珍惜每一个机会。日积月累,当我逐渐能够独当一面的时候,才深刻地意识到北京协和医院麻醉科之所以能够担当责任,什么样的危重患者都能"麻得过去,醒得过来",很大程度上与我们的麻醉管理把每一个细节都做到了极致有关。

黄老师现担任中华医学会麻醉学分会的主任委员,平时学会工作十分繁忙,但临床麻醉和教学仍然是他心中最热爱的工作。只要他身在科室,我们就能看到他巡视手术间的身影,哪里有困难或险情,他便会出现在哪里。同时,他也是大家的定心丸,临床遇到危急情况时通播里听到的第一个呼救一定是"黄主任请速到某手术间"。升不上去的血压,插不进去的气管导管,扎不进去的动静脉……只要有他在,抢救工作就能高效、有序,患者就能转危为安。在他的带领和倡导下,科室也形成了"一屋有难、人人帮忙"集体作战的良好氛围,让协和麻醉科手术室成为医院最安全的地方。我想,这种科室文化的熏陶,对所有住院医师的职业生涯都会产生深远的影响。

对住院医师而言,提高临床麻醉技术水平是基本功,而参与科外学术交流活动是提升整体素质和能力的重要途径。即使科内工作再繁忙,黄老师都会鼓励我们参加各类学术交流活动,并为我们创造机会,在更高的舞台上展示和锻炼自己。黄老师十分重视年轻人的英语水平,因为只有英语好,在国际交流中才能更加顺畅、更加自信。他在科里设立了英文早交班制度,鼓励所有住院医师通读英文版《米勒麻醉学》,在科室开展各种英文交流活动,还经常推荐年轻医生参与国际会议的同声传译,带领所有勇于进步和挑战的住院医师飞得更高、更远。北京协和医院麻醉科的同声传译团队出色地完成了许多重要国际学术会议的同声传译工作,得到了国内外麻醉同仁的一致认可。在这些活动中,当我们取得好成绩时黄老师会第一时间为我们喝彩。而更让人感动的是,当我们失利时黄老师不仅不会批评,反而会给我们更多的关心和鼓励。因为在他心里,能够站到舞台上展示自己,与同行学习交流,就已经是最大的收获。正是这种包容的科室文化,让我们更加勇敢地展示自己,取得更好的成绩。

黄老师之所以能够成为学员们心中最喜爱、最尊敬的老师,不光因为他技术过硬、以身作则且为人师表,更重要的是,因为他发自内心深深地关爱着科里的每一位年轻的住院医师。

科室就是温暖的家

在黄老师的眼中,科里的每个住院医师都是他的孩子,不光在业务上要严格培养,在生活上更要给予无微不至的关怀。住院医师在生活上碰到什么困难,他都会第一时间伸出援手,甚至住院医师的家人生病,他也会在院内甚至院外积极协调,帮助住院医师解决后顾之忧。住院医师邹医生在协和麻醉科规范化培训期间意外摔倒,却发现了听神经瘤,黄老师第一时间联系了天坛医院脑外科专家和麻醉专家团队为她实施了手术治疗,并在整个围术期给予了无微不至的关怀。时至今日,早已康复并返回自己单位的邹医生仍然对黄老师、对协和麻醉科深怀感恩。

2020年初,新冠肺炎疫情肆虐,对每个人的生活都产生了巨大的影响。北京协和医院麻醉科派出4位麻醉医师(其中3位为住院医师)逆行援鄂。面对突如其来的任务,只有一个晚上的时间收拾行囊,队员们就义无反顾地出发了。谁也不知道即将面对的是什么,也不知道刚刚怀孕的妻子和不知所措的父母将承受多大的压力。但是这种焦虑很快便得到了缓解,因为黄老师从科室层面给予队员们各方面的关心、支持和帮助。在前线,黄老师对麻醉科的主治医师宋锴澄老师说:"你的任务就是把他们三个住院医师毫发无伤地给我们带回来。"几位小伙子在听到这句话时,感动得几乎落泪。在后方,黄老师安排专人对接、慰问并照顾援鄂队员的家属,并亲自为援鄂队员李天佳刚刚怀孕的妻子安排产科建档,彻底解决队员们的后顾之忧。疫情期间,黄老师带领中华医学会麻醉学分会为一线队员搭建了"援鄂医护心理呵护平台",请来心理专家为一线的年轻人作心理呵护工作。同时,科室内的防控工作压力也很大,作为科主任,他每天到岗,给坚持工作在临床一线的同事加油打气,送去关心。记得有一天我值班,寒冷的冬日里交班室温度有些低,黄老师看到我一人坐在办公室,便给我送来了毛毯,并亲自打电话协调冷电师傅提高交班室的温度,嘱咐我特殊时期千万别着凉,要保重身体,让我感受到了父亲般的温暖。

对科里的住院医师而言,黄老师就像一位严格而慈爱的父亲。他事无巨细地关心、帮助我们,他会逐字逐句地为我们修改各种报告幻灯,科里有人获得奖励,他比当事人还要高兴;他会在百忙之中抽时间参加住院医师的婚礼,看着我们建立幸福的家庭,他说"先成家,后立业",安居才能乐业;他喜欢参加我们的文艺活动,亲笔写下"麻无止境,醉在其中",让年轻人全面发展,享受生活。在专业上,他是我们的榜样和权威;在生活上,他是我们的后盾和依靠。

这就是我心中最敬爱的黄老师,可能在其他人眼里,他是一个拥有极高学术地位和专业水平的主任委员和科主任。而在我们眼中,他更是一位真正关心我们的好老师。黄老师总说,他为所带领的团队而感到骄傲,不知他是否知道,我们能成为他所领导团队中的一员才是真正的荣幸和骄傲。

勇于开拓的人生导师

——记晋城市人民医院　　贾龙斌

（马强　　晋城市人民医院）

大学毕业后,我有幸来到了晋城市人民医院内科专业基地进行住院医师规范化培训。更加幸运的是,我遇到了业务精湛、敢于担当、甘为人梯的贾龙斌教授。鲜花感谢雨露,是因为雨露滋润它成长;雄鹰感谢长空,是因为长空让它翱翔;高山感谢大地,是因为大地让它高耸;我感谢贾老师,是因为他是当之无愧的人类灵魂的工程师!

贾老师是一位钻研业务、医德高尚的好医生,他坚持临床一线工作,35 年专注于内科疑难危重症诊治工作。新冠肺炎疫情伊始,晋城市人民医院即成为省卫生健康委确定的定点救治医院,新冠肺炎的诊断与救治成为医院工作的重中之重。贾老师担任市专家救治组副组长和晋城市人民医院专家救治组组长,他立即成立由 20 人组成的院内专家救治组,对新冠肺炎病例实施会诊并给予临床诊断、确定和调整诊疗方案、参与指导重症病例救治。2020 年 2 月 15 日,市医疗救治专家组接到了市人民医院重症医学科的会诊申请,一位 87 岁的住院患者发烧 38.6℃,呼吸困难,神志不清,胸片提示双肺炎性改变,需要甄别是否为新冠肺炎。他得知情况后,立即带领 4 名市级专家组成员到重症医学科会诊,听取患者情况介绍、查看 CT 片、分析血常规报告……经过多位专家认真筛查、仔细甄别,最终排除了新冠肺炎的诊断。

"患者,男性,45 岁,既没有外出到湖北等疫情高危地区,也没有和湖北返晋人员接触,但中度发热、咳嗽,胸部 CT 显示双肺外带多发磨玻璃病灶……""不符合疑似病例诊断标准""但双肺均有磨玻璃病灶影等炎症改变,符合病毒性感染表现,考虑为疑似……"经过激烈讨论，贾老师作出决定："尽管无流行病史，但其临床症状及影像学特点均提示了患新冠肺炎的可能，建议隔离留观、进行核酸检测。"检测报告单上显示的"阳性"证实了专家组的判断，患者被转到隔离救治病区治疗。若仅按当时的诊断标准，无论是让患者回家医学观察还是收治到普通病区，势必会造成亲属、医务人员及其他接触者的感染，后果不堪设想。贾老师和他的团队用"火眼金睛"识破病毒的"伪装"，及时将患者隔离治疗，避免了病毒传播和交叉感染的潜在风险，履行了专家组的职责。

贾老师常常告诉我们："要将患者利益放在首位"。无论是寒风刺骨还是夏日酷暑，只要患者需要，他都会毫无怨言地重返工作岗位，热忱地为患者服务。他尤其体贴农村远道而来的患者，能考虑到他们的艰难与忧愁，为他们耐心解答、细心诊治。他经常参加"三下乡"活动及扶贫活动，深入贫困山区，为农民兄弟提供迫切需要的医疗服务。贾老师总是说得少，做得多，他的言行时时处处在教导着我们。

贾老师总是告诫我们要带着问题去学。首先要有兴趣，他是一位好医生，更是一位好的思想教育者。有的住培学员面对社会的种种诱惑，难免产生急功近利的思想，表现在临床上，基本功不扎实，好高骛远。每每此时，贾老师就耐心地坐下来，和学员谈理想、谈人生、谈价值。每次谈话我们都能从中受到鼓励和启发，使我们带着对生命的敬畏之心，带着为患者解决问题后的喜悦，带着一双发现问题的眼睛，去探索医学难题。贾老师循循善诱，使我们变被动学习为主动学习，大大提升了学习效率。内科专业基地管理规范，人文环境好，学员们学习乐此不疲。

贾老师热爱住培事业，具有出色的教育引导和组织管理能力。晋城市人民医院作为国家首批住院医师规范化培训基地，其住培管理工作也是在探索中前进。曾经有一段时间，住培工作陷入了迷茫，学员抱怨生活待遇差、基地对教学投入不足、老师教学意识淡薄、学员没有足够的动手机会；与此同时，师资队伍也产生了不同声音，临床工作累、没有足够的精力完成教学、学员动手增加了医疗风险和差错等。贾老师作为分管住培工作的副院长，听到各方面反映后，亲自在各个教学基地和带教学科调查研究，发现问题，查找问题原因。经过努力沟通协调，增加了教学场地面积、增添了教学设备、扩大了技能培训中心。加大专业基地投入力度，给予带教老师充分激励与肯定，并保障学员的待遇。通过把教学与绩效考核挂钩，大大激发了临床带教老师的积极性。

贾老师致力于专业基地的规范化建设，以抓基地教学管理为基础、以人才梯队建设为可持续发展之保障。在发挥个体主观能动性的同时，及时将各项工作纳入了制度化、规范化和标准化的轨道。目前，住培基地已经形成了由高级职称医师担任教学组长、研究生为主的中级职称临床医师为教学骨干、梯队结构较合理、技术力量较雄厚的师资队伍。随着师资梯队的建设成效，教学层次得到了推进、教学效果得到了提升、专业基地工作得到了国家评审专家的好评。

"落红不是无情物，化作春泥更护花"，贾老师用自己的人格魅力和智慧引领着所有的住培学员。他总是希望我们快快成长，希望长江后浪推前浪，希望我们每个人都能够在以后的工作中担大任、做栋梁。

谁言寸草心，报得三春晖。谨以此文献给我敬爱的贾老师。

传道授业　薪火相传

——记内蒙古医科大学附属医院　　宋建东

（王杰　　内蒙古医科大学附属医院）

"医者父母心、师者父母心"是所有了解过宋建东老师的人对她的评价，用"医术高超、待人亲和、教学有方"等各种美好的词汇用来形容她都不为过。

作为内蒙古医科大学附属医院妇产科主任医师、教授、硕士生导师、共产党员，她不断钻研妇产科教育、妇科内镜、肿瘤、计划生育、盆底疾病及妇科内分泌疾病的诊疗工作，培育了众多优秀医者，同时引领了内蒙古自治区妇科内镜专业发展。

"学无止境，路漫漫其修远兮"——我们的榜样

"医学就是要学习一辈子，我们就是要不断更新自己的知识库，不断提高自己"，她的谆谆教导使我们醍醐灌顶。学习之路永无终点，而她自己也为我们树立了最好的榜样。宋建东老师2009年毕业于内蒙古医科大学研究生院，1991年至今就职于内蒙古医科大学附属医院妇产科，前进的步伐从未停歇。2002—2003年她在天津医科大学总医院进修，2004—2005年在首都医科大学附属安贞医院"美国雅顿内镜培训班"学习，2006年参加亚太地区妇科内镜学术会议，2010年在台湾地区进修学习，2012—2016年多次参加国际、国内专业会议及学习班。她从不停息的学习步伐，为我们树立了最好的榜样。在她的带领下，我们努力汲取新鲜知识、最新技术，不断交流学习，充实自己，每次的回望都会发现更优秀的自己。

"师者，传道授业解惑也"——我们的师者

她永不停歇的学习脚步，为她的知识技能打下了坚实的基础。初入临床，我们以为临床工作只是机械性地管理患者、制订医嘱、写病历；她的眼睛仿佛能看透我们的内心，她说："患者是我们最好的老师，再生动的文字在患者面前都黯然失色；年轻人要多思考，多提问，如果你不问我为什么，我可要问你了。"渐渐地，我们发现，每个患者都是"老师"，每个患者都不一样。为了使我们养成思考的好习惯，她在每天晚查房时加入了学习

环节,时常提问,督促我们不断思考,不断问为什么。不知不觉中,我们的学医之路已然迈出了一大步,蓦然回首,她仿佛欣慰地笑了。为了使大家可以保持学习的好习惯,科室每周三安排早晨教学活动,分别由一名护士、一名医生分享最新或较为重要的知识,"医护不分家,医学不孤立",每次的分享都使大家收获颇丰。

"医者仁心"——我们的白衣天使

她教育我们,"医者仁心"是我们应该恪守、尊崇的底线与原则,身披白衣,只为救死扶伤,这是我们的职责,也是我们的使命。"有时去治愈,常常去帮助,总是去安慰。"对待患者的提问,她耐心回答,细心讲解,她总能设身处地为患者着想;每天她都是最早到达科室的人,审核患者的化验结果,为他们"量身定做"治疗方案;"手术后回来的患者,必须帮他们把病号服穿好,身上的血迹必须擦得干干净净",这是她的基本要求,我们知道,只有看到"干净整洁"的患者,家属才会安心,免去焦虑害怕;术后查房,她会亲手为患者穿上衣服,亲自为患者摇高床头。这所有的点点滴滴,都使患者倍感温暖,消除了对医院、对手术的恐惧。办公室那挂满的锦旗充满着患者对她的感谢和信任。她就是这样言传身教,使我们深深体会到"医者仁心",努力向着她的方向前进。

"和蔼可亲"——我们的母亲

作为老师,她不只关心我们的学习工作,还总能感受到我们的情绪,会在百忙之中抽出时间与我们谈心,给我们讲道理,以"过来人"的身份带领我们走出茫然,带领我们向前奔跑。

"榜样、师者、白衣天使、母亲",工作中、生活中,她总是扮演着不同的角色。她像明灯,指引着我们在医学海洋中遨游前进。正因为有许许多多像宋建东老师一样的前辈,才能使年轻医生在职业道路上勇敢而自信地前行。

"心"中的责任

——记中国医科大学附属第一医院　　马春燕

（李萌　　中国医科大学附属第一医院）

从第一次跟随马春燕老师工作学习到现在,三年的时间一眨眼过去了,但是当初她对我们说的话至今还记忆犹新:"每一位患者来做检查,心里都是忐忑不安的,我们一个小小的诊断可能直接决定了患者的命运。所以,作为一名超声科住院医师,你们要时刻用心、格外小心、常常关心。"

时至今日,这段话常常在我的脑海里回响。是的,在心血管超声科,患者大部分都是心内科、心外科或者其他因为心胸不适就诊的人,而我们的诊断,可能决定患者的治疗方法。对每一位患者负责任是最基本的要求,需要扎实的理论基础和有效的临床实践。在工作中,马老师会向我们提出一些问题,然后给我们思考的时间,再不断地引导我们得出答案,一些原本枯燥的知识,比如"主动脉瓣狭窄分级",渐渐变得生动起来。即使无法得出正确答案,思考的过程也让我们学习了诊断的思路,更牢固地记住理论知识。马老师还常常教育我们,超声一定要和临床相结合,诊断一定要有逻辑,不能"看图说话",要具有临床思维。当看到患者心脏超声的异常表现时,要详细问诊,思考病因,思考整个疾病发展的过程,最后给出有逻辑、有条理、有思考的诊断。正是因为马老师对自己和对其他人的高要求,使心脏超声诊断被临床医生所信任,在指导术中监测等方面发挥重要的作用。

尽管临床工作十分繁重,但是马老师仍然细心地指导我们每一位住培学员,培养我们超声操作的技能。"手把手"的培养让我们在短短的几个月时间里迅速掌握了心脏超声的不同切面。相信每一位得到马老师言传身教的住培学员都像我一样深有感触。在征得患者的许可后,马老师会让我们自己操作,并进行指导,最后再亲自重新检查一遍,确保对患者的准确诊断。她对我们的耐心指导,甚至还受到了患者的夸赞。记得一位患者检查完毕后对我说:"小同学,你真是碰到了一位好老师啊,一定要好好学习啊。"

除了马老师高超的专业素养,最打动我的是她对待患者的态度。一个工作日,有很多疑难和急诊的患者,患者列表里最后一位检查完毕,已经超过正常下班时间近1个小时。这时,门口来了一位奶奶,手里拿着收费单,想加一个号。此时我心里非常为难,在信息电子化的现代社会,对于老年人其实是很不友好的,可以想象这位奶奶从挂号到缴费经历了多大的困难;但另一方面,马老师超负荷工作了这么长时间……这时已经脱掉白大衣的马老师走到门口,询问后得知这位奶奶是带着自己的姐姐来看病,还要赶火车回外地。马老师没有任何犹豫,对奶奶说:"没关系,您进来吧,检查特别快,肯定能赶上火车!"过后,马老师告诉我,以后遇到这样的事,一定要多为患者着想。

作为研究生导师,马老师是我们专业学位硕士科研路上的指路明灯。她告诉我们:"尽管硕士阶段只有短短三年,还有繁重的临床学习,但是科研也不能放松。科研的目的并不是发文章,而是要发现临床存在的问题,通过科学的研究方法,找到解决问题的思路,最终还是要服务于临床,造福患者。"她常常教导我们:"不懂科研的医生无法成为最好的医生,科研的思想在诊疗过程中也十分重要,一些目前临床公认的诊疗方法,正是前辈研究的成果,而我们更要通过研究不断审视自己,不断进步。"在做临床课题研究之前,她要求我们大量阅读文献、了解临床需求,只有明确临床亟待解决的问题,才能更好地进行研究。

2020年初，一场席卷全球的疫情悄然来临，这场疫情让很多家庭遭遇不幸，国民经济遭受重创，也牵动着每一位医生、医学生的心。每当看到医务人员援鄂的新闻，我在对这些医生前辈肃然起敬的同时，也为无法贡献自己的力量而感到惭愧、焦虑。马老师洞悉到我们的心理，组织了在线讲座，每周两至三次，让我们能够用知识武装自己。她经常告诫我们："你们现在还是医学生，虽然你们也想为国家为人民贡献自己的力量，但现在，最重要的还是学习。你们只有通过学习才能变得强大，才能成为坚实的后备力量！"渐渐地，我心里的焦躁不安消失了，能够踏踏实实地听讲座、看文献，充实自己。

正是因为马老师专业、细心的指导，我才能在这三年中取得很大收获。我掌握了常见疾病的超声诊断，能够胜任基本的临床工作；获得中国医师协会全国住院医规范化培训病例大赛三等奖；发表3篇学术论文，其中1篇SCI，并获得美国超声心动图年会青年优秀论文奖和中华医学会优秀论文三等奖。

马老师十几年如一日地耐心指导、谆谆教诲，培养了一批又一批心血管超声领域的专业人才，她的热情丝毫没有被消耗，反而越来越高。在这三年的学习中，她不仅教会我专业的知识、科学的思想，还让我对临床工作充满信心。"对患者负责、对社会负责、对自己负责"，这是马老师对我的教导。"时刻用心、格外小心、常常关心"，这是她作为一位心血管超声医帅的责任，也将成为我心中的责任。未来我也要做一名优秀的超声医生，一名优秀的住培带教老师，为祖国的医学事业而奋斗。

春风十里　星驻如你

——记哈尔滨医科大学附属第一医院　姜春明

（李奕萱　哈尔滨医科大学附属第一医院）

四季交替，万物更迭。在生命的长河中，我们不断学习、不断成长，逐步从幼稚走向成熟，从懵懂无知走向知书达理。在这个不断蜕变的过程中，总少不了那些明灯一般的引路人。他们就如同浩瀚宇宙里高挂天边的北极星，守护生命，指引方向。很庆幸，在走上学医这条道路的起点，我便遇到了这样一位引路人。她不仅知无不言地向我们传授专业知识，更是细致体贴地关怀我们的情绪和生活。她在我心中树立了一个好老师、好医生的榜样，让我永远为之努力和奋斗。她就是哈尔滨医科大学附属第一医院儿科住培基地教学主任，也是我的研究生导师——姜春明教授。在无数个不经意的瞬间，我总能看到她身上若隐若现的微光，我仔仔细细将它们收进口袋里。我知道，那光芒会永远陪伴着我走向更远的地方。

教学严谨，甘为人梯

哈尔滨医科大学附属第一医院极其重视住培学员的培训教育，有丰富多彩的、各种形式主题的教学活动。而姜老师每一次都会特别认真地对待，精心制作课件，还会针对不同的教学对象对授课内容及讲解方式进行适当地调整。每日清晨的例行查房，我们都喜欢跟在姜老师身后，因为姜老师会分析每个病例的特点并做详细讲解，也会在听到典型呼吸音或心脏杂音时将听诊器递给我们，让初入临床经验不足的我们日益成长。纸上得来终觉浅，姜老师尤其重视临床技能操作的培训。在模型上操作练习，姜老师的要求极其严格，任何细节都容不得一点马虎。如果有些模糊或争议的地方，姜老师会查阅大量的文献资料给我们一个准确答案。在征得患儿家属同意的情况下，姜老师总是鼓励让我们动手操练，通过实践获得真知。在跟随姜老师学习的时间里，我们进步得特别快。

春风化雨，润物无声

除了教学上的严谨，在住培学员中口口相传的还有姜老师的亲切和蔼。无论何时见到她，永远是一张温柔的笑脸，会轻声问"最近累不累?""有没有好好吃饭?"她不喜欢麻烦别人，总是将"谢谢"挂在嘴边，无论对方是同事，或住培学员，或保洁人员。如沐春风，是和姜老师相处时的最大感受。如果哪个学员生活上有困难，姜老师总是尽自己所能提供帮助。临床工作琐碎、冗杂、压力大，住培过程中难免会遇到一些情绪问题。尽管姜老师日常工作已经非常繁重忙碌，但她仍会抽出时间耐心聆听我们的倾诉，并予以疏导。无论是工作上、学习上、还是生活上，她都愿意将她的心得体验与我们交流分享。每一次，她温柔的话语都会安抚我躁动消极的情绪，她醍醐灌顶的指点都会将我从迷茫无措中拉出来。从大江南北来到陌生城市学习生活的我们，因为姜老师的存在感受到了许多温暖。

守护生命，忠责若星

姜老师对患者极其认真负责，她总是教导我们："小孩子生病，家长难免会焦虑，我们要体谅他们的心情，多一点耐心。"在病房里，她总是时不时就会去患儿床前巡视，观察患儿的病情变化。她说："医生不能一直坐在电脑前，你是给孩子看病，要去看孩子。"哈尔滨医科大学附属第一医院新生儿科是黑龙江省危重症新生儿救治中心。姜老师非常注重与省内外其他医院的交流学习，不仅积极参与全国各地的学术研讨会，更深入省内医疗技术相对落后的地区，将学习到的先进理念传播出去，带动全省的学科发展。她说："不同的人有不同的社会角色，每一个人都要承担好自己的社会责任。医生治病救人，是职责所在，要尽力做好。"姜老师就这样数十年如一日，用她的爱心、用她的双手守护着黑龙江无数弱小的生命，履行着作为一个医者的神圣使命。

榜样引航，微光永驻

高山仰止，景行行止，虽不能至，心向往之。在一个美好的人身边，我们总是不自觉地想要做得更好一些，这就是榜样的力量。她的一言一行，都会泛起点点微光，一如遥远天边的北极星。那光，并不强烈，也不耀眼，但却一直闪烁，从不停歇。在黑暗中，为我们引领方向，给患者带来希望。学医之路漫长而艰辛，但在姜老师的身上，我看到了作为一名老师、一名医者的责任、坚守与奉献。她用自己一生的闪烁，带领着一群群小星星，逐渐形成光的海洋。而这日益增多的小小微光，定会一直延续下去，形成永驻的微光。

我在医学路上的榜样
——记哈尔滨医科大学附属第二医院　　姬烨

姬烨老师是一位学识渊博的教授，更是一位技艺精湛的骨科医生。姬烨老师无论临床工作、教学、科研还是住培管理工作，都十分出色，取得了令人钦佩的成绩与奖项。他严格要求和循循善诱的育人风格值得我敬仰。这些成功，都与他的辛苦付出分不开。

救死扶伤，仁心仁术

在临床工作中，姬老师对我的临床技能学习进行了详细的规划。在进入临床工作之初，我就被骨六科开放、包容和进取的工作氛围所打动。正是这样的工作氛围，让我在短时间内对目前脊柱外科的先进诊疗技术有了新的认识，临床技能有了飞速的提高。姬老师以患者为中心，言谈举止中无不体现对患者的尊重与理解，不仅关心爱护患者，对患者家属也如家人般呵护。无论他有多忙有多累，他总会每天早晚两次带领我们查房。查房时，他总是仔细询问患者情况，安抚患者及家属的焦虑情绪，查看患者症状，对比化验检查结果，然后根据患者病情变化进行相应的处理。

良师益友，教导有方

在教学工作中，他对所有的学员都严格要求。开始，我对本专业的理论、疾病、发展方向、研究方向都不是很清楚。后来，姬老师给我们推荐了几本国内外的专业教材和外国文献，逐渐把我带入到脊柱外科领域，我从中看到了这门专业的复杂性及重要性。姬老师还和我们一起分享病例，为我们分析患者的临床情况，告知我们如何把所学的理论知识运用到临床，我们感受到了姬老师扎实的专业基础和深厚的学术造诣。在每天查房的时候,他要求我们对每一个患者的每一个细节都了如指掌,不能照搬类似患者的治疗方法。在姬老师的严格要求下,我们各方面都有了很大的提高。记得有一次,我向老师请教一个专业问题,老师并没有直接告诉我他的想法,而是引导我去分析和解决问题,告诉我如何将课本上的知识转化为临床思维,鼓励我独立思考、独立解决问题。经过不断训练,我在处理临床问题方面越来越得心应手。我想,这就是姬老师教育方法的魅力之所在!

春风化雨,诲人不倦

在刚开始科研工作时,姬老师提醒我多与其他研究者合作,既能够拓宽研究视野,又可以拓展人际关系。在科研工作中,姬老师不会计较个人得失,更看重的是我能否从中有所收获。每当听说我收集了一些数据、产生了新的想法,都会热情地鼓励,为我加油。虽然实验经费有限,但为了我的成长,他从不吝惜。在前期预实验中,实验结果常常不如预期,姬老师从不指责,而是与我一起分析原因、找出问题所在。他常说:"科学的道路上永远不是一帆风顺的,这笔经费并没有白花,换来的是宝贵的经验和教训。"在科研工作中,姬老师一直在扶持我,鼓励我深入探索、敢于创新,开创自己的研究方向,培养我能够形成自己的研究思路并进行独立的科学研究。

尽心尽力,孜孜不倦

在住培工作中,姬老师教学态度严谨负责,对住培学员严格把关,他常常教导我们要完成培训细则中规定的各系统相关疾病病种及例数。在开展住培工作之初,由于各项制度、规划都不是很完善,姬老师认真研讨培训细则,确定培训计划,保证教学质量。他常常组织我们按培训计划细则完成本阶段要求的各项内容,组织小讲课、业务学习、文献抄读等各项活动。在住培期间,姬老师不但督促我们掌握、熟悉专业的理论内容,还严格执行技能考核制度,科室每隔三个月进行一次技能考试,并且整个过程中都有高年资住院医师或主治医师一对一讲解和纠正错误,使我们在临床操作和基础理论方面奠定扎实的基础。

姬老师和蔼可亲,对待学术严谨却不刻板,对待工作兢兢业业几乎忘我,对待患者医者仁心。睿智的他给予我丰富的知识,赋予我先进的思想,令我受益终生。我很庆幸,也很感恩能遇到这样的好老师。

由来巾帼甘心受　何必将军是丈夫

——记上海市第一人民医院　王瑞兰

（陈道南　　上海市第一人民医院）

住培学员的成长,离不开好的指导老师。作为一名急诊住培基地的住培学员,我在医路生涯中有幸遇到名师。她就像一盏明灯,始终指引我前行的方向,时刻温暖和照亮我的内心,带领我在急诊重症的道路上坚定前行。她不仅是一名出色的学科带头人,更是大家心目中的好老师。她就是上海市第一人民医院急诊危重科王瑞兰主任医师。

经过三年的住培学习,我被王老师的人格魅力所折服,她一直激励我不断前行。我很庆幸、也很感恩自己能遇到这样的老师,她不仅拥有高超的医术和工匠精神,更常怀一颗仁爱之心。她在下级和学员的眼中,唯一的"缺点"是过于严厉,但在最难熬、最需要关心的时候,她总能出现帮我们渡过难关。最令我敬佩的是王老师善于发现并放大每个人的闪光点,使之施己所长,这也是王老师作为学科带头人的"用兵之道"。

我是一名急诊专业的"四证合一"研究生,读研的同时在上海市第一人民医院急诊危重科参加住培。虽然在来之前就听说过王老师的严厉,但她作为基地主任跟我们新住培学员第一次见面时,给我的感觉是亲切、和蔼。她问我们在场的每一个人为什么选择从事急诊医生的工作,她说急诊医生虽然工作强度大、医患矛盾多、收入水平低,但她觉得急诊医生的工作令自己非常有成就感。她还讲述了自己从当初无奈选择急诊工作到最后热爱急诊工作的巨大转变,她告诫我们从事急诊医学工作一定要常怀一颗仁爱之心,只有保持足够的善良,才会珍惜生命、热爱生命,才会真正热爱急诊医学。她还教导我们要勤奋好学、努力掌握临床技能、善于与患者沟通,争取做一名优秀的急诊科医生。从她的谆谆教导中,我们感受到了王老师对我们的殷切期望,开始对急诊医学的未来充满期盼。

2020年初,突如其来的新冠肺炎疫情以武汉为中心迅速席卷全国。王老师第一时间报名参加援鄂工作,作为上海市第三批援鄂医疗队成员,于1月28日奔赴武汉。作为重症医学领域的专家,王老师被分到重症监护病房医疗组担任副组长,是组里唯一的女医生,也是年龄最大的医生。抗疫工作很艰苦,每天早上六点起床,七点一刻从宿舍出发,八点正式上班;进入病房后开始查房,对所有病情变化进行相应处理;查房完毕出病房进行病情讨论,制订后续治疗方案;下午四点召开小组会议,对工作中存在的问题进行讨论;晚上回到宿舍,召开核心成员会议,鼓励队员,并对工作生活中存在的问题给予解决。每天都过着这种连轴转的生活。面对来自工作和疫情的双重压力,王老师仍始终坚持在抗疫一线,亲自查房,为患者做医疗操作,安抚患者,在完成医疗工作的同时还亲自为年轻医生们授课指导。同时,身在武汉的王老师还不忘对上海的住培学员进行指导,为我们介绍抗击新冠肺炎前线的经验,分享抗疫心得。从武汉回沪后,王老师立即开展抗疫相关讲座,组织武汉抗疫及上海抗疫的老师为我们分享心得体会及诊疗要点。她时刻关心全球疫情变化,与美国及非洲等医务人员进行新冠肺炎疫情的视频会议,把救治经验传播到全世界。她以自己的一言一行为我们树立了榜样,对我们进行潜移默化的教育,激励我们在急诊医学的道路上不断前行。

作为学科带头人,王老师非常注重教学工作。为了更好地培养住培学员,急诊基地每月组织住培学员进行疑难危重病例讨论、《新英格兰医学杂志》病例讨论,定期组织临床基本技能操作培训,定期组织心电图、影像学、床旁超声、机械通气、连续肾脏替代治疗、营养支持、抗感染知识、医患沟通等专题培训及科内考核。除繁重的行政、科研工作外,王老师坚持每周一次教学查房,提倡"以问题为导向"的教学方式,讲解疾病的病理生理机制、临床表现、辅助检查、诊断标准、鉴别诊断、治疗措施,这种教学方式令我们印象深刻,收获颇丰。同时王老师会根据住培学员的不同年级安排不同的岗位,这样更能对学员进行针对性地训练。王老师亲自参加各项住培学员培训,深入了解每一位住培学员的心理动态,向每位学员了解对科室建设的建议。正是因为这样有特色的教学模式,急诊危重科被评选为上海交通大学医学院教学示范区。

除了繁重的教学工作,王老师每天坚持对科内危重疑难患者进行查房,她要求我们临床诊治工作务必要规范,对于一些特殊的疑难危重病例,王老师总会去查阅最新文献,迎难而上。让我印象最深刻的是,对急危重病例的抢救她总是冲到最前面。一位车祸多发伤的患者在数字减影血管造影过程中心搏骤停,王老师在得知消息后以百米冲刺的速度"冲向"数字减影血管造影室参与抢救,为患者赢得宝贵的时间。在开展临床新技术的过程中,王老师总是主动承担责任,鼓励年轻医生卸下包袱、积极开展新技术。科室在上海率先开展床旁超声及体外膜氧合,成功挽救了大量严重多发伤、重症肺炎、重症心肌炎、多脏器功能衰竭、心脏骤停患者,危重孕产妇的抢救成功率达到100%。

王老师为了提升住培学员的科研能力,定期组织论文写作、国家自然科学基金申报、临床研究设计等系列讲座,建立了以不同研究方向的主治医师和数名住培学员为一组的科研小组,每个主治医师建立自己研究方向的数据库,带领住培学员进行科学研究。王老师经常鼓励我们多读文献,利用科室的数据库写文章。除此之外,她还亲自为住培学员修改论文、国家自然科学基金或其他项目标书。在不断努力下,科室的科研也逐渐从无到有。

作为医院急诊危重科的学科带头人,王老师一心投入急诊危重医学事业,她时刻为如何治愈每一位患者、如何培养每一名住培学员、如何让科室快速发展而努力。她对专业的执着感染着身边每一位医生,带领我们在急诊危重医学事业的道路上不断前行。

急诊科"超人"

——记扬州大学附属医院　冷俊岭

（张盼　　扬州大学附属医院）

时光匆匆,我在扬州大学附属医院住培轮转已有两年,遇到很多位优秀的带教老师。2019年10月至12月,我在医院东区急诊科住培轮转,即使已经出科大半年,我依旧带着在急诊科养成的良好工作习惯轮转于其他临床科室,依然忘不了那位工作充满激情、抢救患者干练果决、待人和蔼的急诊科"超人"冷俊岭主任。

有人说,急诊科的日子就像大海,时而平静,时而澎湃,在急诊科经常有惊心动魄的抢救。有一次,我们下班前收了一个急性心肌梗死的患者,冷主任担心患者会发生心律失常等其他意外,计划患者做完检查安返病房后再下班。果不其然,患者回病房途中突发心脏骤停,冷主任沉着冷静地进行抢救,心电监护、心肺复苏、电除颤、气管插管、呼吸机辅助通气等每一项急救操作都有条不紊,争分夺秒,最终将患者从死亡线上拉回来,转入重症监护室进一步急诊介入治疗。他的每一个动作都干净、果断、准确、有效,教科书式的复苏流程,至今留在我脑海里,难以磨灭。第二天,早晨交完班后冷主任还继续帮助我们分析该患者的情况,总结经验,言传身教,让住培学员牢牢掌握理论与操作,并运用到临床工作。这是我第一次面对这种惊心动魄的抢救场面,发现自己还有很多知识盲区,很佩服冷主任预见性地发现患者病情变化和高超的应急抢救能力。

还有一次,科室收住了一位车祸致严重颅脑外伤后长期卧床的中年女患者。患者是一位电瓶车车主,在快车道逆行不慎与一辆小轿车相撞,其头部撞到路边台阶而造成严重颅脑损伤。家属花光所有积蓄为其治病,命保住了,但长期卧床、生活不能自理。此次因急性肾周围炎、感染性休克来我院急诊住院。患者孩子还在上学,家里生活拮据,医疗费用高,患者家属情绪崩溃时就到处抱怨,甚至对我们医护人员言语不敬。冷主任了解情况后,温和、耐心地劝解患者家属,详细交代病情、用药等相关情况,还向院方说明情况争取为其减免费用,帮助并指导家属联系网络捐助平台等寻求社会救助,并且带头为其募捐。相处久了,就会发现冷主任身上拥有一种少数人具备的品质——同理心。人世间的悲欢并不相通,很少有人能真正做到感同身受,换位思考。像冷主任这样的人,越是见惯了临床上各种生死场面,就越有一种包容心,不会苛责旁人,会温柔且有力地为其排忧解难。

住培学员闲谈时提起冷主任,无一不是赞誉。他有着丰富的临床经验,是个有担当、有责任感的医生。他更是一位把理论知识与实践相结合并教给我们的优秀带教老师。教科书上有些病种较少见,临床上偶尔碰到,我们也就很难识别。为了解决这个问题,冷主任和其他医护人员模拟临床场景,自己做患者,让学员们问诊、查体,思考检查治疗措施。通过他的指导,我们对少见病也有了深刻的印象。"师者,所以传道授业解惑也",冷主任深谙其道,耐心严谨地指导我们的工作、学习,我们是何等幸运才能遇到这样一位好老师!

2020 年,新冠肺炎疫情暴发,冷主任主动请战,被任命为医疗队队长奔赴武汉抗疫第一线。他在武汉前线不畏风险,救治新冠肺炎患者,立下战功;同时还写下《武汉的色彩》《苏醒》两篇散文,被多家媒体转载,他的文采再次震撼了我。冷主任是一位逆行英雄,还是一位有才情的文学爱好者。

喜欢余秋雨老师的一句话:生命是一树花开,或安静或热烈,或寂寞或璀璨。冷主任就是这样一位有着丰富人生阅历的急诊科"超人"。希望我也能通过不断学习,做到"大医精诚""杏林春暖",努力做一个像他一样的医者。

恭安师表　温厉育人

——记浙江大学医学院附属第二医院　　严敏

（王烈菊　　浙江大学医学院附属第二医院）

时间如白驹过隙般在指尖流淌,转眼间,我与浙江大学医学院附属第二医院麻醉科结缘已经有 7 个年头。7 年前,在读硕士研究生的我有幸拜读在严敏主任团队中;毕业后,我又成功地以一名麻醉专业住院医师的身份成为严老师"麾下"一员。三年的住院医师规范化培训生涯就此拉开帷幕,浙江大学医学院附属第二医院"患者与服务对象至上"的核心价值观持续影响着我,"此生不悔学医路,来生还做麻醉人"的科室文化激励着我,严老师的"恭安师表,温厉育人"更让我深深地敬仰。

严于律己,以身作则

严老师时刻不忘汲取新知识,她的办公桌上永远摆着最新版本的麻醉学专业书籍,她的文件袋里随时可见与学科前言研究热点相关的文献。偶尔我们暗自窃喜于自己在实验或者临床实践中取得的微小成绩时,严老师总会及时对我们耳提面命,教导我们:"要谨记我们自己肚里的墨水很有限,不要满足于一时所得,及时汲取新的知识与本领,否则思想的潮流总会有枯竭的那一天,唯有永远秉承着'做人、做事、做学问'的态度,方能做医德高尚之人,做符合医疗规范之事,成就无限可能之大学问。"

着眼细节，责任至上

从我们入职参加住院医师规范化培训的第一天开始，她就对我们提出一个要求：在临床实践中要注重细节，任何一个小细节的不规范都可能引起蝴蝶效应，造成不可估量的严重后果。因此，每天的工作，药物标签的及时记录、钠石灰的更换、麻醉机的气密性检验、输液管路的空气驱除等都要认真对待，把良好的习惯根深蒂固地嵌在潜意识里，不需要太多时间的思考即可信手拈来。正如严老师曾经说过："人生如笔，如果说年少时，你们是铅笔，那么成年后，你们就是钢笔。从心理学发展的角度来看，你们此刻正处于一生中最为重要的阶段，充满着是与否的抉择。在学生时期，你们有权利犯错，也仍然有机会改正。可是，你们进入临床工作后，每天面对的是生命，已不是铅笔，钢笔留下的错误很醒目，改正错误需要更大的成本和付出，可能你不经意的一次笔误，就会在你人生的白纸上留下永远不可磨灭的痕迹。"她以此告诫我们有一颗责任心是如此重要。

多元探索，因材施教

我国麻醉学科的创始兼发展人曾因明教授曾经说过，麻醉学是围术期风险最大的学科，需要有丰富的理论知识，同时具备扎实的临床操作技能，需要很长的时间才能培养一名合格的麻醉医生。因此，为了实现培训质量和医疗安全的双赢，严老师一直致力于探索麻醉学专业模拟教学。很荣幸，在熟悉麻醉科基本操作和流程之后，我有机会以"主麻"的身份挑战一次模拟教学任务。虽然这个"患者"在我尚缺乏使用各种血管活性药物经验的仓促救治下，最终被宣布心跳骤停，但这是一段非常难得的经历，让我深刻领悟到严老师在早会上常谈的知识点——血管活性药物的阶梯式、点滴式给药模式，即从对血管作用弱的药物选择，每种药物的使用从小剂量开始、逐渐增加，这样避免造成血流动力学的巨大波动。这次模拟教学的参与，让我深知自己在理论向临床实践转变过程中的不足，对待每一例病例，尤其是老年、危重患者的围术期管理需要更加细致，谨慎处理。除了高端的模拟教学以外，严老师组织安排了每周晨会的小讲课、住院医大讲堂、周一的"学《米勒麻醉学》"、周二的"文献俱乐部"、周三的"疑难病例讨论"、周四的"学术汇报"、周五的"临床知识更新"，每周不定期的教学查房等，多种形式的培训无一不满足我们对知识的渴求。即便是在抗疫期间，这样的学习也从未间断过，由原来的线下集中学习讨论变成更为灵活的线上自由学习模式。

一线带教，温厉育人

纸上得来终觉浅，绝知此事要躬行。严老师要求所有的学员除了学习理论知识以外，必须将其积极付诸临床实践中。她要求带教老师为我们每个学员安排一名临床指导老师，嘱咐老师们口口相传、手把手教学，师生之间定期互相评价反馈，对于评价较差的老师取消教学资格，这无疑保证了我们每天收获的都是满满的"干货"。严老师每天穿梭于每个麻醉单元,术前麻醉访视,术前超声引导下有创操作以及术中、术后围术期麻醉管理,每个过程都有她教学的身影。她对我们严格要求,帮我们耐心纠错,教我们细化问题,助我们不断进步。在印象中,严老师对我们从未疾言厉色过,对于我们犯的非原则问题总是给予最大限度的包容,对于我们在临床中遇到的新的研究热点总是给予最大限度的支持与指导,鼓励我们成为集临床、科研于一体的麻醉新锐力量,希望我们都能成就理想的自己。

以前我时常想,严老师这样一个生长在江南水畔的婉约女子,为何内心如此强大,像是蕴藏着无穷的力量。如今,我似乎能理解她了,我想我会循着她的足迹,继续秉承"患者与服务对象至上"的价值观,坚持"此生不悔学医路,来生还做麻醉人"的文化,走出一条属于自己的道路。为表达自己的坚定理想,赋以一首小诗,与同在住培阶段的同仁们共勉,祝愿我们每个人都能像严老师般看到的始终都是成功的微笑,探索的依旧是充满希望的明天。

一颗心停留在港湾,
如同抛锚的航船,
放下了烦累的脚步。
在暮霭溟濛的海滨徘徊,
在潋滟的斜阳中沉醉,
在树梢海浪间渐渐隐没,
愉悦中夹杂着些许遗憾。
可是,远征的号角,
时刻萦绕在人们的耳畔。
年轻的激情在心间汹涌澎湃,
曾经的誓言依旧鲜红,
闪烁着夺目的光芒,
耳边严师的叮咛忽而壮歌激荡。
于是,
驮着摇摇欲坠的烟霞,
重又升起一帧白帆,
唱着渔歌,扬帆起航,
驶向缥缈的远方。

用实际行动诠释"初心使命"

——记浙江大学医学院附属第一医院 蒋天安

或手持超声探头坐于检查床旁,或奔波于介入室之间忙碌治疗患者,或手把手认真教授学员操作,或坐于办公桌前思考如何做好住培,这就是浙江大学医学院附属第一医院超声医学科主任蒋天安教授的日常。

作为一名专业型研究生,我非常荣幸能在学术、临床生涯中得遇蒋天安老师。他是我迷茫、不安和犹豫时所看见的阳光,他的教导("不忘初心"和"世界眼光")引导我进入繁华的医学世界而不迷茫,是他在三年来的包容、支持和鼓励让我能够坚持在医学的象牙塔中砥砺前进。他严谨的学术作风和敏锐的洞察力始终影响着我三年的每一个重要时刻,乃至未来几十年的临床和科研工作。

初印象之平易近人

我来到浙江大学医学院附属第 医院之前就已经听说过将大安老师,最多的评价是蒋老师在医、教、研等各方面能力卓越,当然"严肃"二字也不可避免。有一次他问学员对超声科医生的看法,有人小声地说:"就是小黑屋里的小医生,辅助科室而已。"当时蒋老师瞬间就变得非常严肃,问道:"你就是这么理解的吗?"大家顿时都低下了头,没了声音。

带着这样的初印象,既紧张又忐忑,我第一次见到了蒋老师,但看到的却是他的亲切、温暖、平易近人。他是我的硕士生导师,也是我整个住培生涯的带教老师,我非常兴奋,但也有隐隐的害怕。兴奋是因为我有幸能成为他的学生,他有着高超的超声医学技术、科研能力及教学技能,能得到他的教授是我的荣幸;害怕是因为担心蒋老师平时太忙,会不会没有时间教导我。后来,蒋老师对我的关心和指导一次次证明,这种担心与害怕完全是不必要的。

由于很多来浙江大学医学院附属第一医院超声医学科进行住培的学员都是临床专业出身,大家对超声医学科比较陌生,蒋老师给予了我们"超声医学科的启迪"。他语重心长跟我们交流说:"超声医学不仅仅是将我们所看到的现象描述在报告上,然后加一句'请结合临床'就'万事大吉'了,我们必须结合临床和各个影像学表现给出最合理的诊断和建议,同时根据超声医学独有的优势作出适当的治疗,及时运用超声现在的新技术、新方法,真正体现超声科医生的价值。你们既然选择这里,就要勤奋好学、善于交流,争做一名优秀的超声科医生。"

随后,蒋老师为我们请来了美国诸葛武教授,给我们进行了主题为"美国住培制度"的讲座。我们了解到美国的教学制度要求住院医师必须遵守24小时住院制,在2003

年后虽然放宽要求，但是平均工作时间依然维持在约每周80个小时。早晨5点半就要开始查房，在完成一天的手术后还需要进行课程学习和病例讨论。从蒋老师点点滴滴的用心良苦中，我们感受到蒋老师的殷切期望和严厉要求，也对超声医学未来的发展更加期盼。他以自己一言一行为榜样，对我们进行潜移默化地教育，他给予我们莫大的鼓舞，激励我们在超声医学的道路上勇往直前。

培养方法之独创新颖

作为医院超声医学学科带头人，作为浙江省超声医学住培基地主任，蒋老师为住院医师的培养投入了无数个休息日，他无私奉献，用自己的智慧和敏锐的洞察力建立了超声医学科培训教学新模式。为了让我们尽早成长为能独当一面的超声医生，蒋老师为三年住院医师规范化培训精心创建教学模式，制订"三层九级"分层制教学计划，根据不同年级的学员水平安排不同内容的操作教学、授课及考核。此外，对我们每个人的轮转计划进行个性化安排，从切面认识到报告书写，从熟悉机器到独立上机操作，从诊断到介入，从超声科到临床，逐年逐步推进，确保每位住培学员都能得到全面系统的培训。

蒋老师为我们创造了"晨读+夜门诊"教学模式。每天早上7点的晨读风雨无阻，通过一次次的讲课我们提高了自己的表达和思维能力，蒋老师每次对内容或讲课方式的点评，都精辟而独到。作为学员的我们，偶尔还会偷懒不能准时参加晨读，而蒋老师则是我们最坚实的陪伴，每天早晨不到七点，都能在示教室看到他的身影，从不缺席每一场晨读。通过晨读，让我们对疾病的声像学表现、诊断及鉴别诊断、治疗有了更详尽的学习和认识，迅速提高了超声诊断的能力。此外，蒋老师为了让我们有更多上机操作练习的机会，在保证科室正常工作的情况下，独创了"夜门诊"模式，即由学员上机操作诊断，带教老师审核的方法，一段时间后，我们通过考核也可以独立上机操作。这极大地调动了我们学习的积极性，也提高了我们的"手上技术"和临床诊断能力。蒋老师作为科室主任，在每日繁忙的工作之余，经常会在晚上来看看我们工作的情况，手把手教我们如何打好每一个切面、作好每一个诊断。我深为自己能成为蒋老师的"亲传弟子"而感到无比荣幸。

生活关怀之真切厚实

在学术上，蒋老师以精湛的临床能力及教学技能无私地教导我们。在生活中，蒋老师的爱如父爱般厚实。在2019年亚太肿瘤介入大会上，我因为紧张不敢上台做大会英语发言报告，是蒋老师在我身边一次次鼓励，他拍着我的肩膀说："你可以的，不要怕，你需要这样的机会，如果遇到专家提问答不上来，你就现场求助我。"那一刻，我心中有一股暖流，无论如何都不能辜负蒋老师的期望，最终勇敢地站在了讲台上。在我毕业季无比焦虑的时刻，也是蒋老师一次次关心我，陪我走过了人生最重要的旅程。

除了对学员的关爱外,蒋老师对患者也是非常贴心。总是尽可能地让患者方便就诊,为患者与其他科室沟通,帮助就医,建立融洽的医患关系。这种医生对患者的关爱,老师对学员关爱,就像是是阳光,照亮了我们的心灵。

这就是我们心目中的好老师——蒋天安。他一心投身于医学事业,尤其是超声医学,带领我们坚定地走在超声医学的道路上。他是我们坚定的依靠,不遗余力地推动着我们前进。他让我们不断强大,不忘初心,做一名合格的超声科医生。

医者风范 "疫"不容辞
——记安徽医科大学第一附属医院　　后军

对于 14 亿中国人民来说,2020 年的春节是一个永远无法忘记的春节,本该是万家团圆的日子,却因一份特殊"礼物"的到来,所有人都陷入了"深渊"。从 1 月 23 日 10 时起,武汉全市城市城市公交停运,机场、火车站暂时关闭离汉通道。武汉新冠肺炎的疫情动态,牵动了每一个中国人的心,肺炎的确诊感染人数每天都在增加,有治愈也有死亡。从武汉封城开始,安徽省政府启动公共卫生事件一级响应,医院的疫情防护成为重中之重。

2020 年 1 月 30 日,安徽省卫生健康委发布关于新型冠状病毒感染的肺炎疫情防控期间规范口腔诊疗工作的通知:"一、全省综合医院口腔科门诊及口腔专科医院只保留必要的口腔颌面外科急诊,仅处理外伤、颌面部间隙感染等急症,并照相关防护要求严格落实院感防控措施,其余可择期诊治项目全部暂停。二、全省口腔专科门诊部及诊所全面停诊。三、所涉及医疗机构迅速通知已预约患者暂缓就医,并做好相关解释说明。四、全省综合医院、口腔专科医院普通门诊及口腔专科门诊、诊所恢复诊疗时间按照疫情发展情况另行通知。"

我的硕士研究生导师安徽医科大学第一附属医院口腔科后军主任,他意识到此次疫情口腔防控工作的责任重大。由于口腔科门诊停诊的缘故,口腔科病房的疫情防控任务显得尤为重要。每天第一个到科室的往往是后军老师,最后一个离开科室的也是他。早交班时间比往常长了许多,传达防控疫情指示,并积极开展医务人员的疫情防控知识宣讲和防护装备的穿戴,务必确保口腔科病房每一位医务人员的健康,这样才能在疫情期间积极开展工作。虽然抗疫一线并不需要口腔科医生,但是后军老师也组织科室医务人员积极为疫区捐款、捐物。2 月底,病房急诊收住一位口底多间隙感染的患者,患者是一位小伙子,那时正值疫情高峰期,后军老师没有顾虑那么多,立刻急诊安排手术。手术结束,后军老师说:"像这种口底多间隙感染的患者,如果不及时诊治,会有生命危险。患者年纪轻,所以术中的切口不仅要达到治疗的目的,而且要尽可能美观而隐蔽。"当时我不由地感叹后军老师的敬业和高尚医德。在疫情期间,后军老师不仅要管理好病房的疫情防控工作,而且还要完成教学任务,每天都会抽出一定的时间来指导我们阅读文献、制作开题报告课件、撰写和修改毕业论文等。我深深地体会到当老师的不易,所以会认真完成后军老师安排的学习任务,不辜负他的无私付出和良苦用心。

3月18日,随着安徽省疫情得到有效控制,口腔科门诊复诊了。针对当时的情况,口腔科采取了很多防护措施。除了对医务人员进行高标准的防护,科室保证空气流通,没有窗户的房间一律停止使用,及时进行消毒。患者则通过预约挂号和医院自动叫号,在医院填写流行病学史信息,并测量体温方可就诊;尽量减少陪护人员,基本保证"一名医生一名患者",患者数量也进行相应限制。因为疫情的影响,很多牙疼的患者无法前来就诊。在门诊曾经有一位牙疼的患者,情绪十分激动,找到后军主任非要把疼的牙齿拔掉。后军老师经过认真仔细的检查发现,原来是一颗龋齿引起的牙髓炎。他耐心地向患者解释"这颗牙齿可以先去口腔内科进行治疗,不用拔除",最终患者接受了他的意见。后军老师经常说:"作为一名医生,要站在患者的角度看待问题,要将心比心,患者才会理解你。"目前,国内疫情得到了有效控制,口腔科门诊患者也慢慢多了起来,后军主任时常在科里提醒大家要注意个人防护,不可掉以轻心。

为了口腔科的发展,后军主任为口腔科室努力争取新设备,每件事都亲力亲为。目前安徽医科大学第一附属医院高新院区已经开诊,后军主任也积极向上级申报口腔颌面外科病区,并准备在高新院区组建口腔种植中心门诊。这一举措不仅方便了患者,而且提高了就医效率。后军老师是我们的学习榜样,让我们只争朝夕,不负韶华。

教书育人好老师　治病抗疫大医生

——记福建省立医院　　陈锋

谈起福建急诊界,总绕不开福建省立医院;谈起福建急诊界,也总绕不开省立医院的一位教授。在工作中,他兢兢业业,严肃认真;在教学中,他寓教于乐,善于引导;在生活中,他平易近人,乐于助人。他就是福建省急诊医学、灾难医学专业学科带头人,急诊专业住培基地主任——陈锋教授。

急诊人的辛苦和情怀

"欢迎你们选择来福建省立医院急诊专业进行住院医师规范化培训。急诊医学是很辛苦的,不但业务水平要求高,还要有良好的抗压能力和沟通能力。你们要通过3年的规范化培训,提高自己全方位的能力。"刚刚来到福建省立医院急诊医学住培基地,陈锋教授就送给我们一场不一样的欢迎仪式。不像其他专业那样鼓励大家,而是先给我们泼了一盆"冷水",提醒我们已经正式加入了急诊大家庭。

"我们急诊人,就是医院的突击队,医疗的艰难困苦都是我们先体验。所以凡是选择急诊专业的人,我觉得都是有情怀的,都想尽快解决患者的病痛,急患者之所急,想患者之所想,一切为了患者。"一番别开生面的欢迎仪式,让我再一次认识了急诊医学,同时也热血沸腾,想尽快投入到这份事业中去。

"不愿意来"的省立急诊

福建省立医院急诊医学住培基地依托于福建省急救中心,是福建省急危重症医学的排头兵,医院的急诊医学和重症医学是国家级重点专科。在陈锋教授的带领下,急诊住培基地要求严格,培训内容涵盖病史采集、体格检查、基础操作、急救技能、疾病诊疗、病历书写、疑难病例讨论等多个方面,还定期组织教学查房、专题讲座等。正是秉承着这种带教理念,省立急诊住培基地成为了急诊住培的标杆,培养出来的专业人员分布在福建省各个地区。

在这个住培基地,住培学员的考核均要逐个通过,并且还要自选题目进行小讲课。因此,省立医院急诊医学住培基地也成为我们住培学员最"不愿意来"的基地。

教书育人好老师

作为急诊住培基地主任,陈锋教授平时主要进行医学、教学、科研、管理工作。将省立急诊住培基地依托于省急救中心、急危重症国家级重点专科、创伤医学中心,使住培学员有了广阔的训练平台。住培基地病种病谱广,患者数量多,我在住培期间也有机会从事各种操作,可以积累足够的急诊医学临床经验,为以后回到本单位承担繁重的急诊工作,打下了扎实的基础。

在繁重的急诊工作中,陈锋教授还承担了部分急诊住培讲座任务,他深入浅出地讲解心肺复苏术的前沿知识,幽默风趣地讲授"急诊中毒"的病理生理、与急诊急救密切相关的紧急医学救援知识,以及丰富的急诊医学专业或专业之外的医学社会知识。

要想培养出合格的急诊科医师,优秀的住培带教老师必不可少。以陈锋教授为核心的住培团队非常注重带教老师的培养。基地的多名带教老师先后被外派至美国威尔重症医学研究院、以色列急危重症研究院、北京协和医院、北京阜外医院、上海中山医院等地学习。

急诊住培基地建立了多种培训模式,住培学员在3年的时间里,需要完成多项任务,如病历书写、业务讲课、临床操作等。我在住培期间,有自己的指导老师,指导老师会定期安排学习内容,以授课、教学查房、病例讨论等方式进行讲授,避免了以往"填鸭式"的教学。在值班期间,虽然工作强度大,但我们可以在上级医师的带领下,独立完成对患者的诊疗过程,其间上级医师还会指出不足之处,让我们在短时间内从一个"菜鸟新人"转变成"多面能手"。这一切的成果都得益于陈锋教授对急诊住培基地的规范化建设。

除了培养住培学员的专业知识外,陈锋教授团队还非常注重科研工作。他经常说:"大多数急诊科医师做久了,应对急诊科患者不成问题,但懂得做科研的人却少之又少。我国的急诊学科科研起步较晚,起点较低,如果不能进行科研工作,医生就成了'匠',最后注定沦为平凡。"所以,他为所有住培学员都安排了科研导师。在住培期间,我辅助导师完成了一部分科研工作,发表了一篇科研论文,这为我以后在学术科研方面的发展上打下了坚实的基础。

急诊医师的培养除了在课堂上,还需要参加众多的学术活动。每年福建省急救中心都会举办多期全国性的急诊培训班、福建省急诊医学年会等会议,通过形式多样的学习班及会议,住培学员有机会在"家门口"就与全国的学术大咖进行交流,丰富了急诊知识,开阔急诊视野。

治病抗疫大医生

作为急诊人,陈锋教授非常注重言传身教。作为医院领导和住培基地主任,他平时有很繁忙的工作,但他仍然会时常抽出时间到临床一线来检查我们的教学查房、病例讨论等。其间,他也会鼓励我们积极发言、进行思维火花的碰撞。

2020年伊始,新冠肺炎疫情肆虐全国,陈锋教授先期组织派遣国家紧急医学救援队千里驰援武汉方舱医院,之后又亲自再率队奔赴武汉,支援前线抗疫工作。所带领的团队先后均投入到重症监护病房的工作中,以医疗救治与党建并进的管理模式,快速总结出一套"三个一"的救治经验,取得了满意的效果,并在中央电视台向全国同行做了分享。

当他返回福州后,我再次看到那熟悉的身影,理解了一句话:伟大起于平凡。我也将再次检视自己,坚守着自己的急诊情怀,继续走下去。

致力质量控制，提高住培教学水平

——记中国人民解放军联勤保障部队第九〇〇医院　　李东良

（吕雅婷　　中国人民解放军联勤保障部队第九〇〇医院）

人生好比渡河，面对这急流般的生活，很多人会茫然，谁将会是你的摆渡人，或早或晚，渡你到彼岸？作为一名新晋住培学员，在即将成为一名真正独立的临床医生之前，很庆幸遇到了一位使我受益终身的灵魂"摆渡人"——李东良主任。他用他的一言一行，教我知识，启发我的思想，渗透于我的生活中，我将受用一生。

李东良主任医师是中国人民解放军联勤保障部队第九〇〇医院内科住培基地的教学主任，也是肝胆内科主任。他在病毒性肝炎、肝硬化、肝癌、肝衰竭、脂肪肝、酒精性肝病、药物性肝病等诊断治疗方面具有很深的造诣和丰富的临床经验，对器官移植相关肝病、不明原因发热有较深入的研究。他临床思路清晰，每次门诊时经常有全省各地甚至是外省慕名而来的患者就诊，急诊科医生遇到疑难杂症首先会想到他。有他在身边，我会不自觉地有一种安全感。

恪尽职守，爱学员如子

李主任是住培基地教学主任，从事住培工作近10年，具有出色的教育引导及组织管理能力。2017年他参加了中国医师协会组织的毕业后教育培训，并成为第二批参加2018—2019年度住培基地检查的评审专家。他优秀的管理能力及对住培工作较深的领悟，被福建省内多家住培基地认可，曾受福建省三明市中医院、福州市第二医院等邀请进行住培教学和师资培训指导工作。

国家的各项住培政策在我们基地都落实得很到位。基地会定期开展住培小组会，反馈并解决住培中的各项事务，李主任每年安排相应的住培管理人及带教老师参加国家级住培培训或会议。我们总能感受到李主任对住培学员的支持和鼓励，比如他亲自编写住培轮转手册，使我们的轮转手册更符合国家要求的"阶梯式培养，高效率成长"，为我们创造更多学习机会。李主任要求严格落实学员的工资问题，在每年的评先评优之后还有相应的激励政策，不仅保障了学员的待遇，同时也鼓励学员成长。

李主任经常教育带教老师："学员就是我们的未来，现在他们是来学习的，要严格落实住培学员的教学任务，教学查房、疑难病例讨论、小讲课等都需要专人负责。千万不能把住培学员当成'跑腿打杂'的。"我最期待的就是主任查房，他亲自带着我们教学查房和行政查房时，细致地分析病情，对特殊及典型病例进行床边指导学习，让我们受益匪浅。

在李主任的悉心管理下，内科基地建设取得了优异的成绩，多次组织基地配合国家及基地的住培基地检查，得到检查专家一致好评。

医术精湛，医德高尚

在跟李主任出门诊时，经常能遇上一些特殊的患者，辗转至多个科室甚至是多家医院，仍未查明病因。令我印象深刻的是一个顽固性低蛋白血症的患者，排查了许多病因，都没发现问题。来到李主任门诊后，主任详细询问病史并翻阅一叠厚厚的检查单后，思索一会儿，考虑诊断为"小肠淋巴管扩张症"，将该病的相关知识告知患者及家属，并建议其完善影像学检查进一步确诊。当时我们都面面相觑，因为以往不曾听过该病，李主任解决了患者辗转多个科室不能解决的问题，这使我们不由得佩服李主任渊博的学识。类似的情况屡见不鲜，李主任对于疑难杂症方面的建树在业界人士中声名远扬。我对李主任的景仰之情越来越深。

李主任是一位有口皆碑的好医生，每到一个轮转科室，提及李主任，所有人都交口称赞，这不仅仅由于他精湛的医学技术，还由于他高尚的医德医风。

"再烦也别忘了微笑，再急也要注重语气，再苦也别忘坚持，再累也不能敷衍了事。"这是写在李主任日记本封面上的一句话。他时时以此来告诫自己，对待患者要有好态度。显然，他是个言出必行的人。无论在工作上还是生活上，他待人始终宽厚善良、谦逊有礼，即使偶尔遇上蛮横无理的患者或家属，他仍以最彬彬有礼的态度来对待。记得我跟李主任门诊的时候，有一些患者没有取到号却频频想要插队，我与李主任多次劝诫其遵守规则，反被其用言语中伤。当时我怒火中烧，几乎要与患者发生言语争执了，但李主任却并不因此而发火，反而是耐心地向其解释插队的不良影响，并劝其耐心等待，遵守原则，没有取号不允许就诊，愿意为其加号。李主任原本诊疗就比较细心，每个患者的就诊时间较长，每次门诊50多个患者，结束时已经是下午了，经常都要到下午两点多才能吃中午饭。他常说："患者都是远道来看病，很不容易，一定要耐心、细心，为患者解决问题。"李主任就是这样一位一切以患者为重、凡事为患者考虑的好医生。

2020年初，新冠肺炎疫情暴发，武汉疫情最为严重。李主任立即组织我们学习新冠肺炎疫情最新知识，并向医院申请援鄂。2月，李主任抵达抗疫一线，并任泰康同济医院感染八科主任，"这里是最危险的地方，也是最需要我们的地方"，这是他经常说的一句话。在看到战友们辛劳背影时，他感动得落泪。他就是这样一位意志无比坚定，内心无比柔软的好老师。李主任带领的团队一次次刷新战绩，负责的病区为全院救治成功率最高的病区，且医务人员零感染。

李主任是一个很温暖的人，总是用言语来安慰患者，用言行来感悟我们。他在与患者及家属沟通时，始终轻声细语、不紧不慢、耐心倾听患者病情，且过程中始终保持着微笑。对待患者的消极态度，他能以言语的魅力来劝导患者，温暖患者的心。经常有患者看完病后一个劲儿地夸主任人好、技术好，医患关系非常融洽。"有时去治愈，常常去帮助,总是去安慰",李主任的一言一行完美地诠释了这句话。

正如医学生誓言中所说"除人类之病痛,助健康之完美",李主任即使自己被病痛困扰,也时时刻刻将这样的誓言放在心中。就在不久前,李主任因劳累过度加上受凉,导致面神经炎发作,面部肌肉的僵硬使日常生活受到严重影响。但是面临毕业季,学员们的课题和论文有诸多方面需要与主任探讨,他仍然每天坚持帮学员们修改文章、提建议,甚至到凌晨两三点仍在加班;每周两次的门诊依然是人满为患。痊愈后,李主任还将自己患病的过程、心理变化、诊疗心得体会整理成文字,不仅让广大医务人员对这个疾病有了更深的认识,对患者也是很好的科普。

在李主任领导下的内科基地越来越完善,我们也越来越有安全感,这就是我们想要的学习环境。所谓"德不近佛者不可为医,才不近仙者不可为医",李主任就是这样的良医,也是我们最敬爱的好老师!

春雨润桃李 领雁搏苍穹

——记新余市人民医院 阮玖根

2019年,我参加了新余市人民医院的住院医师规范化培训,在轮转影像中心时,十分有幸拜师于中心主任——阮玖根。得知他不仅是中心主任,更是放射专业基地的主任、新余影像质控中心主任时,众多的头衔不禁让我们忐忑起来。初次见面后,和蔼可亲、温和儒雅的形象让我们放下了紧张不安的心情。"虚心学习,做好自己;学会积累,充实自己;勤奋刻苦,提升自己",这是他对我们提出的几点要求。我们都默默记在心中,并决心一定将其付诸实践。

作为新余市人民医院放射专业住培基地的主任,阮主任为住院医师的发展和培训倾注了大量的心血。他为我们详细制订了年度培训课程及进修计划。每天一次的疑难病例讨论,阮主任经常最早到会,每一份病例分析都让大家畅所欲言,并且在最后进行总结归纳,让我们每天都受益颇多;每周一次的住院医师随访读片,阮主任都认真倾听,并向大家提出自己的意见和建议;定期举行的放射学术会议,阮主任都倾力准备,积极联系各地专家教授,大大开拓了我们的视野,让我们大受裨益。除了培养我们的影像专业能力外,他还积极培养挖掘我们的教学潜力。他让我们积极协助教学病例收集和整理,共同参与指导实习学员,为我们将来的发展殚精竭虑。他常说:"授之以鱼,同时授之以渔""虽说长江后浪推前浪,但前浪后浪一起翻涌才能形成长江。"

在学术上,他主持了"MRI弥散加权像联合动态增强扫描在肝脏占位性病变诊断中的临床价值""磁共振弥散张量及纤维束成像在脑梗死患者预后恢复评估价值""经血管介入治疗出血性疾病的临床研究"等许多课题,并且在市科研项目中立项获奖,发表了近20篇科研论文。日常科研工作中,他治学严谨、刻苦钻研的态度为我们树立了优秀的榜样。

他视患者如亲人、急患者之所急、想患者之所想。泌尿系统检查经常需要喝水憋尿,患者常常难以准备周全,于是阮主任亲自购来了饮水机,让患者能便捷地做好检查前准备;等待取片时天气突变下雨,阮主任为了解决患者的不便,在自助取片大厅提供了爱心雨伞。小细节中藏着大爱,阮主任这种良好的医德医风和人文关怀时刻深深感染着我们。同时,为了让我们在学习专业知识的同时得到亲人般的关怀,阮主任为我们创造了舒适的学习、生活环境,远程教学室、休息室等设施一应俱全。他经常同我们畅谈在学习与生活中遇到的问题与困难,交流科室文化的认知和专业理想规划,发现我们在工作中存在心理问题时,会及时进行耐心疏导,让我们感受到如父母般温暖的呵护。

2020年新年伊始,疫情暴发时期,阮主任毅然带头,成为逆行者,24小时坚守在新冠肺炎筛查的第一道防线上。他组织科室全体医护人员取消春节假期,紧急制订了发热患者分诊制度和专用机房通道,统筹协调科室运转。在核酸检测受限于实验室条件和试剂短缺、时间过长的情况下,CT影像成为我市新冠肺炎筛查的最直接筛查防线。所以,阮主任近一个多月夜以继日、废寝忘食地阅片;无论白天黑夜,都随叫随到为患者会诊,只为给临床提供最精准的影像诊断。他对科室人员的防护更是严格要求,科室人员无一人感染。他用他的坚守、责任和担当为大家筑起了一面耸立的高墙,让大家深受鼓舞,满怀自信地渡过最困难的时期。

"阮主任特别敬业,也特别为患者着想""阮主任带领的科室团队都很团结,每位老师教学上都非常尽心""阮主任话不多,但是都非常实用,是位很好的老师",大家质朴的话语,表达了住培学员对阮主任教学工作的认可和喜爱。

春蚕无言,银丝吐尽。因为有春雨的滋润,桃李才能硕果累累;因为有头雁的带领,雁群方可搏击苍穹。在这条充满荆棘的医路上,阮主任的给予、付出和倾囊相授,成为我们斩断荆棘的利刃,让我们对圆满完成住院医师规范化培训,成为一名合格的医师充满了信心。

那束光　那份爱

——记山东大学齐鲁医院　吴欣怡

（朱婧　山东大学齐鲁医院住院医师）

3年住培时光匆匆似箭。还记得3年前那个初春，我怀着忐忑的心情参加山东大学眼科研究生复试，也第一次见到了我的导师——吴欣怡教授。老师优雅端庄的气质、博学风趣的谈吐深深烙印在了我的脑海之中，让人着迷。而当我得知自己通过了复试，有幸能跟随这样一位"牛人大腕"老师学习，心中的那份激动和热情更是难以言表。

人生何其幸，得遇名师！3年来，吴老师如严父般鞭策我不断前行，如慈母般关怀我生活的点点滴滴；如阳光般照亮着我的医学之路，如春风般吹走了我的不安与彷徨。是她，用自己的一言一行教会了我如何做一名好医生。

仁术至臻，精益求精

吴老师是山东大学齐鲁医院眼科学科带头人、山东大学荣聘教授、山东大学齐鲁医学院荣聘医学专家、山东大学眼科专业关键岗位受聘者、山东省医药卫生杰出学科带头人，从事眼科临床、教学和科研工作40余年，主要从事老年性白内障、角膜病、人工角膜、泪道疾病等的临床诊治与研究，开展了多个国内外领先的疑难病症的临床诊疗方法项目并多次获奖。吴老师对眼科专业有着丰富的理论知识及实践经验，尤其擅长复杂角膜病、复杂白内障的诊断和治疗，是业界当之无愧的权威。很多患者慕名而来，排队许久，只为能让吴老师亲自诊治。

入科后真正接触到光环下的吴老师时，我首先感受到的是老师那严谨认真、细致全面的工作态度。第一次跟吴老师查房，她就非常严肃地告诫我们："书写病历一定不能马虎，不是单纯地粘贴复制，一定要实事求是地写，询问病史要仔细，不要只关注眼部疾病，全身疾病对眼科疾病的影响相当重要，我们要对患者负责。"手术前一天，吴老师会认真查看每一位患者的化验单、检查单，每一个异常结果都要仔细询问。

还记得我刚开始分管患者的时候，总是不理解老师为什么要查得这么细，甚至会觉得老师"太较真"。直到有一次，我分管的一个先天性白内障的患儿术前检查显示尿蛋白阳性，家长说孩子没有任何异常，所有人就都没在意，排上了手术。手术前一天吴老师照例查看患儿病历时，发现了这一异常，强调必须要请会诊明确后才能手术。患儿家属因为手术的推迟，闹了情绪，等待会诊结果的时候一直不太合作。但当最后一系列相关检查完善后，孩子确诊是肾小球肾炎，全麻手术风险很大，家长才明白了吴老师的苦心，一直感激不已。这件事也在我心中刻下了深深的一笔。我想就是这份对工作的一丝不苟、不断探究的初心，才成就了吴老师的成功，科室也在吴老师的带领下蒸蒸日上。仁术至臻，精益求精，这就是她的人生信条。

仁心大爱，守护光明

"如何做一名好医生"是吴老师给我们住培学员们讲的第一堂课，同时吴老师也在日常工作中践行"好医生"的标准，给我们树立了榜样。还记得吴老师讲过："医生的学习不仅仅是书本、文献、课堂和讲座，患者才是医生最好的老师，是患者让医生不断发现自身能力的局限性，不断激励自己学习和完善；医生是上帝伸向这个世界唯一的手，总在危急时刻救人一命或痛苦之际给予帮助和安慰。"每每遇到疑难复杂的患者，吴老师都会亲自详细询问病史，抽丝剥茧，追本溯源，绝不放过一丝一毫的细节。除了细心询问病史，吴老师还会耐心地解答患者提出的各种问题。临床工作中难免遇到因为疾病而情绪激动的患者或者家属，吴老师总是不烦不躁、不紧不慢地与其沟通，消除患者及家属的焦虑情绪，使其更好地配合治疗。

在眼科，角膜病是病因最多、表现最复杂的大病。患者，尤其是感染性角膜炎患者，多为农民、工人等低收入人群，往往会就医不及时、延误治疗，因此角膜病常被视为"穷病"，是很多医生避之唯恐不及的专业。而吴老师却在角膜病这一专业领域坚守了 40年，为无数的患者守住了光明。记得有一次，吴老师要去主持一个全国会议，看完门诊已经准备出发去机场，这时急症入院了一名角膜穿孔的患者，病情危急，而且患者无法承担高昂的角膜移植费用。吴老师二话没说改签机票，进了手术室，根据患者情况设计了双层筋膜封堵＋结膜瓣覆盖的手术方案。一台常规的穿透性角膜移植只需 1 小时就能完成，而这一台手术吴老师整整做了 2 小时。2 小时的精细操作，三层组织的严密覆盖，近百针的缝线，患者保住了眼球，花费只有角膜移植的 1/4。当吴老师坐上去机场的汽车时夜已经深了，这是老师在用实际行动告诉我们，患者永远是第一位的，要时时为患者考虑。

桃李不言，下自成蹊

对于住培学员，不论我们的身份是本院培养，还是专硕、委培、社会化学员，吴老师一律一视同仁，充满耐心、毫无保留的给予指导。在忙碌的门诊工作中，当吴老师看到典型的体征或少见的病例时，不忘让我们过去看患者，还会拍下照片留作住培讲课的资料。作为"新手小白"，刚开始接触临床工作的我们总是状况百出，病历书写都是大白话，体格检查总是抓不住重点，吴老师看到了都会予以及时的指点，逐字逐句地修改病历，手把手地纠正我们在给患者做检查时犯的错误，讲解相关疾病的特点，有的放矢地针对住培要求帮助我们尽快掌握相关知识。吴老师还总是想尽各种办法调动我们的学习热情和积极性，分层教学、学员主导微课、显微操作技能竞赛、白内障超声乳化培训等丰富多彩的住培活动，使我们的能力和水平得到了很大的提升。当我的病例投稿收到了在全国大会发言邀请函的时候,吴老师甚至比我自己还要高兴,一脸骄傲。

作为一名医师,我渴望有吴老师一样的那份坚贞,那份执着,那份热情。在眼科轮转的日子里,感恩吴老师的言传身教,让我有了奋斗的方向与希望,有了坚守的信念与念想。我多了一份耐心,多了一份执着,多了一股冲劲,这股冲劲让我更好地认识到作为一名医务工作者的伟大,让我懂得作为一名优秀医务工作者所需要的付出。带着这股冲劲,我能够在医学这条神圣而伟大的道路走得更远,活得更加精彩。

吴老师,您是照亮我前行的光,也是我一生追寻的光。

勇于担当,科学管理,做新时代儿外科住培当家人

——记青岛大学附属医院   董蒨

(赵锦川   青岛大学附属医院)

初见董蒨老师时,是 2013 年 9 月一个晴朗的午后,我刚刚踏进青岛大学医学院的大门。18 岁的年纪还带着少许年少的青涩和无知,坐在医学院开学第一课的礼堂里,迷茫地思考着接下来我漫长的大学生活该如何度过。

这时,远远看到讲台上来了一位看起来很和蔼的男老师,戴着眼镜,自我介绍:"同学们好,我是青岛大学附属医院的董蒨。"富有磁性的沉稳嗓音吸引到了我,我从万千思绪中抽离出来,听这位陌生而又亲切的"大前辈"讲课。从董老师的讲话中,我知道了他是小儿外科的医生,致力于小儿肝脏肿瘤的治疗;知道了他是一位负责任的医生,是一位关注学生学习和发展的领导。他告诉我们:"你们是从高考中搏杀出来的优秀人才,你们又选择了医学这个专业,你们要把你们的才华和智慧投入到医学事业中,扛起为患者解除痛苦的责任。"这句话仿佛一束光,拨开了我心中的迷雾,让我明确了前行的方向。从那之后,"做一个好医生"这颗种子就在我心中发了芽。

时光流转得飞快,转眼到了 2017 年,经过了 4 年的专业课学习,我即将进入临床实习期,也正是研究生阶段选择专业的重要转折点。正当我百般纠结要选择什么专业时,恰逢董老师的实验室需要人手帮忙。听到这个消息,我的脑海中浮现出了 4 年前那个和蔼的身影,我报了名,于是,4 年后我又见到了董老师。董老师很有精神,眼神中尽是和善,和我想象中的"领导"模样大相径庭。他问我们:"你们知道数字医学吗?"我摇头,于是他详细地为我们讲解数字医学的概念和在临床中的应用,并且为我们安排任务。看着实验室里的一事一物和董老师的亲切面庞,我对数字医学和肝脏肿瘤燃起了兴趣,那一

刻我选定了未来的专业方向:小儿外科。

然后,我陷入了深深的顾虑中:我是一个女生,大家都认为女生不适合干外科,董老师会接受我吗?几经纠结,我终于鼓起勇气联了董老师,小心翼翼地发短信询问他:"董老师,我想了解一下小儿外科,请问我可以跟您的门诊吗?"原以为短信会石沉大海,没想到很快我就得到了回复:"当然可以,欢迎你来!周四下午一点半名医堂。"我欣喜异常,心中的一块石头暂时落了地。

终于等到了董老师坐诊的日子,我早早地等在名医堂门口,远远看到董老师疾步走来,看到我,他说:"你来啦,来,快进来。"边说着边带我进了诊室。在诊室里,我见到了董老师医者仁心的一面。他认真对待每一个来诊的患者,小到鞘膜积液,大到巨大肝脏肿瘤,董老师都细心查体,为家属解释病情。看到我在一旁似懂非懂地看,他把我叫到身边,一边手把手地教我查体,一边为我讲解疾病的相关知识。

这时来了一位 17 岁的大女孩,看着她比我还高的身材时我吃了一惊,心想她是不是进错诊室了,董老师说:"小赵,你今天很幸运,第一次来就碰到这个姑娘,这是 14 年前我的患者。"我接过来女孩的病例,老旧泛黄的病历上赫然写着 2003 年,打开一看,原来是一位两性畸形的患儿,董老师为她做了手术,让她可以做一个普通的女孩子。董老师对女孩的妈妈说:"你的孩子恢复得很好,她以后可以谈男朋友、结婚、组建家庭,唯一的遗憾就是不能生育。"董老师耐心地为女孩妈妈讲解以后怎么护理女孩,为她正式成为大人做准备,女孩妈妈感激地对董老师说谢谢,董老师却笑着摆摆手说:"没什么,我是医生,这是医生的天职。"我被深深地打动了,门诊结束后我鼓起勇气对董老师说:"董老师,我想学小儿外科,我想做您的学生,可以吗?"董老师说:"当然可以!"那一刻是我大学几年里最高兴的一刻。

董老师救治的孩子大都病势沉重,家长带着孩子跑遍全国,访遍名医,走投无路之后来求诊。董老师总是顶着巨大压力收治这些可怜又可爱的孩子,在三维重建技术的帮助下,为巨大肿瘤的孩子制订精密的个体化治疗方案,安排手术。手术台上的董老师又是另一个截然不同的人,仿佛在和时间赛跑,进度永远紧锣密鼓又井然有序。手术风险极大,下一秒会发生什么此刻总是未可知的,1 岁的球球(化名)肿瘤距下腔静脉仅 1mm,周围组织联系紧密,难以分离。即便无比小心,仍然在分离瘤体时不可避免的损伤了下腔静脉。董老师眼疾手快地夹闭下腔静脉破损处,迅速修补,力挽手术于狂澜之中。紧张的 3 小时过去后,肿瘤被完整切除,肝脏断面也仔细精确地止血缝合后,董老师下了手术台,他说:"这个孩子的手术太艰难了,我的胳膊又要疼好几天。"看着他微微颤抖的双手,我不禁对董老师产生了无比的敬佩,这台手术的艰难程度,连旁观的我们都触目惊心,更何况是主刀的董老师,他要顶着多大的压力,术前要经过多精密的分析和计划,才能确保这台手术的顺利完成,可想而知。

董老师作为医院的领导,每天工作量巨大,可是他依然坚持每周至少两次到病房查房,遇到典型患儿,会给我们详细的教学,经常关心我们的临床工作和学习进度,敦促我们阅读文献,巩固英语的学习。对于我们专硕的规范化培训,董老师特别关心,和小儿外科住培基地的老师们一起为我们制订了科学的轮转计划,并且时刻关心我们的轮转情况,告诫我们在临床上要认真学习技能。

董老师在我心中,是一位仁心仁术、医德高尚的医生。他最喜欢的一张照片,是他笑着抱着一个经他救治手术成功的患儿,患儿在他怀里开心地比着剪刀手。董老师的身后摆着一个"拒收红包"的标牌,董老师说,这四个字这就是医德的体现,做医生一定要以患者为本,不然就不配穿身上的白大褂。我想,竭尽所能为患者解除病痛,不求回报,这就是"大医精诚"的意义所在。学习生活中,他又是一位认真负责、耐心和蔼的好老师,总是及时为我们答疑解惑,关心我们的方方面面。

医学路漫漫,董老师就像一盏明灯,为我们照亮前行的路,为我们指引正确的方向。选董老师做导师是我不悔的选择。愿我可以成为像董老师一样的人,这是我毕生的目标和梦想!

桃李不言　下自成蹊

——记河南省人民医院　朱尊民

（马荣军　　河南省人民医院）

突如其来的新冠肺炎疫情,打破了多数人的生活节奏,更是把临床医生推向了"风口浪尖"。作为抗击疫情的先锋队,临床医生的工作最艰巨,同时感染的风险也最高。这使我对医院的工作非常畏惧,甚至想临阵脱逃,想找个理由把自己隔离。但是看到朱尊民老师,一位全国知名专家、血液科的带头人、内科专业基地主任,却能在新冠肺炎疫情期间,坚持每天查房,为各级医护人员、患者及其家属、轮转住培学员讲解新冠肺炎相关知识,积极参与及组织疑难病例讨论、危重新冠肺炎患者会诊工作等,我感到非常惭愧。

朱老师说:"作为一名共产党员及医务工作者,在国家困难之际、人民危险之时、医院危难之时,要不计个人得失,敢于挺身而出。"他说到了,也做到了。在疫情之初,医院开始号召征集"疫情防控后备队"时,他是科室第一个报名并主动要求赶赴抗疫一线。同时,他对疫情期间坚持在岗的16名住培医师进行慰问、心理疏导,并帮助困难学生解决日常生活问题。朱老师的优良品德,亦师亦父亦友的关爱,是我们学习的榜样,前进的动力。

回想起血液内科入科教育时,第一次见到朱老师,已经被他的睿智、沉稳、博学和风趣折服，不过让我印象最为深刻的是朱老师最后的总结："住院医师是 24 小时负责制，时间是属于患者的，患者病情的稳定，我们才能考虑下班休息的时间。"朱老师教学要求严格，我们早有耳闻，但听到这句话时还着实被吓出了一身冷汗。"很不幸"我被分到了朱老师治疗组，科室患者多、病情危重，累得不见天日；但也很幸运，这也是我职业生涯的一个转折点，不仅对血液系统常见疾病有了初步了解、能够独立完成骨髓穿刺术、腰椎穿刺术，而且使我从一个毛头学生变成一个会主动学习、会独立思考的临床医师。

朱老师是一位非常优秀的带教老师。每次查房，他不仅会引导性提问一些基础问题，而且要求我们独立汇报病历，他对汇报病历的要求，比多数科室的出科考试还严格。首先，必须脱稿，朱老师说如果连患者的姓名、病史、诊断、重要的检查结果都记不清楚，怎么可能知道患者最合适的治疗方案是什么；再者是格式，朱老师说汇报病历的过程，体现了医生的诊疗思路，如果病历汇报的颠三倒四，找不到重点，说明没有掌握这个疾病的诊疗方法；然后是规范的体格检查，他说体格检查是基本功，再高端的辅助检查也无法取代我们的体格检查，我们要学会用辅助检查去验证我们的体格检查，两者相互补充印证，同等重要；最后是分析，他要求每个学生必须对自己的患者进行分析，能够独立提炼出诊断依据和鉴别要点，最后给出合理的治疗方案。

看似简单而基础的要求，我们多数人是如此的生疏，很难达到规范。每次汇报完病历，都不免被朱老师批评。但批评之后他也会耐心地讲解，指出优点和不足，帮助我们形成独立的临床思维，同时向大家解读该疾病的指南及最新研究成果，开拓我们的视野，并鼓励我们多看文献。这大大激发了我们学习热情，所以每次汇报病历前，我们都会做大量的工作，自学许多专业知识，为汇报病历做好充分的准备，汇报病例后，我们会及时查漏补缺，不断提高自己。不知不觉中，我们发现自己已经能够独立完善许多疾病的诊疗工作。最后，我们从刚开始害怕汇报病历，到后来争抢着汇报病历，似乎只有被朱老师点评过的病历、体格检查和诊断才是合格规范的。

有时跟朱老师在一起闲谈，内容也几乎都是关于学习。朱老师常说的一句话一直让我铭记于心："你跟别人差不多一样努力，那么你只会有跟别人差不多的水平，要想脱颖而出、卓然于群，只有比别人辛勤、付出更多。不断提升自己，自己不断变得优秀，才能换得患者及家属更多的认可、钦佩、尊重。"朱老师对我们的叮嘱已经远远超出了老师的职责，更像一位父亲，为我们筹划未来。因此，有这样一位博学、严谨的老师，我感到非常骄傲与满足。

朱老师更是一位博学多识的好医生。朱老师作为一名血液科专家，从来没有专家的架子，谦和对待每一位患者，一视同仁，急患者之所急，想患者之所想，只要救治有一线希望就从不轻言放弃。我依然清晰记得，有一位急危重型再生障碍性贫血合并严重真菌感染的患者，辗转多家医院，甚至被中国医学科学院血液学研究所"判为死刑"。最后找到朱老师，朱老师经过反复考虑与论证后，建议患者尽快做半相合移植，在进行科室疑难病例讨论时，科室多数主任医师不主张朱老师继续给患者做移植，甚至有专家说："这个患者做不做移植肯定都活不了，不要给自己找麻烦"。朱老师不忘初心，以患者为本，为了一个素不相识的重症患者，他顶着巨大的风险，为患者做了半相合移植。当患者走出移植仓的时候，当患者家属感激涕零地向我们道谢的时候，我也潸然泪下。我终于明白什么是"竭尽全力除人类之病痛"，什么是"救死扶伤，不辞艰辛，执着追求"，什么是"大医精诚"。

朱老师高超的医学水平令我们钦佩，其医德医风也时刻感动和影响着我们。记得朱老师有一次晚上出差回来，提着行李箱来医院查房；有次假期值班，我们知道朱老师已经回老家了，没想到下午朱老师专程赶回来给患者做椎管化疗；对于做移植和危重的患者，朱老师每天都要亲自询问一下近期有无特殊不适，才能放心。这样让人感动的细节不胜枚举，我真心觉得每个遇到朱老师的患者都是幸运的。朱老师把患者的病情与感受放在心上，并用行动去践行，用言传身教告诉我们如何做一名德艺双馨、仁心仁术的优秀医生。对此，我很受用，长记于心。

"作为一名共产党员及医务工作者，在国家危难之时、人民危难之时、医院危难之时要不计个人得失，敢于挺身而出。"朱老师做到了，我也被他不惧风险、迎难而上的精神深深打动，所以我也要像朱老师那样，积极参与到抗击疫情的战役中。

"仁爱、博学、严谨、卓越"是省医的精髓，也是朱老师的真实写照。朱老师在数十余年的医、教、研工作中，时刻保持严谨务实的态度。作为共产党员，他迎难而上，奉献担当；作为临床医生，他水平高超，为患者尽心尽责；作为研究生导师，他为人师表，悉心指导；作为住培基地主任，他严格过程管理，尽心尽责。他用一名老师特有的情怀履行着使命，乐于奉献，甘为人梯。

朱老师，您不仅是患者的福音，更是医者的良师。感恩在我的住院医师规范化培训过程中遇到了您，您是我人生分岔路口上的风向标，为我指明方向。您永远是我心目中最好的老师。

爱岗敬业，投身教育，热爱住培事业

——记武汉大学中南医院　　何祥虎

2019年12月底，当新冠肺炎疫情肆虐武汉时，何祥虎老师，用行动诠释着医者仁心的职业精神。何祥虎老师在12年前是汶川地震抗震救灾的参与者，如今新冠肺炎疫情，他又主动递交请战书，驰援抗疫一线。不同的战场，四川汶川和湖北武汉。无论是帐篷手术室，还是板房医院，都肩负着共同使命——救死扶伤，治病救人。何祥虎老师从始至终战斗在临床一线。

从1月疫情暴发,处于医疗一线的武汉大学中南医院也开始召集第一批抗疫志愿者,掌握丰富应急医疗经验和扎实临床能力的何祥虎老师,主动向中南医院大外科党总支递交请战书,请缨驰援抗疫一线。在参与了疑似患者手术麻醉、重症监护病房支援、隔离酒店多个战场后,2020年2月18日何祥虎老师接到武汉雷神山医院通知。仅仅用一天时间,何老师带队成立雷神山医院插管小分队。气管插管是救治重症新冠肺炎患者最重要和最危险的环节,实施气管插管时,麻醉医生需要趴在患者的头部进行操作,距离患者的口腔只有10cm左右的距离,高浓度带有病毒的气溶胶会随着患者气道的开放喷射出来,涌向麻醉医生的面部。因此,插管小分队也被称作"敢死队"。何祥虎老师从不畏惧,不怕苦不怕累,在来到雷神山的第一天即开始24小时值班,守护雷神山医院的患者。

雷神山医院的病区分布如同迷宫一样,为了给患者争取救命的插管时间,何老师积极与雷神山医院医务处、重症监护病房沟通,了解各个病区情况,规划各区域抢救线路,与队员反复强调正确防护的必要性,跟每一位队员都过一遍穿脱防护流程,组织学习国家卫生健康委先后颁发的《新型冠状病毒感染的肺炎防控方案》《新型冠状病毒肺炎诊疗方案》《新型冠状病毒肺炎重型、危重型病例诊疗方案》等多个防控和诊疗文件,同时制订了第一版雷神山医院插管抢救流程和值班规章制度。

作为驰援医师,我在雷神山重症监护病房值班并协助外出急诊插管工作,亲眼目睹并亲身经历了一个个惊心动魄的故事。一天深夜,接到A病区的插管电话,大致了解患者情况后,何老师与同事迅速穿好防护服,带上正压头套,大步赶往病房。夜间月光伴行,他们跨过砂石泥土,透过早已被雾气遮挡的护目镜,认准的病区位置。与病区医护沟通后了解到,这是一位重症新冠肺炎患者,女性,患者半卧位,面色发绀,端坐喘息,高流量和无创通气下血氧饱和度均无法达到要求,何老师快速做出判断,必须成功插管,改善通气状况扭转危险。在确认呼吸机、插管设备、药品无误后,何老师组织大家有条不紊、配合默契地完成相关操作及后续处理。插管完成调整呼吸机参数后,患者血氧饱和度上升至92%以上,缺氧症状得到改善。

自从雷神山医院插管小分队成立,何祥虎老师一直坚守到雷神山医院最后一名患者出院,历时58天。在此期间,何老师所在"雷神山医院气管插管小分队"获得国家卫生健康委员会、人力资源和社会保障部,以及国家中医药管理局颁发的"全国卫生健康系统新冠肺炎疫情防控工作先进集体"称号。

作为教学主任,何祥虎老师从疫情之初,每日定时和住培学员们确认有无发热和个人不适情况。考虑学员生活上的困难,何祥虎老师为学员分发防护口罩和生活物资,尽可能地安排好每一个学员。他用爱心守护着我们青年学子们的身心健康,缓解了我们的压力,稳定了我们的必胜决心。

疫情期间,麻醉与危重症处理是麻醉专业住培学员的必备课程,这场无声战斗让我们看到了作为一名医生的使命感和神圣感，也让我们感受到学好麻醉专业知识的重要性，日常培训的临床技能都可能成为战胜病毒的重要武器。何老师在面对这场与时间赛跑、与病魔较量的抗疫实战课时，以身作则，给学员们上了生动一课。

何祥虎老师，是常年奔波在临床一线、无声守护患者的麻醉医生，更是一位在专业学习上言传身教、方法创新的教师，他点燃了我们学员的学习热情，提高了学员的临床胜任力。他用他温暖的话语、和蔼的笑容、专注的追求、不懈的努力，诠释了重德博学、尚美树人的医者形象，为医学道路上的学子指引了方向。

抗疫急诊冲锋队和重症守卫队的
"领头羊"和"定海神针"
——记华中科技大学同济医学院附属同济医院　　李树生

我是急诊科的一名住院医师，已工作 3 年。在这 3 年的工作和学习中接受过很多老师的指导，让我印象最深刻的是我们的科主任，李树生教授。

每周我们都会跟着李主任进行一次大查房，这也是我们最紧张的时刻。当管床的医生汇报完病史，李主任会从症状、体格检查一直到诊断、治疗，提出很多问题。有些问题我们能直接回答，而有些问题则答不上来，他不会直接告诉我们答案，要求我们自己去看书找答案。在他的查房过程中，没有夸夸其谈，没有科研热点秀，我们看到的是规范，学到的是临床思维。我们始终记得李主任的教诲："临床医生不经常到患者床边，总坐在医生办公室里面，来科室有什么意义。""年轻医生每天除了查房，至少要再看 4 遍患者，早上来看一遍，午休前看一遍，下午上班时看一遍，下班前要再看一遍。"他不仅对我们年轻医生要求严格，对科室资深的教授们也是一样。"你们教授每天查房的时间至少不能比我短。"李主任话不多，但是他说出来的话，确实很务实的；没什么大道理，给出的指示都很清晰明了。这些话始终伴随着我们年轻住院医师的成长，规范着我们的医疗行为。

2020 年初，新冠肺炎疫情暴发，迅速蔓延整个城市，同济医院急诊科，作为抗疫战场第一要塞，科室医护坚守在最前沿。同时李主任管理的重症监护病房，作为战斗最激烈的堡垒，科室医护毫不退却。李主任是我们这支队伍的"领头羊"。

同济医院急诊科和重症医学科是由一套医护人员在运转，工作地点在本部、光谷、中法新城三个院区的七个地方。随着疫情的蔓延，急诊科发热患者数量大增，医院扩大了发热门诊，科室有三分之一的医生被抽调到发热门诊，之后又有两批医护被分派到武汉金银潭医院支援。人手紧张，李主任及时协调其他部门调拨人力支援门诊。李主任不仅要应对激增的门诊患者,更要保护好他的"兵"。当我们科的陆俊医生确诊感染的时候,李主任内心的压力倍增,陆医师的病情不仅关乎着他自身命运,也影响着我们这些同事的信心。在李主任的关怀和同事们的照料下,陆医生康复出院了。这给了我们希望,解除了我们的顾忌。陆俊医生感染后,李主任立刻带着急诊科团队采用日报制度分析发展趋势,梳理发热患者就诊流程,加强急诊科一线医生的防护,之后再也没有医生感染。

2020年2月5日,同济医院中法新城院区扩建床位,用于新冠肺炎重症患者的救治场所,李主任负责中法新城院区B栋12楼重症监护病房病情的工作。我们的年轻医生是6小时一班,间隔一天值一次班,半个月之后还有一段时间的隔离休。李主任则是每天早上7点到医院开始工作,查房、会诊,经常还要面对媒体的采访,向公众介绍抗疫形势。我们住宿的酒店经常能看到李主任来去匆匆的身影。有一次吃过晚饭已是晚上8点多,酒店离医院近20km,李老师还要赶去医院会诊。我们年轻医生虽说上班的时候累,值班还比较规律,休息的时候可以安心休息。而李主任不管什么时间,一个电话就得赶去医院,风雨无阻。他不仅要为武汉市的疫情操劳,当国外疫情暴发的时候,同济医院的专家与美国进行了国际视频连线,李主任作为重症医学科专家参与其中,传递同济医院新冠肺炎重症救治经验。

当疫情接近尾声的时候,我们分批撤离中法院区,开始在主院区进入正常工作状态,而李主任仍在做最后的坚守。我跟李主任见得少了,但是他还是经常通过微信传达对我们的关心。我们再跟他进行视频会议的时候,发现他苍老了许多,头发也白了许多。这些改变上都记录着他不知疲倦的付出。

李主任是我们的领导,身体力行,引导着我们团结、勇敢,带给我们信心、希望。但是对于我,他是我心目中最好的老师,他用最朴实的语言教给我们为医之道,将同济精神做着最好的诠释与传承。

桃李不言　住培有情

——记中南大学湘雅医院　龙学颖

（彭畅立　中南大学湘雅医院）

记得初见龙学颖老师是在2017年夏天住培招录的面试环节。带着笔试通过的兴奋与担心面试失利的紧张,怀揣在这个令人向往的医学殿堂继续求知的渴望,我们来到放射科主任办公室进行面试。龙老师和风细雨地询问了我们既往的经历、报考的想法、对住培的期望和对未来的人生设计等。他一方面鼓励我们努力学习,利用好湘雅医院丰富的医教研资源和成熟的教学经验,定能获得自己想要的收获;另一方面也告诫我们不能松懈,未来颇有强度的工作和培训内容一定要全情投入才能不虚此行。初次见面,龙老师给我们的印象是,和气、自信的面试官。

短暂的入科前适应性培训期后,龙老师所说的"颇有强度的工作和培训内容"如约而至。每日的早读片便是其中重要的一环。龙老师喜欢点名发言,记得最开始时,我们颇有一种"四顾而心茫然"的感觉,往往似乎说了不少却不得要领。龙老师一般不会生硬地打断学生发言,却能在颇为关键的节点指出我们认识上的不足,并给出最精准的引导,向我们展示正确的影像思维:从定位到定性,从疾病谱到鉴别要点,从影像特征到临床、病理联系,娓娓道来,有条不紊。事后总感觉按这样的思路来诊断,一切都顺理成章。这时候龙老师给我们的印象是从容、博学的领路人。

湘雅的住培名不虚传,龙老师亲自主抓。用的教材是原版外文书和译著,采用周一至周五上午教学读片,中午小讲课,周二周四晚上大讲课,全年不中止,内容三年内不重复。因为教学和学习任务强度大,最开始时学员和有些本院老师并不理解,但是经过龙老师的耐心解释、协调和率先垂范,慢慢地,学习氛围逐渐火热,形成科室上下共荣的局面。

更多的培训蕴含在大量的日常报告书写中。初入"影"门,误诊、漏诊在所难免,复杂的影像表现也让我们初学者的报告逻辑混乱时有发生。虽报告审核任务繁重,龙老师却从不一改了之;碰到典型的、有教学价值的病例,他会把我们叫到身边,抽丝剥茧般地从复杂的影像征象中提取出最关键的几点,颇有"山重水复疑无路,柳暗花明又一村"的豁然开朗之感。回味一下,我们逐渐感受到影像报告确实不是单纯的看图说话,其中蕴含着思考、推理、分析、总结,每一份报告都是一次完整的解题过程,都是我们医者仁心的凝集。潜移默化和言传身教中,龙老师给我们的印象是睿智、专业的影像人。

在日常学习的督导中,龙老师也丝毫不放松。如偶遇时,如果他恰好有空,可能会把你叫过去聊聊最近有什么学习心得,有没有不理解的问题;下班后,我们有时也会收到他发来的信息,鼓励的同时也是鞭策我们不能放松,要保持学习的热情,保持持续前进的状态;在组会中,龙老师的点评、讨论独到而专注。湘雅医院高手如云,龙老师曾两度荣获湘雅医院"十佳医师",湘雅人评价他"不仅人品好,专业技术也特别过硬"。我们羡慕、佩服龙老师的专业水准,但他告诉我们,只要努力,未来我们完全可以超过他。此时龙老师给我们的印象是和蔼可亲的学习榜样。

工作的压力、生活的烦恼、未来的不确定性,总是会给我们很多的困扰。我们这批年轻的住培学员,思想偶波动,心绪难平,困扰颇多。龙老师不回避、不弹压,他组织我们去郊游,促膝谈心。他平静又自豪地向我们回忆自己的年轻时光,叙述自己的成长之路:讲到当年夜班的彻夜不眠,将一周来所有患者图像浏览一遍;讲到曾经对自己经手的所有影像报告的"锱铢必较";讲到对各种图像后处理技术的熟能生巧;还讲到他平时参与了医院最多的多学科会诊（MDT）团队……他说："年轻人一定要管理好时间，均衡发展；如果让自己不停地去奋斗，自然也无暇去顾及那些恼人的浮云。"这可能是龙老师跟我们说过的最有诗意的话了，这个时候，龙老师在我们心中是贴心、励志的激励者。

顺利通过结业考试，尽快拿到执业证书，对于每个住培学员而言都非常重要，也是龙老师作为主管住培教学主任非常关注的事情。我今年要参加结业考核，还在春节期间时，在收到龙老师新年电话问候的同时，也收到了他对我考试准备情况的询问，他嘱咐我利用好疫情期间在家的这段时间积极做好准备，确保顺利通过。后来我知道，受此特别问候的不仅仅是我，还包括我其他同学。湘雅医院放射科连续3年来结业考核通过率都是100%，我想这与龙老师的直接督促是分不开的。这里，龙老师给我们印象是严格、有力的督导者。

龙老师作为放射科分管医疗的副主任，他总是全天候忙碌的。他习惯于提前到岗，推迟下班，我们经常看到他身先士卒、殚精竭虑、全力付出的身影：讨论病例、查找漏洞、处理突发情况、解决实际问题，在办公室、在阅片室、在扫描机房……巨大的考验来自2020年抗击新冠肺炎疫情的战斗。湘雅医院作为全省医疗行业的龙头，放射科作为CT筛查的排头兵，医疗质量不容有失，龙老师的压力有多大、工作有多重、作用有多大，自然是有目共睹的。从1月下旬起，他自觉放弃春节假期，每天都会来科室，到各个岗位场地转转，发现问题，思考对策。他一面落实医院下达的疫情防控工作要求，一面克服困难开拓创新工作机制，结合科室实际情况，建立了多条新冠病毒流行期间的特别医疗工作制度，如志愿者分梯队三班轮换制度、阳性影像表现即时报告制度与感染消毒工作日报制度等，切实保障我们科圆满完成任务。这里，龙主任给我们的印象是负责、高效的管理者。

更让人敬佩的是，在如此繁忙的疫情防控工作之余，龙老师还系统地总结了我们科既往影像报告中存在的一些共性问题，编印了一本口袋书《影像诊断报告质量提升：十日谈》。小到字词、标点用法，大到逻辑、篇章布局，用通俗易懂的语言和深刻鲜明的例子剖析了我们的不足，提出了未来改进的具体方向，把求真求确、必邃必专的湘雅精神融入日常报告书写工作的实践中。他举的很多例子的确让我们对自己的不足感到汗颜，但也让我们有了明确的改进方向。这里，龙老师给我们印象是细致、有心的指导者。

韩愈《师说》有云：师者，所以传道授业解惑也。这句话诠释了老师工作的多个方面。龙老师就是这样，为我们传学习之道、授影像之业、解成长之惑。能有机会跟在他身边学习和工作，是我莫大的幸福！遇到这样的老师做榜样，我三生有幸！

仁心仁术　匠心前行

——记中山大学孙逸仙纪念医院　　蒋龙元

古今中外,赞美老师的文章和著作可谓数不胜数,也许正是千千万万的人曾经倾情描述过,才会让同学们觉得面对题目时无从下笔。在与蒋龙元老师相处的日子里,我不仅收获了很多专业知识,明白了许多做人的道理,而且体会到了老师浓浓的关爱,积累了许许多多的感动,而这难忘的一切难以用三言两语或一篇文章表达。

初识老师

我是一名香港学生,因缘际遇之下报考了急诊医学专业型研究生,老师是蒋龙元教授。回想首次接触蒋老师是我研究生复试之际。在面试前,我反反复复地背着自己准备好的英文自我介绍,并一遍遍地梳理可能涉及的问题答案。但一进考场,看见坐在第一排非常严肃地看着我的老师们,脑子一下懵了,原本熟记于心的知识点在那一刻均烟消云散。我只能机械地背出自我介绍,紧张得满脸通红,蒋老师很和蔼地告诉我放松点,我们就聊聊天,就是这句话让我的紧张感逐渐消失,面试变得很顺畅。第二次接触蒋老师是来我们学校讲课,蒋老师在课上作《社区获得性肺炎的抗生素选择》的主题讲座,深入浅出、旁征博引的讲课风格瞬间收获一群"迷弟迷妹",同时引发了与会医生及同学们的热烈讨论及提问,蒋老师结合自身丰富的临床经验给出答案,获得满场掌声。我以即将成为蒋老师的研究生而感到自豪。

亲切指导

入学后我提前来急诊科熟悉临床工作,蒋老师鼓励我说:"在中山二院住培学习要仔细认真,临床是一门长期积累、反复学习的艺术。"他一边说一边给我列出书单,告诉我工作之余要抽时间看书,然后就如何处理工作、学习和生活的关系给出了建设性的建议,告诉我有什么困难可以跟老师提。

入科不久,蒋老师带着我出了一次门诊。这次门诊经历让我对蒋老师的记忆力和临床经验由衷敬佩。蒋老师和患者不像是医生和病患的关系,更像是在一起多年的好友一样。蒋老师会建议患者采取更加利于健康的生活方式;他会去了解患者的家庭关系,运用家庭的力量综合治疗;会把患者当成一个整体,而不只看到患者身上的疾病,把未发疾病遏制在摇篮中。看诊之后,蒋老师还跟我分析今天门诊的几个患者的病情,综合其家庭环境、饮食方式、人格特质,讲解诊断思路和治疗方案。我很诧异蒋老师除了记得每个患者的病情,甚至知道他们的家乡在哪、家庭情况、职业等。这次经历让我深深体会到何为医患沟通的艺术。

言传身教

时光如白驹过隙,我读研已近 1 年。其间在蒋老师耐心的指导和帮助下,经历了不少醍醐灌顶的时光。蒋老师作为中山二院急诊住培基地主任,对住培老师的带教及临床病例(无论是门诊还是住院)书写的严格要求全院闻名。

在急诊入科教育中,急诊病历的书写是必讲内容,蒋老师作为基地主任,尽管工作繁忙,但蒋老师常亲自给入科住培学员讲病历书写的规范,大到病历书写的逻辑及临床思路,小到标点符号,都严格要求规范。蒋老师要求我们必须扎实打好规范书写病历的基本功,强调病历书写的重要性:规范的病历书写不仅可以减少临床诊疗过程的错漏,避免医患矛盾纠纷,而且可以提高教学质量,为临床科研提供完整的资料,也是为培养未来优秀的临床带教老师打基础,必须传承严谨的病历书写传统。

蒋老师几乎每天都参加早晨的交接班,新来急诊轮转的医生交班时都有点紧张,因为蒋老师听交班时非常仔细,如消化道出血患者共几个、目前血红蛋白是多少、抢救患者的处理过程等,几乎记得一字不差,而且询问值班医生患者夜间出现的病情变化的原因、处理方法及效果,并对其逐一分析。教学查房时,蒋老师会特别讲解危重疑难患者需要注意的临床细节问题,如电击伤患者的电击入口及出口的特点、经过的通路、推测可能损伤的脏器、避免遗漏重要器官的潜在损伤;溺水患者溺于海水及淡水的不同病理生理变化及治疗方式差异等。每一次教学查房,我都深刻体会到蒋老师在践行仔仔细细收集临床资料、关注每一个医学指标及患者病情变化背后的意义,其对每一个患者的病情及治疗把握得几乎毫厘不差。

另外,急诊科住培的带教是最规范的科室之一。蒋老师非常注重住培老师的带教能力及住培学员临床思维的培养,每周都有两次小讲课,疑难病例讨论要求所有轮转医生积极参与、认真思考并发言。住培学员出入科及轮转期间至少有 3 次临床技能培训,可为学员规范每一个动作。在急诊学习期间,每个住培学员无论在临床思维、临床技能方面,还是在危急重症的处理方面,都受益匪浅。

循循教导

刚开始思考毕业课题时,我对心血管疾病充满兴趣,打算毕业课题从心血管疾病入手,但苦恼于找不到研究思路及创新点。蒋老师不但推荐给我心血管方面的书籍,还建议我细读最新版心血管疾病诊疗指南,多多阅读英文文献,从中获取思路,并提醒我研究课题一定要具备临床意义。在研究课题的过程中,蒋老师认真阅读了我的开题报告,发现了研究思路的问题,并提出了较多实质性的建议。我非常感激蒋老师在我研究生阶段给予的帮助。

医者无畏

2020年初,武汉疫情暴发,新冠肺炎的阴霾笼罩着祖国大地。广州外来人口众多,与武汉来往密切,随时可能成为新冠肺炎重疫区。医院将发热门诊及隔离病区临时归急诊科统一管理,这是医院防疫抗疫的最前线。急诊科病员繁杂,病情危重,且在抗疫初期防护物资短缺,无时无刻不充斥着感染的风险。蒋老师和科室同事们并肩作战,亲临发热门诊、隔离病区抗疫一线,并毅然决然于1月17日上午在医院礼堂宣讲新冠肺炎的诊治知识。蒋老师心系武汉疫区人民,在急诊科人力紧张的情形下毅然派出了"4医9护"的骨干救援队伍驰援武汉抗疫。

蒋老师对待临床和学术态度严谨;对待学生一方面要求严格,一方面又无微不至。这样的事例还有很多很多,它们都会珍藏在我的脑海里。有人说老师是良师益友,也有人说老师是人生的灯塔,更有人把老师比喻成慈父。而我要说,我的老师兼具这一切,令我感动,令我难忘!

我在医路上的"大管家"
——记香港大学深圳医院　白明珠

（陈萌萌　香港大学深圳医院）

白明珠教授是香港大学深圳医院内科主管、肾脏内科顾问医师,同时也是内科住院医师规范化培训基地负责人。白教授是内科的"大管家",负责内科临床、科研、教学等各方面的行政事务,同时也是医院助理院长,主管医院病人关系科,负责医患沟通等事务。

对于内科住培学员而言,白教授是一位亲切而严格的大家长,从进入培训的见面会开始,白教授获悉并记住了我们每位住培学员的名字,熟悉我们的亚专科和分配的导师,了解各人的性格。在近2年的培训时间里,白教授关心每位内科住培学员的工作、学习和生活情况,领导并陪伴着大家成长。

白教授有出色的教育引导和组织管理能力,重视住培学员和培训工作,并承担着临床一线的教学工作。在进入培训时,她带领大家认识了各科香港教授,根据每个人的专业和兴趣为大家分配了高年资内地带教老师和香港带教老师,明确了带教老师的职责,鼓励住培学员时时与带教老师分享培训期间临床工作和生活上的困惑,从而及时解决问题。在培训过程中，她不时召集带教老师和住培学员开座谈会，了解各位住培学员工作和学习状态。她关心每位住培学员的成长，主动了解大家的学习、思想动态，及时为大家解决学习中的疑难问题。作为病人关系科负责人，她在传授理论知识和临床能力的同时，还注重对住培学员进行医学职业道德教育和医患沟通教育，教导我们尊重和爱护患者，传授我们医患沟通技巧及如何做好自我保护。

白教授重视教学方法，结合临床教学查房、疑难病例讨论、手术示教、小讲课、专题学术讲座、多学科会诊、临床技能操作训练等教学机会，引导住培学员独立思考。在指导临床诊治时，她把诊治的知识和经验、与患者沟通的技巧等内容教给我们，把从医执教的所学、所知、所悟毫无保留地传授给我们。她鼓励我们学习医学英语，为我们提供良好的平台和机会。她邀请我们参加内地和香港的学术会议，并亲自购买香港医学教材供我们学习，还让我们观看香港玛丽医院内科病例讨论视频会议……这些平台向我们展示了多元化的医学教育和临床实践风采。

白教授同毕业后教育办公室一同制定了有效的激励政策，对住培学员与带教师资起到积极的引导作用。在住培学员培训方面，医院出台了住培学员绩效奖励制度，将住培学员的工作表现纳入绩效奖励考核体系中，制定了月量化考核、半年度量化考核、月绩效奖金发放、年终绩效奖金发放、临床专项技能竞赛等一系列激励措施，增强了住培学员认真培训的动力，调动了我们工作和学习的积极性，提高了培训效果。同时，她也对带教老师提出要求，希望严格按照学员表现进行考核评分，为培训的制度化和规范化提供了保障。

白教授作为医院助理院长和内科基地负责人，参与建立医院规范、培训体系和组织管理架构，指导内科专业基地负责成员的构建。

目前，内科基地是以基地主任和基地秘书为干事，负责内科住培学员培训的重要事务，各科的教学主任、教学秘书及带教老师参与具体临床实践培训。白教授重视住培师资培养和住培带教团队的建设，鼓励内科高年资医生积极参与住培学员的培训和管理；定期选送带教老师参加各级各类住培学习班；在院内组织开展住培师资培训班，邀请资深培训专家对青年师资进行培训；参加并主办全国住培师资讨论会议，加强交流沟通，提升住培带教师资队伍的整体素质和业务水平。在优良培训师资的带领和严格规范的考核管理下，我们临床诊断思维能力得到显著提高，临床实践能力明显增强，形成了较规范的临床诊疗行为，能够在上级医师的指导下完成独立管床、独立值班、独立进行临床常见病的常规诊疗和技能操作等，并在深圳市的多项临床技能竞赛中获得佳绩。

总的来说，白明珠教授是一位认真负责、医术精湛的临床医生，是一位亲切和蔼、事必躬亲的"大管家"，也是一位优秀的住培基地负责人。

全面引导和帮助住培学员的良师益友

——记南宁市第二人民医院　丁可

（覃秘　　南宁市第二人民医院）

春蚕一生没说过自诩的话，但吐出的银丝就是丈量生命价值的尺子；敬爱的老师，从未在别人面前炫耀过，但那盛开的桃李，就是对他最高的评价。我的老师就是南宁市第二人民医院放射专业基地主任丁可。他身上有太多的称号："全国劳动模范""中国好医生""先进工作者"等，但在我心中，他更是一位好老师！

第一次见到丁老师时的情景历历在目。在新入职住培学员宣誓大会上，他作为医院先进科室主任、优秀员工发言，精干的着装、激情的演讲及为人师表的庄重，让我坚定了自己的选择。经过近 2 年的住院医师规范化培训，更让我为有这样一位老师而骄傲。他扎实的理论基础、兢兢业业的工作态度、高超的医疗技术，都让我们为之钦佩。他悉心传道授业解惑，不断地鞭策学生们努力上进；他细心关照科室每位员工和住培学员的生活情况，完善学员激励措施，帮助我们解决了生活上的经济压力。他是良师，更是益友。

一名医学毕业生要快速成长为专业医疗水平过硬的医生，住院医师规范化培训是一个极为重要的过程。丁老师作为放射专业基地主任，具有出色的教育指导和组织管理能力，教学严谨，带教经验丰富，不仅个人能力出众，更带领科室积极响应国家住培政策，建立科室教学体系，规范专业住培基地管理。

每天早交班的疑难病例读片及每月 2 次对住培学员的能力考核，让我们建立起疾病影像诊断的思路。通过提问，充分了解每个住培学员对于专业知识及疾病诊断的水平。在每次讨论最后，丁老师及科内高年资医生都会进行总结发言，从影像特征、分析思路到鉴别诊断，进一步提高我们对影像诊断的思路。科室老师及各个住培学员进行业务学习及小讲课，巩固了我们的基础知识。

记得有一次教学读片，病例是一位 18 岁怀疑骨肿瘤的男性患者，在我院进行了CT、MRI 等检查，患者家属非常担心。科室里的住培学员和其他老师们分析患者影像后，考虑诊断为慢性骨髓炎。在丁老师看了影像检查后，细心询问患者病史，分析出患者一系列影像检查的特点，最后诊断为骨样骨瘤，患者按照丁老师给出的诊断进行治疗后，症状明显好转。丁老师扎实的理论基础及对疾病影像表现一针见血的分析，让我们在一次又一次的学习中不断地提高自己。通过以上系统的讨论学习，结合工作实践中点滴的观察积累总结，我们都取得了良好的培训效果。同时，丁老师凭借不懈的努力和无私的奉献精神，赢得了放射界同行的肯定，也得到各临床科室的认可。

2020 年新冠肺炎疫情打乱了大家的生活和工作节奏。丁老师作为南宁市新冠肺炎疫情防控救治专家组成员，同时作为一名党支部书记，毅然放弃了自己的假期，坚守岗位，承担所在片区和市级医疗机构发热患者的 CT 会诊工作，参与我院疑似及确诊病例患者的 CT 影像诊断。他以身作则带领科室奋战在新冠肺炎抗疫一线，而且向国家捐赠一个月的党支部书记补贴，用于新冠肺炎疫情防控工作；在抗疫这场战争中，我院积极响应市直机关工委和市卫生健康委党组倡议，丁老师作为科室带头人，积极响应，慷慨解囊。"我志愿献身医学，热爱祖国，忠于人民，恪守医德，尊师守纪，刻苦钻研，孜孜不倦，精益求精，全面发展。我决心竭尽全力除人类之病痛，助健康之完美，维护医术的圣洁和荣誉，救死扶伤，不辞艰辛，执着追求，为祖国医药卫生事业的发展和人类身心健康奋斗终生。"当初的医学誓言不断回荡在耳边，丁老师以自己的一言一行为我们树立榜样，对我们进行潜移默化的教育，激励我们在未来的行医路途中，不忘初心，勇往直前。

身为世范，为人师表，用这句话来形容他再恰当不过了。丁老师对自己的医德、医术一直有严格的要求。他很忙，为了不断提高自己，常常工作到深夜；他很忙，但他从不轻易缺席科室每一次教学活动；他很忙，但每一次向他请教问题，他总能耐心分析解答。正因为有许许多多像他一样的老师，用职业道德、医学理念、教学精神不断鼓舞着身边的每一个住培学员，把自己的知识和本领毫无保留地传授给我们，才能使我们年轻医生在未来的职业道路上走得更长更久。

你的样子，是我想要成为的样子

——记陆军军医大学第一附属医院　　毛青

（刘忠伟　　陆军军医大学第一附属医院）

2020 年的鞭炮声还未响起，疫情的警钟就已拉响。一场没有硝烟的战争蔓延在九州大地上，及时佩戴口罩是全国人民共同参战役的决心。所有医护人员整装待发，与新冠肺炎疫情殊死搏斗，奋勇抵抗。在我心里，有一个抗疫英雄，令我敬佩。曾记否，"非典"肆虐，人心惶惶，他用平凡的双手点亮爱与希望的火光；观当下，新冠战役，步履维艰，他用单薄的身躯撑起中华民族的脊梁。

他，从事感染病临床工作 30 余年，是国内著名的感染病权威专家，多次参与新发感染病防治任务，撰写了许多有关感染病临床课题的报道。在此次新冠肺炎的防治工作中，他前往武汉火神山医院，带领团队实现了"打胜仗，零感染"的目标。他就是我的导师，陆军军医大学第一附属医院感染病科主任毛青教授。

学贵得师，从师必严

危难之际，他从不退让；世间太平时，他教书育人。临床工作不同于课堂，一个优秀的住培带教老师，既要结合具体病例讲解、传授专业知识，也需要通过适当引导，给住培学员适度的医疗主动权，引导其通过制订医疗方案等过程主动学习。毛主任总是给予学员高度的耐心，他要求每名住培学员都要单独管理患者，每天上午的查房是我们一天中最忙碌、最充实的时刻。查房结束，毛主任总是会把大家聚集在一起，针对感染科常见疾病的诊治进行讨论，同时也会时不时地停下来告诉我们自己的思路，详细地向我们讲解常见感染性疾病诊断的逻辑推理，一步步引导，激发出我们的学习热情，让我们在繁忙的临床工作中体验到学习的乐趣。

作为年轻的住培学员，我们有过不少的迷茫和困惑。面对我们的请教，他总是知无不言，言无不尽。临床工作中，毛主任总会鼓励我们多与患者沟通交流，主动了解患者情况，学习为患者制订个性化治疗方案，并对慢性病患者积极宣教，指导他们院外的生活方式，从而起到辅助治疗的效果。科室里每周的讲课和住培学员的病例分享会，让我们养成随访疑难与经典病例的好习惯；老师们也会分享自己的诊疗技巧，为我们提供了宝贵的经验。他时刻了解我们的学习动态，要求我们阅读相关医学文献，开拓视野，培养科研思维。

大医精诚，止于至善

临床上我们会遇到各种形形色色的患者及家属，由于患方的文化水平不一，医生有时候会花很多时间在医患沟通上。有些患者家属会对同一个问题反反复复地问，在我们已经厌烦的时候，毛主任总会耐心细致地给患者家属一次又一次地交代病情。当得知患者家庭条件困难时，毛主任会告知免费临床药物试验的途径，以减轻经济压力；当患者迷茫沮丧时，毛主任总会去安慰和鼓励，以他的诙谐幽默感染患者，给患者信心；当患者病情加重时，毛主任总会迅速出现在患者身边，与患者家属详细沟通病情，让其心中有数。很多患者在好转或治愈出院时都会怀着感激之情当面向毛主任道别，一句简简单单的"谢谢"，我们听起来却格外舒心；一句"好多了"，让我们觉得再多的付出也很值得。

面对疫情，责无旁贷

2020年除夕，凌晨4点左右，毛主任接到电话，"任务来了，马上就要走，你看谁去好？"没等电话那头说完，毛主任打断道："那肯定我去！我就是搞传染病防治专业出身，别人是奉献，对我，就是责无旁贷。"我对他肃然起敬。不仅如此，他还参加过抗击"非典"、阻击禽流感、去非洲执行援助利比里亚抗击埃博拉疫情的医疗任务，与高危污染物、烈性病毒打了30多年交道。毛主任曾说过："一个军医，如果终其一生不能亲自上战场，那他会非常遗憾。"在他的心里，抗击传染病疫情是他一生的事业，他从未有丝毫退缩。

他默默地为抗击传染病疫情付出自己的年华与岁月,这位抗疫英雄给我上了一堂名为"责任与义务"的课,在他身上我看到了责无旁贷、舍我其谁的勇气和担当。

毛主任今年56岁,是此次新冠病毒易感人群,可我们从未在他的脸上看到丝毫恐慌。在今年武汉病区的防控中心,他第一个走进病房,对患者而言,是给予他们关怀和关爱,而对抗疫战士来说,是给足他们信心和勇气。他说:"我们在抗击传染病方面有许多经验,但不是所有队员都在传染病科工作过。所以我要第一个进去,要给大家一些信心。"湖北武汉防控疫情形势逐渐严峻,许多医护人员在隔离病房,穿防护服时间长了就会感到头晕、恶心,许多年轻人都受不了。而毛主任每天都要进去查房,有时候一天会进去两三次,他说:"我要做给大家看,按我的方法来,才能确保安全。我的职责不仅是救死扶伤,更要保护其他医护人员的安全。"毛主任把自己的生死置之度外,只为保护更多的人,这是何等的英雄气概啊!作为一名医护人员,在他身上我受益良多。

身为全军感染病研究所所长,他除了治病救人,还承担防控感染指导工作,每天和战友讨论疫情,没有丝毫懈怠。这一切,他从来不觉得辛苦,在死神手上抢回不计其数的生命,这些数字就是他整个人生的重量。

这个世界从不缺乏完美的人,而是缺少从心底里给出真心、正义、无畏与同情的人。而毛主任就是这样的人,他是我学习的榜样,是我心中的好老师,我从心底敬重他、钦佩他,他的样子,就是以后我想成为的样子。

不忘医者初心　牢记育人使命

——记攀枝花市中心医院　赵晨阳

（何吉鑫　攀枝花市中心医院）

一位好老师,是学生人生道路岔口上的风向标,为我们指明方向;是迷茫困境中的一盏明灯,为我们照亮黑暗。经师易遇,人师难遭,相信在很多住培学员心中都有一位良师益友。作为一名参加住培近两年的"老"住院医师,很荣幸也遇到了经常教导我、帮助我的这盏明灯,他就是攀枝花市中心医院骨科脊柱关节病区主任赵晨阳。

赵晨阳主任医师是一位优秀的住培带教老师。他专业基本功扎实,业务技能熟练。他自从担任主任医师、病区主任以来,坚持抓业务发展,积极参加院、科内外各种疑难病症会诊讨论,一直在临床一线工作,并做出了一定成绩。自从2001年进修血管外科以来,他率先在攀西地区开展了周围血管疾病的诊断和外科治疗,并开展了"股静脉瓣膜腔内修补成形术""血栓后遗综合征人造血管或自体大隐静脉转流术""上腔静脉综合征颈内静脉右心房转流术""腹主动脉及髂总动脉瘤切除人造血管置换术""动脉硬化闭塞人造血管搭桥术及内膜剥脱术""血栓闭塞性脉管炎分期静脉动脉化手术""球囊导管取栓术"等新技术;开展了"主动脉夹层动脉瘤覆膜支架隔绝术"等重大手术;主持并成功抢救颈总动脉断裂危重病例。

他为攀西地区周围血管外科做出了积极贡献,获得了良好的社会效益和经济效益。自从 2005 年进修脊柱外科以来,他熟练掌握并独立操作脊柱内镜、经皮脊柱内固定术、脊柱前路及后路内固定融合术、骨盆骨折切开复位内固定术、脊柱骨盆肿瘤切除重建术、重度脊柱侧弯畸形矫正术等脊柱专业重大手术。他主持骨科及血管外科疑难重症患者的会诊诊治工作,主持或协调科室行政工作安排。他工作积极、主动,表现突出,专业知识全面,尤其在脊柱退行性疾病、脊柱畸形、脊柱脊髓损伤及周围血管疾病的诊治方面,居同级医院领先水平。

他在任职期内,有十余篇论文在国家级、省级专业杂志发表(均为第一作者),多篇论文在省、市级学术大会交流。他历任四川省医学会骨科专业委员会委员及脊柱学组委员,四川省医师协会骨科专业委员会委员、血管外科专业委员会委员,四川省康复医学会脊柱脊髓损伤专业委员会常委及腰椎学组副组长、骨科加速康复专业委员会委员,四川省老年医学会骨科专业委员会常委,中国医药教育协会骨科规范化培训四川基地委员,中国老年医学会周围血管管理分会委员,攀枝花市医学会骨科专业委员会副主任委员。

"人民医院,服务人民",在赵老师身上有着深刻的体现。作为带教老师,他心中始终秉承着"以教人者教己"的理念,在临床教学中不断地提高自己的业务能力和教学水平。他深知医学教育中临床是非常关键的,年轻的住培学员是未来的顶梁柱。教学查房时,他会先要求住培学员汇报病情、体格检查、说出自己的诊疗见解,之后他再认真评析,指出优点和不足,帮助学员形成自己独到的临床思维。他还对国内外最新的疾病研究成果及指南进行解读,开拓学员们的视野,并鼓励学员们多看文献,激发学员们的学习热情。

作为一名骨科脊柱专科医师,如果只看报告,不看 CT、MRI,注定当不了一名好医生。因此,工作中,赵老师每次都是先带领住培学员看患者的影像学资料,系统讲解、分析判断,然后再看报告,提高住培学员看片子的本领。这样严谨的教学态度不仅体现在临床教学上,也体现在理论教学上。每周一是科室的例行讲课,赵老师再忙也会挤出时间与学生互动学习,争取对每个轮转学员进行科室规范化培训,从脊柱专科体格检查,到中枢性神经疾病及周围性神经疾病的鉴别,生动形象地向学员展现疾病诊断及诊疗规范。

在整个带教过程中,赵老师始终注重学生临床思维的培养,善于引导学生不断从临床工作中发现问题、总结经验,使我们受益匪浅。而作为一名骨科脊柱专家,从医数十载,赵老师始终坚持"以患者为本,全心全意为人民服务"的理念,从来没有专家的架子,温和对待每一位患者,一视同仁,始终把患者的病痛放在第一位。他愿意为了一个素不相识的重症患者加班加点,看守到夜里。他也愿意为等待一个约好的门诊患者,耽误自己一整天的休息日;即使是那些对医生不友善甚至心存不良的患者,他都会用一颗包容善良的心去对待,绝不把情绪带到工作中去。

古人曾提到"学贵得师,亦贵得友"。良师,指点迷津;益友,犹共济者。赵老师在我心中不仅是工作学习上的良师益友,更是人生和思想上的导师。每当我对自己的职业生涯感到迷茫时,他总像一座浩瀚汪洋上的导航灯,照亮我前行的方向。当了解到我们住培学员的待遇时,他还时不时地予以我们经济上的帮助。"好老师"是每个为师者的追求。我认为好老师不在于阅历的深浅,不在于名气的大小,而在于质朴的信念与行动,在于学生的爱戴与敬仰。然而,就是这样一位优秀的老师,他把时间、精力都留给了患者和学生,却把孤独、寂寞留给了家人。

居里夫人曾说过:不管一个人取得多么值得骄傲的成绩,都应该饮水思源,应当记住是自己的老师为他的成长播下最初的种子。老师是我们人生中必不可少也不可替代的存在,对我们的成长有着不容忽视的意义。赵老师就是我心中的好老师。

薪火相传十六载　满园桃李争斗艳

——记贵州省人民医院　　章放香

（吴俣檞　　贵州省人民医院）

谆谆如父语,殷殷似友亲,章老师对我的关怀正如这般。

初来乍到,从一名本科生到省三甲医院参加住培,怀着忐忑与不安,我小心翼翼地去接触周围的人和事。三甲医院的工作情形和实习期间截然不同,患者多、疑难杂症多、紧急事务多,以及超负荷加班,这都让我彷徨和犹疑。

第一次和章老师见面是在入科培训的时候,章老师和蔼的面容已然令我忘却了科主任的威严和凌厉,亲切的笑容深深地感染着我,如同寒冬里暖阳一般,对于当时的我来说,如一颗定心丸让我愿意并且期待在这里学习与工作。此后的日子里,章老师经常嘘寒问暖,不管在工作上还是在生活中,如同亲友一般照顾着我,陌生的环境也变得好适应了。

仰之弥高,钻之弥坚,章老师在学科领域的钻研正如这般。

从事麻醉专业数十载,章老师获得的荣誉令人瞩目,科主任、研究生导师、三级教授、中华医学会麻醉学分会委员及骨科学组副组长、中国医师协会麻醉学医师分会委员等一系列"标签"，都显示章老师已处在中国麻醉医生的前列，是如今麻醉界的中流砥柱。章老师心系学科前沿研究，求知若渴，不辞辛苦，积极参加各项学术会议和论坛。对于自己未涉及的科研领域，章老师不耻下问，不断更新知识储备，让自己的知识技能与创新齐驱，与时代并进。

随风潜入夜，润物细无声。章老师对我的指导正如这般。

科室每周都有两次晨课，章老师每次都会就授课内容进行更深度地讲解，并且结合临床案例及相关文献研究做出拓展，让我如沐春风。晨课上，章老师会选择当日一般情况差的择期手术患者进行讨论，不管是麻醉前准备，还是插管、术中器官功能维护、术后疼痛管理等，章老师都能提出自己独到的观点和方法。正是基于章老师丰富的知识积累和临床经验，让我在讨论中受益匪浅。

刚入科时，我的临床技能如动脉穿刺、中心静脉穿刺、腰椎穿刺等，完全停留在理论层面，章老师给了我多次操作的机会。在她悉心的指导之下，我的技能现在已经进步很多了。章老师每个月都会抽出时间关心我的学习情况，对于我困惑的地方，她都能及时帮我解答。临床工作中，章老师总是亲力亲为，密切关注每一个环节。让我印象深刻的是一位冠心病合并睡眠呼吸暂停综合征的患者，章老师结合患者病情所采取的精细的疼痛管理让患者在术后很舒适，这正紧密地贴合了舒适化麻醉及加速康复外科的核心理念，极大地维护了患者的利益。我们大多数人在工作中一般都会选择普遍适用的术后镇痛方案，但是章老师运用了多模式镇痛、超前镇痛以及术后个体化镇痛方案，这对患者而言无疑是更安全有效的。

除了科里的教学，章老师还奔波于各个地方参加社会公益活动，包括心肺复苏入警营、下乡指导县级医院工作等。章老师的管理理念及社会责任感值得我学习，让我深深地感受到麻醉不是一个机械化的工作，而是一个需要投入思考、付出关爱的事业。不止口授相传，章老师身体力行践行着的使命感和责任感掷地有声，每一次的传道、授业、解惑都振聋发聩。

半亩方塘长流水，呕心沥血育新苗，章老师对年轻医生的培养正如这般。

章老师作为科室领头人，给年轻医生极大的鼓舞。她把培养优秀的住培学员视为重任，把对住培学员的教学放在重要位置，根据住培学员的实际情况来栽培，给了年轻医生极大地空间来提升自己。章老师虽然每日都忙于处理科里的大小事务，但她仍然不忘督促住培学员学习、进步，鼓励住培学员扎实理论学习、夯实临床技能、提高科研能力，定期对住培学员考核以因材施教。做好科里的带教工作是章老师布置给每一位高年资麻醉科医生的任务，让每一位住培学员的三年学习时光都不憾此行，走出省医的大门之后，仍然能做一名服务于群众、奉献于社会的优秀麻醉科医生。

春蚕到死丝方尽，蜡炬成灰泪始干。新的一年，又来了一批住培学员，老师的脸上又泛起了熟悉的笑容，我知道，章老师的授业、解惑之路还在继续……

检验人身　人生检验

——记昆明医科大学第二附属医院　　王玉明

　　本科毕业以后,我选择报考了昆明医科大学第二附属医院检验医学专业的住院医师规范化培训。得知导师是检验科主任王玉明教授,我心里不禁忐忑不安。王主任是知名的检验医学专家,他既是科主任,又是昆明医科大学检验专业主任、博士生导师,会有时间和精力管我吗?!

　　开学进入检验科参加岗前培训,第一次见到了王主任,他和我想象中完全不同,没有严肃刻板、高高在上,而是亲切随和、笑容可掬,感觉像一位可爱的长者,仿佛正在用春风化雨、润物无声的方法教导我们。他说道:"我是你们的老师,也是你们的朋友。我会把我所有的知识传授给你们,希望你们三年住培结业后,成为一名专业技术精湛、医德高尚的检验医师! 希望你们以后会明白检验人身、人生检验的道理。"我深深地记住了这些话,这些话一直指引着我完成学业。

　　轮转期间,王主任以身作则,严格履行导师角色。根据培训细则,检验医学专业住培学员需要在肾内科、内分泌科、消化内科、血液科和心内科轮转。为保证教学质量,提升学员归属感,提高带教老师的责任感,专业基地实行"双师"管理制度。每一名学员住培期间配备1名导师和多个带教老师。带教老师由住培学员轮转到的科室指派,由从事本专业技术5年以上的主治医师及以上的人员承担,主要负责住培学员在本科内轮转期间的培训,以及考核评价。我体会到检验科专业的"双师"制度,既能责任到人,又能使住培学员在各科室轮转期间得到有效管理和监督,确保培训过程的完善和教学质量。

　　教学活动是我们培训的重中之重,王主任带领检验医学专业构建了多层次分级教学模式,开展以"岗前培训—教学活动(教学查房、疑难病例讨论、小讲座)—专业课程理论、技能授课培训—结业考前培训"等多层次分级教学模式。学员入科时进行入科教育,让学员对其将要面对的培训做到心中有数,确立全心全意为患者服务的医德医风。培训期间,按计划开展教学查房、疑难病例讨论、小讲座等教学活动。对不同年级学员进行不同层次的分层教育,一年级住培学员参与医院公共课程培训,二年级住培学员进行专业理论及技能授课培训,三年级住培学员加强结业考核及临床技能培训。同时,在导师或带教老师的指导下,三年级住培学员给一、二年级学员进行小讲课,培训其教学能力。与在其他医院一起培训的学员相比,我感觉非常幸运,专业技术水平得到更加规范、系统的提升。经过严格、系统的培训,我获得了医院年度住院医师优秀奖。

　　实践教学的过程考核与理论考核存在极大的不同,环节多、流程复杂。但王主任根据国家检验医学科住院医师培养及考核要求,结合检验医学科医师岗位胜任力,确定考核总目标,制订考核计划,建立日常考核、出科考核、年度考核、结业模拟考核等考核管理制度,采用迷你临床演练评估(mini-CEX)、操作技能直接观察评估(DOPS)、客观结构化临床考试(OSCE)等多种考核方式,对住培学员从综合素质、医疗能力、科研教学上进行多维度考核评价。日常考核主要根据住培学员在日常工作中表现出来的医德医风、沟通能力、专业能力,结合参加教学活动、考勤、完成日常医疗活动等给予评价。日常考核融入培训过程中,能够及时掌握住培学员的学习情况,以及时纠正错误,或加强培训。出科考核、年度考核、结业模拟考核则采取理论、技能两种考核方式,技能考核模拟结业考核,进行多站点考核,对考核中学员暴露的问题及时反馈、纠正,以考代练,切实提高了我们的培训质量和结业考核通过率。同时,检验专业根据各种考核,每年遴选院级、专业优秀学员,给予我们精神、物质上的鼓励。

转眼间三年过去了,回想当初入学的忐忑心情,对照现在扎实的技术、患者满意的眼光,我不禁回想起王主任那句"检验人身、人生检验"的话,我会坚定地沿着它走下去……

生命中的第一缕曙光

——记西藏自治区人民医院　　巴桑顿珠

人们常说,老师是蜡烛,是园丁,他们用自己的汗水把我们这些小树苗培养成人。在我看来,老师更是我生命中的第一缕曙光,他为我照亮了前行的道路,为我指明方向,帮助我寻找人生的真谛。有这么一位好老师,对我现在的工作、未来的发展及今后的医学生涯产生了巨大的影响。他就是西藏自治区人民医院普外科主任、我住培阶段的恩师——巴桑顿珠。

住培工作的目标是通过规范化、标准化的临床实践训练,将临床医学毕业生逐步淬炼成均质化的好医生。巴桑顿珠老师认为,住培工作要想达到规范化和同质化,就要在带教工作中从严、从细要求,言传身教,持之以恒。在这个过程中,带教老师的言传身教尤为关键,可以说,优秀的住培师资队伍是实现培养均质化好医生的根本保障。

巴桑顿珠老师就是这样一位优秀的住培带教老师,他所在的西藏自治区人民医院,由于最初缺乏统一规范的培养模式,欠缺考核标准及制度,学员基本呈分散式培训。巴桑顿珠老师作为外科教研室主任,他不惜牺牲自己的业余时间,制订大外科住培学员培养方案——选择临床经验丰富、热心教学的骨干教师为核心组建管理小组,用以指导和监督临床培训的全过程。同时,制订专业化、规范化的临床技能培养和培训计划,借鉴360度评价体系制订考核指标和监控机制,监督住培学员的选择、培训和预期进展等。

管理小组强调住培学员的综合素质,采用基于能力的培养模式,通过不断完善培养体制,围绕存在的问题,严把监督和考核关,使外科方向的住培学员得到了充分的技能锻炼和发展。学员们执业医师考试和住培结业理论考核、技能考核的通过率逐年攀升。

从医 20 余年,巴桑顿珠老师以真诚的医者仁心,享受着作为普通医生的辛苦和快乐,始终以严谨、求精、真诚、奉献的工作作风,承载着医生的使命、责任和担当。作为西藏自治区人民医院普外科主任,他长期工作在第一线,积累了丰富的临床经验,具有较高的学术造诣。同时,他坚守教育教学一线,悉心担任临床授课、带教、培训工作,高质量地完成教育教学工作任务。学生眼里的巴桑顿珠老师,也以"严厉、严谨"而著称。他热爱住培事业,深知对于年轻医生来讲,重要的是打基础。因此,他在知识技能掌握方面要求从细、从严,及时提醒并全面传授病情变化及应对意外情况的处置措施,使学员学有所获。他最常说的话是"严谨、认真",强调医生面对的是生命,医疗行业绝对不能犯错,面对患者的时候容不得半点马虎,因为没有重来的机会。

为了帮助住培学员练就扎实的临床技能,他从细节做起,言传身教,包括询问和了解病史的本领、及时密切观察病情的本领、密切关注用药前后变化的本领、在瞬息万变的病情变化中判断种种可能性的本领及与患者沟通的本领。他通过交班、查房、病例讨论等形式严格管理,动态观察每一位住培学员的成长变化,及时表扬和指出不足,让大家感受到这是一种关爱。他以坦诚换来理解和信任,以严谨换来住培学员诊疗水平的提高。

巴桑顿珠老师也非常重视住培学员在科室轮转中的学习表现。他认为,熟悉各科常见病、多发病的诊断、处理等临床技能非常重要。作为普外科医生,如果只看报告不看腹部平片及 CT,注定当不了好医生。因此,在日常工作中,他每次都是先给住培学员讲解影像学资料,然后再看报告。

他非常关心住培学员,注重发挥每个年轻医师的特长,经常与来自各专业的住培学员共同讨论病情,并对其给予充分的肯定,激励年轻人发挥优势。经过业务讨论,促进住培学员学会运用知识和经验,也是他培养学员良好思维方法的途径。巴桑顿珠老师说:"深度思考比勤奋更重要,临床医生要养成'反刍'的习惯。每天晚上想想今天做过的事,哪些事做好了,哪里有欠缺,不断地总结,精益求精,严谨求实。"

普外科作为急诊手术较多的科室,当巴桑顿珠老师值班时,对于急诊科转来的急性阑尾炎、肠梗阻或者是胃肠道穿孔患者,他都会亲自细心地从疾病的临床特点、诊断、鉴别诊断和治疗一一讲起,不厌其烦。

巴桑顿珠老师有为人师表、言传身教、恪尽职守、乐于奉献的优秀品德;他理解、关心、爱护年轻住培学员,有热心帮助住培学员成长的人文情操;他有刻苦钻研、精益求精、严谨求实的敬业精神;他有坚持以问题为导向的教学理念和不断探索、持之以恒的创新精神。正是因为有许许多多像巴桑顿珠老师这样的医者,他们用医学理念、职业道德和教学精神影响着身边的每一个住培学员,才能使年轻医师在职业道路上自信前行。

巴桑顿珠老师就像是我生命中清晨的第一道曙光,照亮我前行。他教会我,要行医先做人,一切从患者的角度出发,成为一位优秀合格的人民医生。在工作中,他帮助我建立起了正确的临床思维,对我未来医学生涯的发展产生了巨大影响。

医学殿堂的领路人

——记新疆生产建设兵团医院　黄玉蓉

（刘小丽　　新疆生产建设兵团医院）

有一种人,其生命热情犹如茫茫海面的灯塔,可为迷失自我的人指引方向,使每一位亲近她的人都能感觉到人格魅力。我很幸运,因为我的导师黄玉蓉副教授就是这样的人。

黄玉蓉副教授,46岁,中共党员,现任新疆生产建设兵团医院党委委员、副院长,中华医学会呼吸病学分会委员、结核病学分会青年委员,中国医师协会呼吸医师分会中青年医师工作委员会委员,中国睡眠研究会睡眠呼吸障碍专业委员会委员,中华医学会新疆分会呼吸病学专业委员会常务委员、结核病学专业委员会常务委员,新疆生产建设兵团医学会呼吸病学分会常务副主任委员,新疆生产建设兵团呼吸专科医联体执行秘书长,首届中国研究型医院学会睡眠医学专业委员会委员等职务。她从事呼吸专业医疗、教学和研究工作20余年,带领科室团队共同创新发展,使呼吸与危重症医学科成为兵团级临床重点专科及医院重点特色科室。2008年开始,她连续多年获得中华医学会专项基金、兵团级立项基金等项目支持,作为负责人前后主持并完成课题7项,其中国家级课题1项,省级课题5项,院级课题1项,并获得兵团级科技进步奖三等奖1项;以第一作者发表论文近40篇,其中国家级核心期刊10余篇;作为主编出版专著2部,参编2部。

她为人正直、诚恳,对待患者耐心、细心,办事雷厉风行。多年来,她工作兢兢业业,刻苦钻研,恪守职业道德,凭着熟练的技术、良好的道德及高尚的思想品质得到了领导和同行的赞誉、患者的认可和社会大众的好评。大音希声,大爱无痕,她用崇高的医德仁心、积极的开拓进取、高昂的敬业爱岗热情和默默的无私奉献精神化作了对这八个字的最好诠释。

始终坚守"医者父母心"

当她作为呼吸与危重症医学科主任时,每天早晨总是第一个出现在病房,详细询问患者及家属病情;下班时都会巡视一圈病房,遇到收治危重患者时都会把事情交代妥当。

她对患者病情的了解有时甚至超过管床医师。她视患者如亲人,无论病情轻重,都详尽介绍、耐心解释,时刻为患者着想,柔声安慰患者,消除患者不适应及紧张的情绪;为患者精打细算,节约医疗费用;在给患者诊治的同时,关注患者的心理变化。她始终认为一个亲切的笑脸、一个鼓励的眼神、一句温暖的问候、一个拉扶的细心动作本身就是一味对症良药,从而使自己赢得了患者的理解、支持与尊重,减少了医疗纠纷的发生,用高品质的医疗服务赢得了无数患者的赞誉。

爱岗敬业

2018年,黄玉蓉副教授因为工作劳累,突然病倒。但她仍坚持每天到科里查房,关心患者的情况,对待患者的病情比自己的病情更加重视。我们都很心疼,强制让她休息。她虽然不再来科里,但是每天都会向科里打电话询问患者收治情况及病情。有时去外地出差,她会通过电话或微信把患者情况了解得很清楚,回来第一时间去看看患者。在疫情期间,作为医院疫情防控工作负责人之一,她不惧艰难、勇挑重担,充分发挥呼吸与危重症专业特长,既当指挥员、又当战斗员,组建了专家医疗救护小组,建立健全了医护人员四个梯队的应急排班,做到了人员到位、物资保障到位。她完善了十二师隔离病区相关流程,强化了预检分诊,梳理了疫情防控流程,多次组织全员进行新冠肺炎相关知识及医护人员个人防护培训,做到人人考核过关。她带领全院医护人员夜以继日奋战在疫情防控第一线,从未放松警惕。

钻研科研,言传身教

在医学教育中,她深知临床实践是非常关键的,因此为科室发展制订一系列详细的方案,督促科室年轻医生不断深入学习本专业领域知识,培养年轻医生脚踏实地的工作作风,时常提醒大家工作中要有沉得住气、静得下心的态度。她给全科医生制订每周小讲课任务以及危重病例讨论,侧重于讲解最新指南与共识,并亲自做最后总结,旨在让每一位医生紧跟呼吸系统疾病的前沿,进而指导临床一线工作。每周查房,她为每一位临床医生答疑解惑,指导制订治疗方案。

人生在世,皆源于缘。经师易遇,人师难遭。我能成为黄玉蓉副教授的学生,十分感恩。我的导师不仅是临床导师,更是科研的启蒙老师,是她敦促着我走过了近三年的住培生涯。再大的风浪,我背后总有她;再波折的学习与生活,我背后总有她;再迷茫的奋斗,我背后总有她。她勤奋好学、严谨的科研态度和忘我的工作精神深深地感染了我;她渊博的知识、高尚的医德、精湛的医术、严谨的治学态度都是我今后学习的目标。她不但是我的老师,更是我的"女神"。

第四篇　优秀带教老师

德技同馨　春满杏林

——记首都医科大学附属北京天坛医院　赵性泉

（刘诗蒙　首都医科大学附属北京天坛医院）

　　2019 年春天，我留美攻读博士后。一次私人宴会上，一位来自中国高校的神经外科主任对我说："如果你想回国发展，我给你建议，天坛医院脑血管病全国第一！"在场的各专业华人医师也对天坛医院的神经学科表示一致认可。从那一刻起，北京天坛医院神经病学中心便成为我心中的学术圣地。2019 年仲夏，我拿着聘用通知，怀揣着建设祖国的热情和个人事业发展的梦想，坐上了从洛杉矶飞往首都北京的航班……

　　开始住院医师规范化培训后，我选择了神经脑血管病专业最重视临床、最善于临床的主任医师赵性泉教授作为我的临床导师。我深知，临床是根基，具备深大根基的滋养，才能绽放出科研创新的枝繁叶茂。令我感到万分幸运的是，赵性泉老师教给我的远远不只是诊疗技术。

　　我是天坛医院的新员工，对新的工作环境并不熟悉。每当同事们聊到我们的主任赵性泉老师，大家的评论惊人的一致：赵主任秉公刚正、为人宽厚、待人忠信。积善成德，而神明自得。他热爱岗位、踏实工作，带领同事们用辛劳的汗水建设起全国临床、科研双第一的最强科室，北京天坛医院神经病学中心快速崛起为巍然屹立于世界东方的学术坐标。

　　2020 年伊始，新冠肺炎疫情肆虐，这是对医疗系统的挑战，也是对每位医务人员职业生涯的挑战。赵性泉老师身为科室主任，没有任何特殊待遇，他戴着和同事们一样的防护用具，坚守在一线岗位。他还带领着科里的党员，轮流出急诊，接诊患者。我们年轻大夫笑谈，疫情最严峻的时候，北京天坛医院神经内科急诊队伍享受了特需门诊配置，患者只需要花急诊普通号的费用就能享受到专家级的诊疗品质。在赵性泉老师的表率下，危难面前虽然没有华丽的宣言和煽情的动员，却不乏一如既往的坚守岗位。在我看来，这就是秉持，是对职业道德最高水平的诠释。

　　赵性泉老师以自身经历教导我们，成为优秀医师必须具备踏实肯干的敬业精神和奉献精神。我问他："为什么您的临床能力那么好？我怎么能快速成长？"赵性泉老师说："因为我把经手的每一例患者的临床表现、体征、影像、治疗都掌握透了。临床能力的成长过程没有捷径，只有在实践中学习、在学习中实践，点滴积累方成江河。"同事们还开玩笑地形容他"每天 24 小时，除了睡觉时间以外，不是在医院，就是在去医院的路上。"是故无昏昏之事者，无赫赫之功。

　　我的成长道路上，见证过两类前辈。一类乐于公关，社会任职多如牛毛，他们的晋升之路扶摇直上,但业务水平却未必获得同行认可;另一类忠于临床、勤于科研,出诊、组会等平凡的日常工作安排雷打不动,他们用真才实学搭建坚固壁垒,业务能力获得同行的敬佩和掌声。赵性泉老师显然是后者,纵然有繁杂的管理、教学、科研、社会工作,但都不能打乱他每一项临床工作计划。在天坛医院的神经血管病多学科会诊上,疑难病例是否适合手术干预,不是神经外科专家决定,亦不是介入专家决定,而是神经内科专家赵性泉老师决定。因为手术大夫的技术只能保证完美的手术操作,而赵性泉老师的神内功底才能为患者的临床获益保驾护航。临床永远是根基,服务患者才是核心工作。赵性泉老师服务患者、忠于临床,用精湛的技术换来患者的信任和同道的尊重,为我辈之楷模。

我曾师从数位科研导师,赵性泉老师是我唯一的临床导师。赵性泉老师为人师表,教给我如何做一名医者。医者,德为大,对患者有悲悯之心,对同道有仁义之心。行医,须对平凡岗位不懈坚守,须踏实肯干而毫无捷径。

国难当头,我必须去前线

——记中国医学科学院北京协和医院　　吴东

(孙鹿希　　中国医学科学院北京协和医院)

"国难当头,协和人一定要有担当,我必须去前线。"说完这句话的第二天,在协和援鄂抗疫医疗队的合影里便看到了他的身影,他就是我非常敬重的一位师长——消化内科吴东老师。

言传身教,润物无声

初识吴东老师时,他已在协和工作 14 年,而我是一名刚刚来到内科的实习医师,在他负责的消化内科病房学习和工作。以患者为本,勤奋、奉献是吴东老师给我上的第一课。每天早晨 7 点他已经在病房巡视患者。每一位患者的病情、化验检查乃至个人和家庭情况他都了如指掌。他常强调,一定要真心尊重、平等对待每一位患者,所以晚上 9 点的病房仍能看到他和患者热情交谈。在繁忙高效的工作中,他始终保持严谨、求精的精神,对住培学员高标准、严要求。他非常重视对住培学员的知识、技能和基本功训练,善于引导他们说出个人见解,之后再认真评析,指出优点和不足,帮助住培学员形成正确的临床思维。

北京协和医院以诊治疑难重症而著称,消化内科更是如此。吴东老师始终把患者的安危放在第一位,面对急危重症、疑难病例时坚决迎难而上。让我印象最深刻的是2017年12月的一个傍晚,病房收治了一位腹泻3年、高热1周的24岁年轻女性。患者被诊断为未定型炎症性肠病合并肺部感染,辗转多家医院,病情迁延不愈。入院当晚病情迅速恶化,出现结肠穿孔、感染性休克、多脏器衰竭,病程中一度呼吸心跳骤停。吴东老师当机立断带领住培学员进行抢救,第一时间召集多学科急会诊,以最快速度实施急诊手术。抢救过程惊险曲折、困难重重,深夜他亲自推着患者的平车奔跑向手术间一幕,深深感动了患者家属和住培学员们。在之后两年多的时间里,患者病情仍有反复,诊治困难,吴东老师多次亲自到当地随访患者,并动员协和多学科讨论,经二次手术及强化治疗后,最终患者恢复良好。在漫长的诊疗和随访过程中,他坚持向所有参与患者诊治的住培学员更新临床情况,鼓励大家查阅文献,共同为患者出谋划策。这种全心全意救治患者,"不抛弃,不放弃"的精神,将是我今后从医路上努力的方向。在协和前辈们的影响下,我们也将沿着他们的足迹继续前行,治病救人。

孜孜不倦,精益求精

吴东老师将临床教学和思考延伸到了病房以外。他建立了一个微信工作群,这是住培学员非常珍惜的一个交流渠道。从建群至今两年多的时间里,这个群始终活跃,每逢住培学员遇到困难病例或医患沟通出现问题时,吴东老师都非常耐心地一一进行分析解答。他常将门诊、会诊遇到的典型或疑难病例发到群里,鼓励学员们进行探讨和共同学习。在他的指引下,常有抽丝剥茧、拨云见雾之感,讨论过的问题印象深刻,我在日后的工作中始终铭记在心。

同时,吴东老师还承担诊断学、内科学、临床流行病学等教学任务。他在工作之余笔耕不辍,常与我们分享他的教学成果。他的文章《从消化疾病特点评价住院医师内科临床思维训练》《临床决策原理及其能力培养》等,对于提升内科住培学员的临床思维能力大有裨益。他主译的《循证临床实践手册》已成为我们学习循证医学、解决临床问题的良好范本。

吴东老师临床经验丰富,科研能力很强,而且非常重视锻炼住培学员的学术研究能力。我曾和他探讨一例以痴呆为首发表现的结肠癌病例。他要求我对协和医院所有类似病例进行梳理总结,结合国内外文献,充分研究这一罕见现象的发病机理、鉴别诊断和治疗方案。在他的指导下我写成病例报道,已被《中华内科杂志》接收。在他的提携和推荐下,我有幸在国内消化内科学术会议上进行病例分享,获得好评。类似的事迹发生在许多和他一起工作过的住培学员身上。还有多位住培学员在他的帮助下,将临床中的创新想法成功申请专利。

临危逆行，家国情怀

《史记·司马穰苴列传》中提到："将受命之日，则忘其家；临军约束，则忘其亲；援枹鼓之急，则忘其身。"新冠肺炎疫情暴发后，协和医院火速派出精锐力量驰援武汉。吴东老师毫不犹豫，主动请缨奔赴前线。

北京协和医院整建制接管了武汉同济医院中法新城院区的重症监护病房（ICU）。前线工作之艰辛危险，难以想象。只能从偶尔传回的老师们衣衫尽湿的身影中窥得一二。吴东老师是一线医师中最资深的几位之一，依然身先士卒。有一次他和我们分享了一个病例。该患者突然发生肺泡出血、窒息，以致发生室颤。没有时间犹豫了，吴东老师没有来得及戴上更安全的正压头罩，便第一时间冲进去实施气管插管，及时挽救了患者的生命。医师实施气管插管的暴露风险很高，但他说这是分内之事，自己虽然是消化科医师，但曾经在 ICU 接受过严格培训。当时最有把握完成操作、抢救患者的是他，当然是他来插管，换做其他人也会这样做。

2020 年 3 月 16 日，国务院新闻办公室举行了新冠肺炎重症救治英文记者招待会，吴东老师分享了一个感人至深的故事："一个多月前，在我离开北京的时候，8 岁的女儿问我：'爸爸，为什么你要去武汉？'说实话，当时我无法回答这个问题。但是，现在我知道答案了。就在上周，我们的 ICU 病房里有一位 57 岁的女患者，病情恶化，我们决定给她气管插管，这可能是救她的唯一机会。在插管之前，她用武汉方言不停地对我说话，开始很难听懂。但最后我明白了，她在说：'医生，我不想死，这个月底是我女儿的婚礼。'那一刻，我意识到，这些患者也是父母，也有挚爱的子女。这让我想起诺贝尔文学奖获得者马尔克斯的小说《霍乱时期的爱情》。我觉得作者想表达的是：凡人不能永生，但爱可以（human beings are mortal, but love is not）。我来到武汉，不仅仅出于职业责任感，更出于爱。对女儿的爱，对患者的爱，对祖国的爱，对人类大家庭的爱。这是全人类的战争，胜利终将属于我们。"

协和医疗队在武汉奋战 2 个多月，是抵达最早、坚持最久、投入人数最多、收治危重症患者最多的国家医疗队，医疗队直到 ICU 最后一位患者得到妥善安置后才撤离。这些不惧艰险、临危逆行的老师们，为年轻医师树立了最好的榜样。

在此向吴东老师表达最诚挚的谢意，感谢他在住培过程中对我的教导。我将努力向老师学习，将专注、自省、慈悲、纯粹的职业精神永远传承下去。

言传身教　教学相长

——记首都医科大学附属北京友谊医院　刘壮

（卢嘉琪　首都医科大学附属北京友谊医院）

他，动作敏捷，工作不遗余力；他，讲话字正腔圆，查房时落地有声，坚定自信；他，年近不惑，但却十几年如一日，言传身教，不知疲倦；他总是说，低级而不负责任的医疗行为就如同犯罪，患者的生命和家属信任是不能辜负的！他就是我的老师，北京友谊医院重症医学科刘壮副主任医师。

2004 年，刘壮主任以优异的成绩从首都医科大学临床医学系毕业，被分配到友谊医院工作。同年，他就成为首批参与医院重症医学科建设的奠基人之一，并开始从事重症医学专业的工作。从住院医师时代，他就坚持每天清晨和同事一起交班、写病历、组织低年医师查房、进行重点操作治疗。十几年间，伴随着重症监护病房（ICU）的不断发展，他的临床经验不断丰富，诊治水平明显提升，教学能力更是得到了不断提高。

在我们的眼中，他对待教学工作最大的特点就是勤奋认真。他总是与时间赛跑，不停地带领年轻医师穿梭于病房当中，不放过每一个示范教学的机会；中午休息时，他经常会亲自检查我们书写的病历，核对医嘱，及时纠正我们在工作中的错误，耐心讲解每个患者的特点和问题。几乎每次查房，他都能找出病历中的错字，甚至错误的标点符号，大家都说他是火眼金睛；为了丰富教学查房的内容，他利用业余时间查阅文献和最新的国际指南，不断更新自己的信息，从一例患者的实际情况扩展到此类疾病的特点，很好地做到教学相长。

医师这个职业离不开"认真"二字，从事 ICU 工作更需要认真严谨，一丝不苟。还记得曾经有一个年轻男性患者因"重症肺炎、呼吸衰竭"收入 ICU，给予气管插管呼吸机辅助通气。经过几天的治疗，患者的病情得到了好转。一天晚上，我和刘壮主任值班期间，患者脉氧饱和度突然快速下降，伴有大汗、呼吸窘迫、血压降低、心率增快，生命垂危。一时间，我不知所措，眼看着患者的血压持续快速下降。正在危急时刻，刘壮主任赶到了现场，在体格检查中他发现患者左肺的呼吸音比之前明显降低，和右侧不对称，而且双侧胸廓的起伏也不一致。"卢大夫，你来听一下"，他边说着，便把听诊器固定在患者的左胸上，把听筒递给了我。我接过听诊器，按照他固定好的位置，清晰地分辨出了双侧呼吸音的差别。根据经验，刘壮主任考虑患者可能是因长期使用呼吸机正压通气而出现了气胸。他立即为安排患者做了床旁胸片。结果不出意料，左侧大面积气胸，压缩面积超过了 75%，纵隔明显右偏，如果不及时处理，患者随时有生命危险。他当机立断，请来胸外科医师给患者做了闭式引流，患者的肺逐渐复张了，脉氧饱和度逐渐上升到 100%。看着他果断准确地处理病情，我感到由衷地敬佩和羡慕。

第二天早上交完班，他语重心长地对我说："卢大夫，以后值班，一定要注意观察患者的体征变化，不要只盯着监护仪上的那些数字，以后再遇到类似的患者可一定要认真啊!"之后，他又带着我给患者进行了床旁超声的检查，在超声探头下，我第一次看到了典型的气胸患者表现，更是真正感受到重症超声技术在危重患者诊断中的价值。身教更胜于言传，他这种认真负责的态度和主动的教学意识时刻感染着周围的同事，鼓舞着年轻的 ICU 医师不断前进。

刘壮主任在平时的工作中同样注重对住培学员综合能力的培养。他总是坚持以最小的代价解决患者的实际问题，最大限度地缓解患者痛苦，减轻患者家庭经济负担。在每次查房中，他都会带领大家找准核心问题，并通过反复论证寻找到最合适的治疗方案和性价比最高的药物。一次，他发现我主管的一位患者近期频繁地抽血检查凝血功能，而此时患者的凝血功能处于稳定期，并且这名患者是外地来京的自费患者，家里生活十分困难。他找到了我，严肃地对我说明了患者病情，开具化验检查的依据，叮嘱我要减少患者痛苦，努力降低治疗费用。不仅如此，当遇到特殊患者，刘主任都会带着住培学员一起向家属交代病情，让我们学习如何客观地交代不良预后、减少过度医疗，以及取得患者和家属的理解和信任。从他身上，我们体会到"换位思考，为患者服务"不是一句空话，医师的核心价值不仅仅体现在医术精湛，还要有仁爱之心!

2020 年新冠肺炎疫情暴发后，刘壮主任主动请战，于 2020 年 1 月 27 日至 3 月 31 日加入北京市援鄂医疗队，赴湖北武汉协和医院西院区开展医疗救援工作，并担任医疗队医疗组组长。工作期间，他主持推进隔离病区改造，牵头制订质量安全核心制度，开展医疗质量管理联合巡查，坚持科学防治原则。在武汉期间，医疗队共收治新冠肺炎患者 345 人，重型及危重型患者占 88%，220 名患者经过治疗康复出院，全体 138 名医疗队员零感染。在工作之余，他不忘整理、总结抗疫工作经验，参与制订北京医疗队抗疫治疗方案。回到北京后，他精心准备，将在武汉抗疫工作期间取得的经验和工作生活体会，通过网络课堂分享给了每一名住培学员，让我们能够了解武汉战场的真实情况，了解新冠肺炎的特点和目前的防控形势。

刘壮主任既是 ICU 医师中的杰出代表，也是我尊重的良师益友。相信在他的指导和引领下，会有更多的青年医师为建设重症医学事业添砖加瓦，再立新功。

在外科住培创新中前行的刀锋舞者

——记北京大学第三医院　　原春辉

（袁蒙　　北京大学第三医院）

不知不觉研究生第一年已经过去。回想起一年前这个时候,我在激烈而残酷的复试面试中被导师选中。所以从入学的那一刻起,我就抱着对老师的感激之情。经过了一年的学习、交流和相处,现在更多的是对老师的敬仰之情。

原春辉教授担任普通外科副主任、北方院区外科部主任等职务,同时也是我院大外科教学主任,专业特色为胰腺神经内分泌肿瘤方向。行政工作、教学工作、临床工作每天充斥着大量时间,老师往往在科室领导、医师、老师几个角色之间来回转换。其中,对我影响最深的是老师这个角色。

一般来说,研究生在私底下都称自己的导师为"老板",而包括我在内的其他师兄习惯称原教授为"老师",一是出于我们对原老师的尊敬,二是原老师在平日中与学生相处的时间比较长,已经远远超出了教育处规定的1个月师生见面交流1次的教学规定。周三是原老师最忙的一天,上午手术,下午门诊,晚上参加我们自己的组会。除非晚上有其他重大活动,否则即使白天再劳累,原老师也从不缺席组会。从基础到临床,从前沿进展到既往经验,从胰腺癌到胰腺内分泌肿瘤,从术前阅片到术中情况,我们的组会在原老师的指引下,形成了科学而高效的学习模式。正是这种高质量的组会,使我在短时间内对于胰腺专业领域有了初步了解。原老师的点评犀利而直中要害,且十分看重每一个学生的科研任务。原老师的学生很多,但他对每个人的科研情况和最近工作进展都了如指掌,是一个负责任的好老师。他经常对我们说:"时间很快,珍惜仅有的几年研究生时间,要有自己的科研计划,努力完成它。"我把"珍惜时间"四个大字贴到了书桌前,当我在完成临床工作之余想偷懒休息时,它会时刻鞭策着我。

不仅仅是对自己的学生,原老师对其他轮转的住培学员同样也是认真负责,深受大家的尊敬和喜爱。原老师查房时针对住培学员在管理胰腺术后患者中出现的问题,会耐心讲解;上手术时从最基础的消毒铺单原则开始抓起,每一个动作细节原老师都会仔细讲评;术中原老师会经常提问胰腺周围的血管解剖,加深住培学员对腹部解剖的印象。原老师一直秉行教书育人,引领年轻医师在工作中发现自己的价值。刚进临床的住培学员,有时会对繁忙的一线工作抱怨,从而引起职业倦怠感。原老师对住培学员这种问题十分关注,常常结合自己的经历开导年轻的医师们,树立外科医师的自豪感,树立在北京大学攻读学位的自豪感,树立在北京大学第三医院工作的自豪感,树立职业自豪感。经师易遇,人师难遭。有时候老师的某一句话,可能会影响一个人的一生。

原老师治学严谨，严格规范科室的教学活动。他要求住培学员把所管理的患者资料制作成课件，在做课件的过程中便可以梳理清楚自己的临床思路。部分病例在周三上午教学大查房中集中讨论，从诊断到治疗，老师逐一讲解，提高了住培学员的临床思维水平，而不是机械的写病历速度。普外科作为外科科室，保证每日的早查房时长，不仅能高效完成患者的每日管理，在查房中也会对某些细节进行讲解，如抗生素的副作用、营养的评估等，极大丰富了年轻大夫的临床经验，增长了外科大夫的"内科知识"。原老师临床和科研工作并行，在科研方面牵头督导多项重大课题，申请并获得胰腺神经内分泌肿瘤多项相关国家自然科学基金项目；在临床方面，参与推动北京地区胰腺神经内分泌肿瘤多学科联合治疗模式，积极推动胰腺疾病的国际标准化治疗，努力攻克胰腺问题。

这么严格认真的老师，并没有让住培学员"敬而远之"。入学刚开始轮转时，同事之间经常会问："你老板是谁?"提到原老师，大家说得最多的就是"人特别好"。原老师亦师亦友的印象已经在住培学员心中扎下了根。学贵得师，亦贵得友。很荣幸能成为原老师的研究生，在原老师的谆谆教诲下，我能感受自己的进步。老师言传身教，身行一例，胜似千言。他对工作有热心，对患者有善心，对学生有耐心，春风化雨，杏林春暖，桃李向荣。希望自己能够不负原老师期望，在接下来的日子中再创佳绩，我想这是对原老师辛勤培育最好的报答!

住培路上点灯人

——记北京大学人民医院　　高杰

（范桃溥　　北京大学人民医院）

我用三年的时间，在北京大学人民医院外科住培基地完成了从医学生到医师的蜕变，也积累了一段特别的经历和体会。我翻看着当年写下的"朋友圈"，那里记录了这段时光里的点点滴滴，就像是洒在记忆海洋中的石子，每一颗都能激起阵阵涟漪。

想起这三年里最让自己感到骄傲的事，莫过于那一台有关肝癌的手术经历。当肝胆外科主任高杰老师（我的带教老师）跟麻醉老师说"我们开始了"的时候，我恍然惊呼"就我们两个人?"接下来，高杰老师带着我一步一步地操作，从韧带到血管，从肝门到肝段，每个部位的解剖和每个需要配合的动作，他都为我精细讲解。不知不觉中我们两个人竟然完成了这一台肝 S_7 段切除的手术! 我面对真实的患者肝脏，真实的触感，清晰的解剖，学习状态瞬间达到了一个巅峰。

这是高杰老师带给我的力量，他和我们共同完成住院医师规范化培训。面对每一个轮转的住培学员，他总是能信任、鼓励和指导我们，用积极正面的能量感染我们。他对我们说："每一位选择学医的同学，都有一颗善良的心，在规范化培训阶段，就是我们将知识和善良融合在一起的过程。因此，我们要坚守初心，苦练本领，实现自己的价值。"

在肝胆外科轮转期间，每天至少早晚各一次查房，每周至少有一次教学查房，这是高杰老师为我们制订的基本工作要求。而每次的教学查房，他总能用生动的案例和透彻的分析，从常见的阑尾炎、胆囊结石，到复杂的肝癌、胆囊癌、胰腺癌，让我们对普通外科的疾病认识得更加深刻。高杰老师要求我们刻苦训练外科基本功，不论是体格检查还是阅片，只要有机会，他都会手把手带教和考核。有门诊来咨询病情的患者，他还经常带着我们一起分析 CT 和磁共振结果。经过几个月的训练，我们几位轮转的住培学员，都俨然成为阅片小能手，对不同病变的诊治，甚至对手术方式也都有了一定的理解。

高杰老师就像一位知心大哥，不仅关心我们学到的多不多，还关心我们工作累不累。直到现在我还记得肝胆外科轮转期间的一周工作量——将近 100 个小时的工作时长。在这段时间里，我们为多名肿瘤患者解除了病痛，虽说是无比欣慰，但也着实身心疲惫。而当我经过高杰老师办公室的时候，发现他还在仔细阅读患者的检查资料，为下一周的手术做着规划。看到我们几位轮转的住培学员还在科室，他主动要求带我们吃点"好的"，缓解疲惫。在闲谈之间，高杰老师跟我们分享着他的心路历程："医师，是一份"能力越大，责任越大"的职业。一台手术，不仅是切除了一个肿瘤，在更大的层面上，更是挽救了一个生命，一个家庭。这是医师的伟大之处。但是，住培学员确实挺不容易，我们每个人都要有这样的一段经历，希望大家在劳累的时候，在需要帮助的时候，能够想到我，让我来为大家排忧解难。"

作为继续教育处处长，高杰老师真切地做到了为住培学员提供帮助和排忧解难。他总会为我们的成长积极创造条件，提供机会。在他的主持下，外科培训基地实施"教学床"的培训模式，在这样的模式下，轮转医师可以更多、更主动、更规范化地管理患者，参与手术。而我就从其中得到了切实的收获。轮转结束回到工作科室后，恰好遇到一位胸腹部联合切口的患者，手术收尾阶段我接到了关胸和关腹的任务。即便是出身心外科专业，我也自信满满并顺利完成——患者的腹部切口没有出现任何的并发症。术业有专攻，能力无障碍。能做、敢做、更要做好，这就是北京大学人民医院住院医师规范化培训的真实效果。

高杰老师是名副其实的好大夫、好老师。这不仅仅是住培学员的评价，更是每位患者的心声！以人为本，用心沟通，每一次大型手术前他和患者的谈话，都是值得我们学习的。患者和家属在他面前可以敞开心扉，表达自己的诉求和顾虑，高老师总能为他们透彻地讲解不同治疗方式的利弊，帮助患者和家属做出治疗选择。在每次的查房过程中，高老师都会像朋友一样和患者交流，而他的友善和权威，都让患者更加安心。我还清晰地记得，一位辗转多家医院从外地进京治病的患者，在接受肝切除术并顺利出院的时候,对我说:"大夫,你能跟着高主任学习,将来也一定是一位悬壶济世、大爱无疆的好大夫啊!"

医术精进,是柳叶刀一样坚韧的执着;医道传承,是白大衣一般纯洁的信念。三年的时光匆匆而过,很庆幸自己跟随着一位好老师——高杰老师!

扶上马　送一程

——记天津市第一中心医院　王嘉

（胡睿　天津市第一中心医院）

有人说:师父领进门,修行在个人。我庆幸在血液科住培期间遇到了王嘉老师。他不仅做到了"领进门",还把我"扶上马"又"送一程"。

自本科见习起,血液科就是我最不愿意轮转的科室。首先,血液科知识体系不同于其他内科,知识点晦涩难懂。我曾打趣说:"失眠患者不要吃睡觉药了,听听血液科医师谈话就能睡着了。"其次,血液病患者周转快,工作压力大。血液病患者有支持治疗的、有规律化疗的、有移植后排异治疗的,所以很多患者住院一两天,出院若干天又住院。住院医师天天在办入院、告知签字、办出院、又办入院,觉得自己像复印机一样在机械工作。再次,血液学发展太快。血液学与分子生物学联系密切。随着"人类基因组计划"测序完成、"精准医学治疗理念"兴起,血液学进展太迅速了,读文献的速度赶不上新文献刊出的速度。

入科以后,耳目一新的基础理论教学模式,点燃了我学习血液病的兴趣。我"入门了"。

"SWOT分析模式"你听过吗?SWOT指优势(strengths)、劣势(weaknesses)、机会(opportunities)、威胁(threats)的首字母。SWOT分析模式于20世纪80年代初由美国旧金山大学的管理学教授韦里克提出,经常被用于企业战略制定、竞争对手分析等场合。近年来有研究报道,SWOT分析模式应用于高校信息化管理、开放式网络教学课程推广环节。目前未见有SWOT分析模式应用于住培学员理论课教学的报道。王嘉老师率先把这种模式用于分析临床问题和理论课教学。这种模式打破了"流行病学、症状、体征、辅助检查、诊断、鉴别诊断、治疗、随访"的传统套路,它站在临床医师角度,从优势、劣势、机会、威胁四个方面分析"患者、疾病、药物"三者的关系。课堂上王嘉老师先让我们自己制订治疗计划,然后帮助我们评估计划的安全性、有效性,临床诊断和决策的价值、风险。这种教学模式让死气沉沉的理论课鲜活、生动起来,也督促我课前预习、查阅资料。课堂上与王嘉老师讨论问题是最有收获的。经过理论学习阶段,我看懂了化疗方案,理解了治疗调整的原因、目的,也能听懂血液科医师的谈话了。

颠覆传统印象的实课授课方式,让我体会到治疗血液病的乐趣。我"上马了"。

这个阶段有个新名词——"自身安全理念导向的实训课授课"。王嘉老师的实训课不是按照"适应证、禁忌证、操作流程"的传统模式展开。课堂上王嘉老师首先营造仿真的临床氛围,要我们自己意识到实训操作的意义、价值和必要性,调动我们参与教学的积极性;接着基于临床病例、结合模拟人,他和我们讨论操作方式的合理性、安全性、标准化与个体化;随后他提出 3 个临床问题,让我们设计解决方案;最后把几个方案在模拟人上实施,对比分析方案的风险性、可行性,让我们自己领悟到最合理的解决方案。下课前王嘉老师又把实训课重点内容进行总结,帮我们复习、记忆。实训课上,大家都抢着多做几次,请王嘉老师把把关、点评点评。我把"自身安全理念"拓展到管理患者活动当中,把自己置身于患者角度,用自问自答的方式,设计临床诊疗方案,然后向王嘉老师请教、讨论,共同决定诊疗计划。采用自身安全理念导向的患者管理模式,让我的工作从"复印机"变成了"扫描仪",从左耳进右耳出的层次,进入到可以自己分析、判断病情的水平;让我切实体会到治疗血液病的乐趣。

每周的临床教学活动,帮助我建立起临床思维。我有幸参加了王嘉老师主持的课题研究,对科研思维有了初步印象。感谢老师"送我一程"。

每周教学活动之后,王嘉老师都要检查、修改我的轮转手册,批改病历等相关文书。一边批改,一边询问我对临床教学活动的理解程度。每每发现问题他都及时解决,处理问题几乎不过夜。他常说:"住培工作以质量为根本,难诊破疑是质量的体现,教学成绩是质量的体现,病案书写也是质量的体现。分析问题要把握'疾病、患者状态、治疗方式'三者的实际情况,记录病案也要有条理、有层次、有逻辑思维。"每当这个时候,我也会抓住机会多请教王嘉老师几个问题。也许是我积极主动学习的态度打动了王嘉老师,我有幸参加了王嘉老师主持的课题研究,承担了一部分收集、整理数据的工作。在工作当中,我对临床科研有了模糊的认识,对文献泛读、课题实施有了粗浅了解。

入科前我基础理论摸底测试刚及格。经过不到两个月的学习,我模拟测评考了 88分。入科前我只是理论上会做骨髓穿刺、腰椎穿刺,完全不会做骨髓活检。现在我可以独立完成上述操作,实训技能考核接近满分。遇到血液病,我心里不发怵了。不仅如此,我脑海里已经有了临床思维、科研思维的轮廓。

还有不到半个月就要出科了,我有信心通过出科考核。自信之余也有些许遗憾,要是早点来血液科学习就好了。希望三年住培结束,我回到自己单位可以继续从事血液科工作。

感谢命运的安排,让我遇到了王嘉老师,接受了王嘉老师创新的"SWOT 分析模式"教学和"自身安全理念导向的实训课授课",摆正了对血液科的认识。衷心感谢王嘉老师把我"领进门""扶上马",又"送一程"。老师,谢谢您! 您辛苦了!

住培带教　润物无声

——记天津医科大学总医院　　崔薇

　　时光飞逝,转眼间我已经从事麻醉工作 4 个年头,踏上了总住院医师的征途。面对突然涌到面前的抢救插管和急诊电话,我深感肩上责任重大的同时,却从未像过去担心的那样怯懦和退缩。每当完成了一次紧急抢救,看到患者转危为安,激动之余都会想起引我入门的那位恩师——我的师父崔薇老师。

　　还记得 4 年前第一次进科实习,望着陌生的手术室,我的内心像在丛林探险一样忐忑不安。马虎拖拉的性格让我一度怀疑自己是否适合这个需要敏捷应变能力的专业。就在那时,崔老师像引路明灯一般走进了我的生命里。作为科室临床能力数一数二的老师,她的各项操作技能像教科书般精准漂亮,血管穿刺的术野时常定位清晰而滴血未见,每一例麻醉和抢救她都逻辑缜密、严谨负责、临危不乱;更难得的是,面对我这只零基础的"菜鸟",她谦逊平和又不失幽默,一步步针对我的薄弱项引导式提问,手把手教学,让初入职场的我每一天都过得充实而快乐。渐渐地,我开始不再惧怕医院,面对危重患者不再惊慌,也在师父的帮助下形成了自己的临床思维。我开始不自觉地以她为偶像和榜样,不仅在工作中养成了细致认真的好习惯,性格也多了几分沉着冷静,待人接物更加耐心积极。

　　麻醉工作是高危职业,每一天的工作都面临巨大的强度和压力,需要强大的心理素质和应变能力,任何一次细小疏忽都有可能成为安全隐患。师父从第一天就开始教我有条理地安排工作,让规范操作变成固有程序,从清晰确切的药品标签,到井然有序一个绳结都不放过的输液管路。不管在忙乱的大出血抢救中,还是在困意袭来的深夜,师父的叮嘱和教诲让我从未敢懈怠,形成的职业习惯使我受益终身。

　　沟通能力是我步入工作岗位后的一大难题,过于内向的性格让我对待患者家属和外科同事时常常胆怯和缺乏自信,师父在这方面对我帮助极大。对待患者时她是那样平易近人,语气温和又有力量,往往三言两语就能化解紧张的气氛,并获得患者的信任;对待外科同事她更是随和又有原则,她常常教导我"专业赢得尊重",要勇于不卑不亢地表达自己的观点,并善于相互配合,只有多科室默契协作才能打出漂亮的组合拳。在师父的引导下,我逐渐变得热情健谈,面对各种会诊电话和医患沟通也能独当一面。当我自己也开始带教并滔滔不绝时,师弟师妹们还笑称我的谈话神态颇有师父的影子。

扎实的理论知识是临床操作的基础,在这方面师父更是我心中的"学霸"。每当我遇到疑问,查遍资料仍不得解时,师父总能给出让我醍醐灌顶的答案。我惊讶于她脑中各种知识和指南的更新速度。每周五科室的例行讲课上,我们总是盼望着她的点评,她总能一眼看出我们讲课中的欠缺之处,即兴给出的点评像问答题的标准答案般简洁精确,从解剖学、病理生理学、药理学原理层层剥开,知识面丰富到对每种危重病例的分析都信手拈来。

在繁重的临床任务之外,师父还承担科里的住培学员管理工作。她几乎每天都是第一个到达科里,深夜还在批改月度考核的试卷,牺牲周末的时间与学员们一同参加全市集中培训和模拟教学,从新生面试、入院教育、每周一次的病例讨论、教学培训、月度和年度考核、直到结业考试,师父从未缺席过我们的这些关键时刻,像班主任一般关心着每一个人的点滴进步。最令我感到神奇的是,她具备一双识人慧眼,自科里的带教任务实行"师徒制"以来,每个人事后都惊讶地发现,经她"配对"过的每对师徒都具备天然的性格默契和相似之处,这一切缘分的背后离不开师父对每个学员性格的了解和洞察力!

师父不仅是我的良师,更像是我的朋友。她关心我的每一次迷茫和情绪波动,教会我积极的人生观,并时常解答我生活中的困惑。遇到想不通的小事,一跟师父倾诉便瞬间乌云散尽。她在我心中像"女超人"般无所不能。她关心每一届学员,在督促我们学习进步的同时又会心疼我们加班太晚,常在考试之后捧出美食来犒劳我们;在年终考核时设计各种奖项来慰劳学员们一年来的辛苦付出;关心外地新生有没有找到房子,过年能否倒出值班按时回乡……尽管大家毕业后将各奔东西,回想起这三年的纯真时光,仍然温暖不已。我们是幸运的,告别象牙塔,本该面对的是严酷惨烈的职场,却幸运地一步踏进了如校园般温暖的集体,有传道、授业、解惑的恩师引领着我们步步前行,这三年的时光对每个人的医路来说,都将是沉甸甸的积累和美好的回忆。

桃李不言,下自成蹊。师父常常笑言自己的工作平凡而又微不足道,她只是普普通通的医师和教师,但在我们心中她又是伟大的。她把时间和精力无私地给了患者和学员,默默牺牲的是对家人和孩子成长的陪伴。如今,曾经一起并肩学习的伙伴已返回各自工作岗位,都成为科室的医教研骨干,我自己也转眼间成为一名带教老师,继续把师父曾给予我的教导传递给每一个职场新人和医学生。道阻且长,行则将至,在漫漫行医路上,我将以师父为榜样,身体力行地感染更多的医路人,为自己当初选择和珍爱的神圣事业,做一个无悔的"女超人"!

甘为人梯　独具匠心

——记天津市人民医院　华锐

（张君　天津市人民医院）

　　我是一名在天津市人民医院住培的三年级学员,步入这样一个三甲医院规模的住培基地,环境和人员都有些陌生,心里经常忐忑不安。影像学基地教学秘书、副主任医师华锐老师的一言一行和微笑让我烦躁的心静下来,也踏实下来,一学就是三年。

　　学员们给华老师起了个外号叫"梯子"。的确,华老师甘当人梯,让学生们从自己的肩膀上起步腾飞。华老师平易近人且幽默风趣,就像大哥哥一样经常和大家聊天。大家刚进入基地有些拘谨,他总能把大家心中不好意思说出口的话提前想到并安排好,比如他热情地帮大家联系并提供便宜快捷的租房信息,刮风、下雨、下雪的天气他总是提前在学员群里通知一下,让人家注意安全,大家也非常愿意向他请教学习和生活上的问题。进入基地时他就郑重地和大家说过:"大家既然选择了我们基地,我就会让大家安安心心地学习,顺顺利利地毕业,学有所成地回到派遣单位去。"他是这么说,也是这么做的。

　　华老师负责科室总体的带教工作,每年完成包括南开大学医学院、天津医科大学、天津中医药大学的本科和研究生及医学高等专科学校学生在内的不同学校、不同学历、不同专业学生的带教任务,还承担着基地医师培训工作,教学工作量之大可想而知。他还要按照每个学生的专业特点、学习要求来安排轮转学习。科室有严格的考勤和考核制度,每天早晨半小时给学生们讲课,5点下班之后带着学生们做科研、写论文、熟悉业务。他平时讲课风趣幽默,层次分明,把多年积累的临床经验毫无保留地教给学员,还经常不厌其烦地举例说明。大家都说华老师要不是一位医师,也会成为一位"网红"的。

　　华老师非常注重科室的文化建设,他为了让学员们尽快融入科室成为其中的一员,每年都要在科室内举办的"三基知识竞赛""英语竞赛""篮球比赛"等课余活动。每次他总是有层出不穷的好点子,为竞赛增加笑点。无论是姓名猜谜语,还是方言主持、猜字游戏、化妆表演剧,都给大家带来无尽的欢笑,这些笑点在当今可能不算新颖,可是在十年前那绝对是创新。他还把大家活动的瞬间,拍下来做成展示墙,既提高了科室文化,又为大家营造了学生生活的良好氛围,所以大家也亲切地称他为"点子华"。我非常高兴在刚刚离开象牙塔的学习生活后能遇上这样一位贴心的老师,他经常对学员们生活上困惑予以指导,发现学员们一些不好的习惯也主动与其交谈,帮助其指明原因,改掉这些坏习惯。他常说:"带教老师都是为人父母,也很愿意和年轻人交流,和年轻人在一起不但感觉自己也年轻了,还学到很多教育子女的经验和方向。"

2020 年新冠肺炎疫情来临,每一位工作在岗位上的医护人员都是一线工作人员,疫情发生初期,防护物资极其短缺,华老师为大家争取到了一些口罩的捐赠,还积极报名参加支援空港院区的发热诊疗工作。他督促学员做好个人防护的同时,也不忘安慰学员们的情绪。学员们把他当作知心人,把内心的烦躁、恐惧都向他倾诉,他不厌其烦一一回复。有个学员回津接受隔离后返回医院,但是同租房的学员将要从外地返津,华老师及时为她联系其他安全的学员同住,避免再次被隔离。

在这样一个医疗水平高、人文环境好的基地轮转学习,对于刚刚步入社会的医学生而言,既增长了见识,又提高了水平。所以,无论是来自三级综合医院的医师,还是一、二级医院或郊县医院的医师,他们离开基地时,具有同样的专业水平和能力,并把先进规范的影像技术带回基层医院,提高当地诊疗水平,使当地的百姓也能享受到优质的医疗服务。

乘风破浪　扬帆起航

——记河北医科大学第四医院　　赵新明

（敬凤连　河北医科大学第四医院）

我是 2017 级核医学住培学员,三年的学习即将结束,回顾这段时间的学习、生活和工作,感慨万分。培训之前,我是核医学专业学术型硕士,导师是赵新明教授。他严谨求实的科研态度,一丝不苟、雷厉风行的工作作风对我产生了深远影响。硕士毕业后开启了我的住培生活,住培基地是河北医科大学第四医院核医学基地,基地主任是赵新明教授。通过近三年的学习,随着我对老师认识更加深刻,为其带教能力、管理经验、学术水平、工作作风、精神风貌、品德情怀等诸多方面的突出能力深深折服。我想,如果给自己的人生确立一个努力的方向,树立一个好榜样,赵新明老师将是最佳人选。

优秀的带教方法和丰富的经验

赵老师是医学博士,也是博士和硕士研究生导师,从事核医学专业近 30 年,积累了丰富的教学经验。为了让我们更好地掌握核医学知识点,他会从最基本的原理讲解到临床实践,涉及内科、外科、妇产科、儿科、影像、检验、医学设备学、物理、化学、生理学、生物化学等众多学科,从一个知识点将各个学科内容进行整合,用通俗易懂的方式讲解,便于我们更深入、具体、透彻地掌握。

有一个临床怀疑甲状旁腺功能亢进的患者申请进行核医学的甲状旁腺显像,此时赵老师不是将相关内容直接灌输,而是基于该患者的病史,进行案例导向(CBL)和问题导向(PBL)式教学。赵老师先向我们提出许多问题,如该患者做甲状旁腺检查的目的是什么、这个检查的流程、注射什么显像剂、注射多少、注射后多长时间上机检查、在检查采集设备上用什么程序做、参数如何设定、是做平面像还是断层像、是否需要 CT 定位和校正、图像如何处理、甲状旁腺功能亢进的典型影像表现是什么、临床表现和血清学指标如何等。相关诸多内容让我们自己先去找答案,发挥我们的主观能动性。

我们通过查找资料,对各个问题逐一记录学习,第二天信心满满地进行了相关汇报。赵老师听完后,又提出了更加深入的问题,如甲状旁腺功能亢进引起的血清高钙低磷有什么机理和作用机制、甲状旁腺激素的生理作用是什么、作用的靶器官是什么、对应的临床表现和生化指标会有什么变化、甲状旁腺功能亢进的类型有几种、每种类型是如何定义的、超声和 CT 等影像表现如何……通过逐层深入的引导和学习,帮助我们将书本上各个学科孤立的知识点通过临床实际病例串联起来,让我们对知识的学习和掌握更加牢固,并能够在临床中灵活应用,受益匪浅。在住培学习过程中,赵老师将大量知识点与临床密切结合,通过具体实例教学,使我们做到了融会贯通、举一反三、活学活用。

爱岗敬业,积极进取

我深深地感受到赵老师对核医学事业的热爱。他积极投身到医疗、教学和科研中,各个方面均取得了巨大成绩。赵老师目前是河北医科大学第四医院核医学住培基地主任和科主任,同时还是河北医科大学医学影像学院核医学教研室主任,承担大量住培基地和学校核医学教学工作。他的博士和硕士研究生众多,好多学生研究的方向和课题不尽相同,但他始终保持着旺盛的精力,对每个学生研究的内容都能以很高的水平进行耐心细致的指导,这令我们住培学员佩服不已,也深感自己的不足,这也更加坚定了我们不断学习的意志。

河北医科大学第四医院核医学科是河北省影像设备最齐全的科室,患者人数也非常多,这使得我们能够从临床实践中学到很多知识和技能。虽然检查人数多,大家都非常忙碌,但赵老师经常强调工作要认真、仔细,不能忙中出错,对检查和报告要求很高,要既保证数量又保障质量,这些要求使大家对我们科室的认可度也越来越高。赵老师核医学知识非常全面,不但读片、分析病例等能力首屈一指,还对各种核医学医疗设备硬件和软件掌握得非常好,对日常出现的各种故障分析和排查能力让我们佩服。

赵老师的科研能力更是让我们肃然起敬,他以第一主研人承担着包括国家自然科学基金、省自然科学基金、国际合作课题等在内的多项课题,发表 SCI 及中文核心期刊百余篇,并且每天都在不断更新中……我想没有对专业的深切热爱,没有对教学事业的无私奉献和投入,是做不到这一点的。在他的带动和鼓舞下,我们住培学员和科室带教老师们齐心协力,勇往直前,圆满完成学习任务。无论是住培期间的定期考核还是年终考核,我们核医学住培学员的成绩始终名列前茅,在历次结业考核中始终保持着100%的通过率。这些成绩离不开赵老师的辛苦付出,住培学员都想衷心地对他说:"老师,谢谢您,辛苦了。"

千言万语难以表达我对赵老师的感激之情,除了在学习、工作、生活中得到赵老师的无私支持和帮助,更重要的是得到了他带给我的精神财富,帮我确立了人生目标和方向。今后我将继续脚踏实地、夯实基础、砥砺前行,向更高、更远的目标前进,不辜负赵老师对我的辛苦栽培,力争将来做一名像他一样优秀的人才。

健康所系　生命相托

——记河北医科大学第二医院　　袁雅冬

(孙佳伟　刘美洋　崔志峰　　河北医科大学第二医院)

好老师是明灯,会在你迷茫时给以光明;好老师是戒尺,会在你犯错时给以警醒。经师易遇,人师难遭。我很幸运,在研究生期间,我遇到了迷茫时的明灯、犯错时的戒尺——我的好老师袁雅冬教授。

袁老师作为河北医科大学第二医院呼吸二科主任,对呼吸系统常见病、急危重症有丰富的临床经验,重点研究肺栓塞、肺间质性疾病、睡眠呼吸暂停综合征、呼吸机的应用、呼吸系统感染及胸膜疾病等。她不仅在学术上有很深的造诣,而且还是一位指引人生的好老师。

她是一位严厉的老师。在住培期间,我首先轮转自己科室,用"紧张"这个词形容我的状态再合适不过。袁老师严格要求我们的病历书写、查房汇报、患者治疗等,这督促我准备资料的时候更加认真。虽然很累,但是我每天却很充实,每天都会学到新东西。还记得刚管理患者不久,因为液体平衡的问题,导致患者病情加重,被老师责备。老师对我说了一句话:"你怎么就不看书呢,就是因为你的知识匮乏,也许患者就要多花好多钱,甚至有生命危险,他要是你的亲人,你会怎么办?"听到这一句话,我很难受。也正是老师严厉的责备,让我知道要多看书,掌握好基础知识,学会应用于临床,让我更理解了一名医师的责任。痛苦的时候就是你成长的时候,这句话说得一点都没有错,我也非常感谢老师的严厉,因为只有严师才能出高徒。

她还是一位暖心的老师。都说授之以鱼,不如授之以渔,袁老师每次查房讲东西都是按系统进行,教给我们看病思路,这是成为一名医师必须有的临床思维。为了让我们学习呼吸方面的最新进展，每次会议她都鼓励我们积极参加，督促我们了解最新知识、学习别人演讲的风貌等，这些都是我们以后工作需要的。为了帮助我们养成认真归纳、善于总结、做事有计划的习惯，袁老师要求我们每月上交计划，督促我们学习。这些都是老师的良苦用心。老师的暖心正是她的用心。这就是我们严厉又暖心的袁老师！

她是一位坚强又负责的老师。作为一名呼吸内科专家，她始终坚持"以患者为本，全心全意为患者服务"的理念，完全没有专家的架子，温和对待每一位患者，一视同仁，始终把患者的病痛放在第一位。还记得今年元旦刚过时，重症监护室里收了一个18岁的男孩，重症肺炎，每一步治疗措施都至关重要。为了能更清楚地掌握病情，挽救年轻的生命，她每天都亲自观察这个孩子的病情，给出治疗对策。当时流感比较严重，袁老师也生病了，但即使生病她也没有放松警惕。每天一大早袁老师办公室的灯就亮了，为了不耽误监护室中患者的治疗，她都在天不亮或晚上10点多才开始给自己输液。有一次我晚上跟着值班，已经快12点了，老师为了监测那个18岁孩子的病情，输完液还要坚持来指导夜班注意事项。这件事让我明白了，作为一个医师就要对患者负责，这也是对自己负责。

这就是我的老师，一位坚强又负责的老师，是她教会了我作为医师应有的责任与坚强，她是我的榜样！

她不仅是一位好老师，还是抗疫的巾帼英雄。袁老师自1984年毕业后，一直在医院从事临床、教学、科研工作。"选择了医学也就选择了奉献，要学会笑着迎风而动、逆风而行，并且把笑容留给患者和家属。"从第一次踏进医学专业的门槛，她就把这句话当作自己的座右铭，也无时无刻不在身体力行这句承诺，以医者仁心，做生命线上的逆行者。在严重急性呼吸综合征（SARS）期间，她曾指导河北全省SARS的治疗和会诊，组建河北医科大学第二医院SARS病房。2009年，H1N1"甲流"肆虐时期，她临危受命组建团队，挽救无数危重症患者的生命。2020年的大年初二，她主动请缨驰援武汉，走在了抗击新冠肺炎疫情的一线。她作为河北省第一、二批驰援湖北医疗队队长，进驻病房、协助诊疗、核对患者情况……带领大家克服旅途劳顿、环境差异、语言不畅、工作习惯不同等条件，迅速融入防治最前沿。最后她带领所有队员都平安归来。

袁老师作为抗疫巾帼英雄在一线努力奋战。在中央电视台采访中，袁老师说："性命相托，你要托得住！"陶行知说过："要学生做的事，教职员躬亲共做；要学生学的知识，教职员躬亲共学；要学生守的规则，教职员躬亲共守。"确实，袁老师用实际行动教会了我作为一名医师所应扛起的责任，她就是我心中的好老师！

六年坚守　不忘初心

——记山西医科大学第七附属医院临汾市人民医院　　李荟

（柴炜云　山西医科大学第七附属医院临汾市人民医院）

经师易遇，人师难遭。相信在很多住培学员心目中都驻着一位良师益友，而作为一名即将培训结束的学员，很荣幸在学习过程中遇到教导我、帮助我的这盏明灯，她就是临汾市人民医院儿科李荟主任医师。

李荟主任医师，毕业于山西医科大学，现任临汾市人民医院儿科呼吸主任、儿科住培基地教学主任等。从医20余年，她医者仁心，始终以严谨、求精、真诚、奉献的工作作风，承载着医师的使命、责任和担当。作为儿科专家工作在第一线，李主任具有丰富的临床经验和较高的学术造诣。她就职以来一直致力于儿科临床及教学一线，管理实习、进修、住培，担任临床授课、带教、培训工作，切实履行教师岗位职责和义务，高质量完成教育教学工作任务。多次被评为"校级优秀教师""学生心目中喜欢的老师""优秀住培医师班主任""教学能手"等称号。

李主任把医学事业和教育事业当作自己的终身事业。每天花费大量时间从事实习生、进修医师、住培学员的带教工作。她为人师表，带教认真，受到学生一致好评。她具有扎实的医学基础理论和丰富的临床实践经验。对学生的管理坚持"三严"（严格要求、严格训练、严格管理）；对学生的知识传授强调"三基"训练（基本理论、基础知识、基本技能）和"三新"教学（新知识、新理论、新技能）。

在平时的学习生活中，李主任要求每位学员必须参加每周安排的小讲座、教学查房、疑难病例讨论，还会利用自己的休息时间组织大家学习各种技能培训，如气管插管术、心肺复苏术、腰椎穿刺术、骨髓穿刺术等。2019年12月，李主任精心策划和组织了一场"儿童心肺复苏临床技能竞赛"，所有在儿科轮转学习的住培学员都踊跃参加。这次竞赛受到了住培学员和各级领导的好评，切实提高了住培学员的学习兴趣和学习主动性。

她管理严格，落实住培的各项规章制度，做到过程管理规范。每个月按时认真检查、修改学员的病历；按时组织每个月的出科理论考核和技能考核；按时检查轮转手册，时时刻刻体现出严谨的工作作风。同时，她还将住培工作的点点滴滴用文字或照片记录下来，便于总结。

住培学员的成长离不开良师，在我们职业生涯初期，老师就像人生道路岔口上的风向标，指明方向。李主任就是用自己对这份职业的热爱，以精湛的医术和悉心的指导，为年轻医师的成长播下最初的种子！

医路有你　梦想启航

——记山西省汾阳医院　高勇

（乔俊霞　山西省汾阳医院）

爱在左，同情在右，走在生命的两旁，随时播种，随时开花，将这长途点缀的花香弥漫，使得穿枝拂叶的人，踏着荆棘，不觉得痛苦，有泪可落，却不悲凉。这便是我们麻醉医师这一职业的真谛。

有这样一群人，他们并没有"老师"的称号，但每天都在言传身教；有这样一群人，他们虽然没有粉笔和黑板，但无时无刻不在传授知识；有这样一群人，他们即便没有真正"上下课"，但却同样获得"桃李满天下"。他们就是穿梭在医院资历深厚的医师们！

2018年11月的汾阳医院，严冬初至，却暖意满满，在离开校园这座"象牙塔"的第2年，我有幸跟随山西省汾阳医院麻醉科副主任医师高勇老师完成住培学习。

授人以渔，薪火相传

"厚德、精医、自强、致远"是我们汾阳医院的院训，在高勇老师身上有着深刻的体现。作为带教老师，他始终秉承着知行合一的临床教学理念，在临床教学中不断提高自己的业务能力和教学水平。他深知医学教育中临床是非常关键的，而年轻的住培学员是未来的顶梁柱。所以，他每天坚持提前30分钟到医院，查看重点患者，翻阅病历，下班前带领住培学员再次查看患者，耐心细致地询问患者的术后情况，让学员发表自己见解与疑问，并指出优点和不足，帮助学员形成自己独到的思维。高勇老师知行合一，他一直坚持以自己高尚的医德、精湛的医术、丰富的学识向学员做出良好的表率；同时鼓励学员坚持学习，了解学术前沿，并及时调整培养计划，使每位学员高质量完成住培任务。

情系病患，德医双馨

作为一名麻醉科专家，从医二十五年，高勇老师始终坚持"以患者为本"，从来没有专家的架子，温和对待每一位患者，一视同仁，始终把患者放在第一位。他愿意为了一个素不相识的患者加班守夜，也愿意为了一台重要手术，耽误自己一天的休息日。即使是那些对医师有误解的患者，他都会用一个包容善良的心态去对待，绝对不会把情绪带到工作中去。

高勇老师之所以能够这样做，是因为他始终认为，临床教学工作的示范性和学员所特有的向师性，使住培导师在学员心目中占有非常重要的位置。学员总是把老师看作学习、模仿的对象。所以，老师需要作出表率，以高尚的人格感染人，以整洁的仪表影响人，以和蔼的态度对待人，以丰富的学识引导人，以博大的胸怀爱护人。只有这样，才能保证教书育人的实效，学员才会"亲其师，信其道"，进而"乐其道"。

根须千丈，不忘初心

更迭的是岁月沧桑，改变的是少年容颜，一直没变的是对医学无限热爱的初心。作为一名共产党员，高勇老师始终不忘行医初心。2020年初，新冠肺炎疫情来袭，生命重于泰山，疫情就是命令，防控就是责任。抗击新冠肺炎疫情工作是一场没有硝烟的战争，为了实现"两个零"目标，高勇老师设立了抗击疫情期间科室管理小组。他坐阵前线，靠前指挥，坚守一线，带领麻醉科手术室全体医护人员全面动员、全面部署、全面防控，团结一心，共同构筑起一道抗击疫情的严密防线。麻醉科手术室是医院重要的临床平台，从2月2日起至今，我们完成了7名发热患者的手术。麻醉科手术室"严阵以待"，把握"宁可过度防护一千例，不能让手术室有一例感染者暴露"的原则，积极防控。

古人曾说："学贵得师，亦贵得友"。良师，以指点迷津；益友，犹共济者。高勇老师在我心中不仅是工作学习上的良师益友，更是我人生和思想上的导师。每当我对自己的职业生涯感到迷茫时，他总像一座浩瀚汪洋上的灯塔，照亮我前行的方向。

站在汾阳医院外科楼眺望汾州大地，秀丽的吕梁山横贯南北，我的梦想从这里启航。鲁迅先生曾说过：无尽的远方，无数的人们，都与我有关。每个时代都有不同的际遇，作为一名青年麻醉医师，我将以高勇老师为榜样，秉持仁心仁术，做党和人民信赖的好医师。

仁心仁术　诲人不倦

——记内蒙古自治区人民医院　　红华

在人生关键的学习成长时期，我有幸遇到了一位德才兼备、医德高尚的好导师，她就是内蒙古自治区人民医院超声医学科主任红华老师。在我读研的这三年中，无论是临床操作，还是医患沟通方式，甚至是日常生活，红华老师都无微不至地关怀着我们。

在带教过程中，红华老师每天都手把手地教我们如何上机、怎样诊断病例。每个患者她都先让我们尝试诊断，在这个过程中指导我们处理出现的问题，然后再亲自为这名患者诊断。这种带教方式对我们的学习有巨大的帮助，也对患者的病情诊断极为负责。在这显著的带教成果背后，是红华老师每天辛勤的付出。每一个学员她都要耗费许多时间进行指导，常常连中午饭都顾不上，时间久了她甚至患了胃病。

她不仅重视学员实践技能的培养，理论方面也不放松。每周一早晨她组织住培学员及青年医师进行英语晨读,以提升英文文献的阅读水平、加深自我基础知识的学习;周二下午组织住培学员进行专业知识的幻灯片汇报,按照病种及解剖系统的分类进行学习,要求我们手绘解剖结构图,以加深对基础医学知识的印象。这些学习都是在工作之余加班进行的,她旁听每一次讲课,为我们提出有效的指导。尽管准备过程很辛苦,但红华老师对我们的高标准、严要求使我们受益匪浅。

比起传授医学专业知识,红华老师更注重方法的指导和科研精神的培养,她始终站在学科前沿,掌握最新的超声发展动态,立足于知识创新,同时也以相应的标准要求我们,鼓励并指导我们多发高质量、高水准的优秀文章。她对每一位学员的每一篇论文都会耐心地一字一句修改,连标点符号都不放过,反反复复,不厌其烦,常常批改到深夜。她发给我们的修改稿都标记满满,毫不吝啬地付出自己的心血和智慧。通过这种方式,我们不仅看到修改前后内容上的差异,更重要的是写作思路更加开阔,文章更加充实、有条理。红华老师的良苦用心我们看在眼里,暖在心里,同时也得到了实实在在的收获,几乎所有学员都在短时间内于国内顶尖核心期刊上发表多篇优秀文章,并被广泛引用。

科研成果是一点一滴积累起来的,唯有坚持不懈才能由点滴汇成大海,红华老师做到了几十年如一日。她除了出门诊,其他时间都全身心投入到科研工作中,周末、节假日她几乎没有休息过,下班从来都不是她结束一天工作的理由,全科室上下几十名医师都早已离开,她瘦弱却伟岸的身影却仍然穿梭在科室走廊的灯光下。

教书更育人,红华老师始终以高尚的医德感染着我们。曾有一次,一位瘦弱的老大爷因身体不适来我科检查肝胆胰脾彩超,结果显示他肝右叶有一个实性占位,情况不太好,红华老师皱起了眉头,并为他检查了相关脏器及淋巴结的情况,建议他做一个超声造影。可是老大爷说自己没钱,无助的眼神让我们的心里都泛起了一阵阵酸楚,红华老师贴心地说:"免费给您做,费用我来承担,您不用担心了。"最终这位老大爷通过超声造影明确了诊断,并得到了及时妥善的治疗。这样的事情不胜枚举,而每当我看到红华老师这样为患者着想的时候,都会被深深地触动,这就是实实在在的医者仁心,我今后也要做一个像她这样医德高尚的大夫。

由于长期高强度工作,她早早患上了腰腿痛的毛病,常常忍着剧痛上班。我们都劝她去看病,她却割舍不下诊室外排队看病的一位位患者,她说不能让患者等着急了,便一次次推掉预约好的治疗,忍痛拿起探头。最后病情加重到无法走路,被强制休息,可她还是放心不下我们这些学员,不断询问大家学习及科研进展情况,因材施教,并给出正确的指导。待病情稍有好转,她又立即投入到医疗及科研工作中,参与科里的疑难杂症会诊。她就是科里的主心骨,以渊博的知识和强大的亲和力深深感染着身边的每一个人。

红华老师不仅工作负责尽职,在生活中也无微不至地关照着我们。作为责任导师,她关注着每一个学员的情况,得知谁遇到困难,她第一个伸出援手,帮忙解决了数不清的问题。她为学员购买了大量医学专用书籍,经常敦促我们多看书,书中自有黄金屋,只有多读书才能学到更多的知识。

她用自己的钱给予我们生活补贴，叮嘱我们吃好，将饭卡给我们使用，还时不时给我们赠送礼物。这令我们这些在外学习的孩子们心里暖洋洋的。

人生在世，皆源于缘，遇到这样德才兼备、无微不至的好老师是我的幸运。有幸成为她的学生，是我一生的荣耀。她孜孜不倦的学习精神始终激励着我们，活跃的科研思维启迪着我们，巨大的人格魅力引导着我们。在我的人生旅程中，她就如一盏明灯，为我指引今后的方向。

春风化雨　医者仁心

——记中国医科大学附属盛京医院　　王丽杰

（李素娟　　中国医科大学附属盛京医院）

作为一名中国医科大学的临床硕士，住院医师规范化培训几乎伴随着我全部的研究生生涯。我是儿内科的硕士研究生，我们需要去儿科各个科室轮转，其中最让我们望而却步的就是传说中累、难、险的小儿重症监护病房。然而，在这里，我遇到了对我学习生涯影响深远的王丽杰主任。

初来病房，我接手的2个患儿已经住院10余天，一个是3岁的重症肺炎患儿，一个是6岁的颅脑外伤患儿。当天就要查房了，接班后我坐在电脑前准备查房内容，肺炎患儿病情已经明显好转，已经拔出气管插管，体温也平稳。

早晨9点，查房开始了，那一天是王主任查房，我信心十足，滔滔不绝地背诵病史、体格检查、检查结果、用药、诊断等内容。听完我的汇报，王主任问我："这个孩子最近吃得怎么样，体重有什么变化？"这个问题我从来没想过，我觉得孩子的吃喝都是护士负责的，住院的患儿体重减轻也是情理之中。

见我没有回答，旁边的护士说道："孩子最近吃饭很不好，心情也不好，经常哭闹说自己害怕，体重近1周也减轻了1公斤。"王主任接着说："这个孩子心思细腻，比较敏感，性格比较内向，这样的患儿最需要我们注意他们情绪的变化。患儿不是一个机器，我们不仅要关心他们哪里有病痛，更要照顾他们的情绪，一个3岁的孩子远离父母，面对陌生的环境、陌生的人，还要遭受病痛的折磨，这对他的心理健康都是有负面影响的，我们除了治疗病痛，安抚他们的情绪也很重要。而且，患儿目前疾病处于恢复期，营养对他们来说非常重要，这些都不清楚的话，管理病患是不全面的。"见我情绪低落，低头一言不发，王主任又说道："你今天是第一天入科，病史了解这么详细，可见你还是认真准备了，还是值得大家学习的。"王主任不仅了解每个患儿的病情,还关心他们的心理健康,甚至关心他们的一饮一食,这种发自内心对患儿的关爱,这种对工作的热情,为我们树立了榜样。

作为带教老师,王主任心中始终秉承着以教人者教己的理念,在临床教学中不断地提高自己的业务能力和教学水平。她深知医学是一门经验学科,临床实践是至关重要的,而年轻的住培学员是未来的顶梁柱,为了避免我们骄傲、浮躁,她时不时就要提醒我们的职责以及学习任务。每当我犯错的时候,她没有责骂和叹气,更多的是指正和鼓励。作为一名重症科医师,不仅要救治各种急危重症患儿,更需要掌握先进的诊断技术。床旁重症超声作为一种无创、快速、有效的评估手段,王主任始终走在最前端,并且带领我们前进。

抢救室是一个博弈场,当120急救车呼啸而来,大家的节奏顿时被拉快了3倍,是跟死神多要1分钟的时刻。无论患儿病情多么危重,王主任总能保持冷静,有条不紊地组织抢救,紧盯着患儿的病情变化,及时作出处置,有时一站几个小时不休息,不喝水。除了抢救患儿,重症病房日常工作中最重要的一个环节就是与家属沟通,因为孩子病情普遍较重,而且重症病房取消陪护,家属们心情异常焦虑,王主任总能平心静气,温和地与家属沟通,不厌其烦地解答家属的问题。王主任总是说:"我们要站在家属的立场考虑他们的心情,交代病情时尽量少用专业词汇,通俗易懂的解释病情才能让家属听懂。"

作为一名专家,从医数十载,王主任始终坚持"以患者为本,全心全意为人民服务"的理念。虽然儿科重症工作量大,重患多,但她从不后悔专业选择,从不计较个人得失。她愿意为了一个素不相识的重患加班加点、超负荷工作。不管是深夜还是节假日,她都随叫随到,及时处理了许多疑难杂症和危重患者。

轮转的三个月转瞬即逝,我不仅学习了很多操作技能、临床专业知识,更从王主任的身上学习到了一名优秀医师的敬业精神和专业态度。虽然工作烦冗,虽然时常不被患者及家属理解,但我一定要向王主任一样热情不减、毫不抱怨,努力治愈病患,并且一直保持着谦虚的态度,不断学习,不断探索。

心向桃李　春风化雨

——记大连大学附属中山医院　　王涛

（裴丽英　大连大学附属中山医院）

题记　医者精神,当怀仁心、修仁术、济仁爱。

2020年新春伊始,新冠肺炎疫情在我国蔓延,全国人民团结一致,共同抗疫。尤其是奋战在一线的医务工作者，给我们留下了深刻的印象。我的带教老师中，也有这样一位医者，她教学严谨，工作认真，在祖国和人民需要时，她毅然决然投身武汉疫情阻击战，大力弘扬医者精神。

回首往事，我在大连大学附属中山医院参与住培期间，轮转至呼吸内科一病房，有幸跟随王涛副主任医师学习呼吸系统常见疾病的诊治规范。王老师是个很有趣的人，个子不高，总是面带微笑，讲课生动形象，善于捕捉学员心中的疑点，又很有耐心。记得有一次，我提问如何正确选择抗生素，王老师先是让我阅读相关资料，然后根据科室实际病例，对我进行提问，最后查漏补缺，总结成图，一目了然。直到现在，那张精彩的绘图，我仍记忆犹新。

王老师对待工作一丝不苟，从问诊到体格检查面面俱到，诊断明确，治疗及时。她十分重视病历的书写，会对我书写的病历进行批改、指导。对待患者既细心又贴心，每天查房、交代病情后，都会寒暄几句，叮嘱患者积极配合，大家纷纷向她竖起大拇指。有一次查房，一位年迈的哮喘患者因为不会使用气雾剂的吸入装置，王老师使用模型亲自演示吸入的技巧及力度。她常对我说："用药的每个环节都要细心，步步为营，即便医嘱没问题，也不是万事大吉，要核查患者是否顺利应用、依从性、疗效反馈等，这些极其重要。"

短暂的两个月轮转生活转瞬即逝，我顺利出科。虽有不舍，但王老师对我说："以后，有不懂的地方，希望我们继续探讨。"暂别王老师，过了一段日子，她的名字再次轰动全院。新冠肺炎疫情暴发，湖北告急，支援名单中清楚地写着"呼吸内科：王涛"。

后来了解到，王老师自愿递出请战书，退掉回老家的机票，早早准备好行李箱。元宵节当天，当她接到驰援命令时，她飞快回家取上行李，没来得及吃饭就匆匆赶往机场，远赴武汉，与一线同僚共同抗击疫情。王老师说："武汉这座美丽的城市，曾经热闹的街头却被恐惧笼罩，失去了生机。全国各地医护人员在国家的号召下迅速支援武汉，为控制疫情的蔓延不遗余力。作为其中的一员，我迅速调整心态，积极投入到这场没有硝烟的战争中。"我问王老师："难道你不怕吗？"她说："其实最开始也担心过，从接到通知到坐上飞机，再到酒店，情绪一直都在调整，心理不断适应。不过我始终告诉自己，我在做一件正确的事，利国利民的事，在拯救大我面前，牺牲小我，何以为惧。"

王老师被分配至武汉雷神山医院，在边建设、边验收、边投入使用的状态下，克服各种艰难险阻。小个子的她成为体力担当，与同事一起搬运医疗物资，对病房设备进行布局。病区内治疗采取分组方式，作为组内唯一的呼吸专科医师，她带领其他两名医师，承担起患者的诊治工作。她在一线奋战了 52 天，仓内患者最多时达 40 余人。刚开科时，最多 1 小时要完成 30 位新患者的入院接收。病区患者中有聋哑人、老人，也有需呼吸机治疗的重症患者，工作强度极大。她总是冲在最前面，用自己的专业技能挽救患者的生命。

王老师有一颗纯净的仁心，身怀仁术，对社会充满仁爱，她是一位值得学习的楷模，是我们医学之路的榜样。新冠肺炎疫情下的毕业季如期而至，身为医学毕业生的我，在挥别母校、踏上新征程之际,有此良师,深感荣幸与骄傲。

热血冲锋　大爱无疆

——记大连医科大学附属第一医院　　朱英

缘来缘去,缘起缘落,我和朱英老师因"缘"相遇,因"缘"相聚,因此我们一致的默契是:惜缘!

承蒙命运的眷顾,我在 36 岁这年又成为一名学生——朱英老师的博士生,从此便开始无偿地享受着老师的关心、老师的叮嘱、老师的牵挂……对于我这名在职的"老"学生,老师与我亦师亦友,亦姐亦母。刚开始交上去的作业,现在自己看看都忍不住生气,老师当时是怎么忍住的? 取代批评的是一次次语重心长的指导! 有人觉得她很严厉,但我眼里的她笑起来很美。她表面冷酷,让我们参加专科会议时认真听讲、回来分享,但却时不时地微信提醒多带衣服、防止着凉……她善于表达学术知识,却不善于表达对我们的爱,自己为赶课件吃盒饭,却不忘帮我们订午餐;从不当面表扬我们,却在他人面前流露出对自家"孩子们"的满心欢喜!

英雄绝不是一蹴而就,和平年代里的他们,以过硬的专业知识、技术水平、科研能力言传身教。面对这突如其来的疫情,他们反应迅速,积极迎战,毫无畏惧,与时间赛跑,与死神抢人。

在新冠肺炎高风险传播的危急形势下,朱英老师临危受命,全面负责感染科新冠肺炎排查和疑似病例收治工作。她带领所有在感染科工作的医务人员,按照国家防控规范和指南要求,不负使命、积极应战、快速反应。在她的带领下,党员们积极冲在前面,普通人员纷纷递交入党申请书,其他学科的党员也积极报名参加感染科新冠肺炎排查救治工作。

朱英老师作为一名党员,同时为大连医科大学附属第一医院的教授、感染病学教研室主任及科主任,以高度的责任心和使命感,推进新冠肺炎疫情的防控工作有序规范进行。她科学合理安排临床值班工作,以确保医护人员合理工作、合理休息、合理营养、合理中医药预防,以提高机体免疫力,保持身心健康。对来感染科发热门诊、隔离病房轮转人员进行实时进科培训,确保准确上岗。在她的带领下,严格医生三级查房制度、严格早交班制度、严格培训制度,对在感染楼内工作的 7 个部门医务人员严格消毒隔离和防护用品穿脱的培训和管理,实现医务人员"零感染"。几天时间,共收治住院患者 135 人,累计一级护理重症 25 人,抢救 127 人次。同时,朱英老师主动承担新冠肺炎疑似病例核酸检测采样工作,70% 阳性确诊病例都由她完成。

她始终没有忘记自己是一位老师,战役开始至今,她曾 3 次利用自己短暂的休息时间,在学生群里将每个研究生假期应该着重学习的内容各强调一遍! 但她却忘了自己也是一位母亲,过年了,唯一的儿子从外地回来,仅在医院门口和朱英老师见了一面。这个春节,属于朱英老师母子俩的时间仅仅是这短暂的见面。不是不爱,这是大爱无疆,朱英老师以院为家,以一名 30 年老党员的觉悟和警觉,坚守阵地,筑起了这座城市的防护线!

在这场没有硝烟的战争中,朱英老师放弃与家庭与亲人的相守,积极应战、义无反顾、全身心投入到新冠肺炎疫情的战役中,更是为了守护深爱的这座城市。她勇往直前、恪尽职守的责任担当,舍身忘我、无私无畏的大爱精神,深深感染着我! 我将怀着感恩之心、感激之情,不忘初心,牢记使命,在医学路上砥砺前行,勇往直前!

医者仁心精术　师者授业解惑

——记中国医科大学附属第一医院　徐宏慧

徐宏慧老师在我们每一位住培学员心中有两面,一方面很严格,让我们感到有点"辛苦";另一方面我们非常愿意跟她学习,她教导我们作为医师,要有仁爱之心、有责任心,还要细心,她让我们认识到皮肤科的"不简单"、皮肤科医师的"不轻松"。住培学员的带教老师有双重身份——医师和老师。徐宏慧老师作为医师,她医德高尚、医术精湛;作为老师,她为人师表、诲人不倦,无私地传授我们知识和技能。

徐宏慧老师医德高尚,认真对待每一位患者。她在门诊经常问患者家住哪里,如果患者远道而来,她会为患者制订合理的治疗选择,尽量选择当地能有的治疗方法和治疗用药,以方便患者,减少往返次数。对于经济条件不好的患者,她也尽量帮助他们,既减轻疾病的痛苦,又避免不必要的经济负担。徐宏慧老师常说:"现在人越来越长寿了,不能让他们没地方看病治病。"有一次,徐宏慧老师听到员工休息区门外的候诊区有人呼救,她不顾自己正在发作的心慌(本来计划去做心电图),快速跑了过去,发现一位老人不省人事。徐宏慧老师赶紧联系了转运车,飞奔着将患者送到了急诊进行抢救。从徐宏慧老师身上,我们明白了成为一名医师必须要有仁爱之心。

徐宏慧老师医术精湛,这是我们住院医师非常佩服的一面。对前来就诊的每一位患者,她都会详细地询问病史,了解既往身体情况,并仔细体格检查,全面评估病情。在门诊,为了给每位患者多一分钟的就诊时间,她牺牲了自己的午休时间。即使门诊时间紧张,遇到特殊情况的患者,她也会利用休息时间,查阅书籍或文献,尽可能解决患者的问题,绝不敷衍。在病房患者的诊治和管理上,徐宏慧老师更是满腔热忱。她对重症患者精心、细心,尽可能不漏掉蛛丝马迹。有一位疱疹复诊住院患者,每次住院都急着打完针出院。徐宏慧老师看到他病情控制得不是很好,劝他不要急。患者开始时不理会,但徐宏慧老师认真查看检验结果,发现肿瘤标记物偏高,最后诊断了结肠癌早期,及早进行了手术。患者对徐宏慧老师的诊治非常感激。我们也会遇到一些病情复杂的患者,徐宏慧老师会反复翻阅书籍和资料,组织小组讨论、科室讨论,也会联系国内知名专家会诊,尽可能明确诊断、有效治疗。从徐宏慧老师身上我们看到了治学严谨、医术精湛,学到了知之为知之,不知则学之,在医学的道路上不断提高自己。

徐宏慧老师有丰富的临床诊疗经验和教学经验。她从事皮肤科临床工作近20年,临床基本功过硬,从事住院医师规范化培训工作近10年,有丰富的教学经验。从最基本的询问病史、体格检查、病历书写,到患者的管理和诊治,以及疾病诊疗方面的最新进展,徐老师总是耐心地讲解。她告诉我们,要采集到准确详尽的病史,需要反复问诊、总结,还要跟患者核对,她要求我们一定规范体格检查,认识皮疹的表现,并准确描述皮疹,规范书写病历。皮肤科的难点即在认识皮损,所以她站在患者床旁,让我们住院医师依次对患者的皮损进行描述,然后给我们指正。徐宏慧老师的教学不仅仅是讲授给我们她知道的知识,针对我们经治患者的疾病,她还会给我们布置学习内容,让我们查阅书籍、文献,然后做成幻灯,在组会上分享学习。徐宏慧老师自己也不满足于现有的知识,她总是在利用业余时间学习。我们在她身上学到了一名医师既要一丝不苟,认真对待每一名患者,又要不断学习,跟进疾病诊疗进展。

徐宏慧老师是一名品德高尚、技术过硬的好医师,同时是一名润物无声的好老师。感谢她对我的激励,为我以后的从医之路打下坚实基础。

要前进,再前进,永不停息

——记吉林大学第二医院　　杨俊玲

大学本科毕业后,我选择去向往的吉林大学第二医院进行住院医师规范化培训,这也成为我生命中最充实的经历。在吉林大学第二医院初次见到杨俊玲老师,她给我留下了精明干练、和蔼可亲的深刻印象。轮转呼吸及危重症学科,带教老师正是杨老师,我内心充满喜悦。杨老师秉承传道、授业、解惑职责的同时,还在我们后来的学习生活中给予更多的照顾、指引和教诲,给予我们全方位的关怀。杨老师常说:"传道与解惑,这个

'道',不仅仅是大道的'道',还是研究的方法,求好学问的方法,分析问题的方法;'道'就是我们找到路的能力,辨别路的本领。理论联合临床灵活运用,授人以鱼不如授人以渔。"在带教过程中,杨老师对本科生、住培学员、研究生、博士生一视同仁。学习如逆水行舟,医学知识更如惊涛骇浪,杨老师似浩瀚星河中的人生灯塔,指引我在风雨兼程时,亦能破浪而行。

进入住培轮转后,初入科室,杨老师耐心地为我们介绍科室组成和各部门职能,让我们这些初入科室的学员对呼吸及危重症学科有大概的了解。杨老师经常告诉我们:"在住院医师规范化培训中要努力夯实基础,为未来的临床工作奠定基石。披五岳之图,以为知山,不如樵夫之一足。实践才是检验理论基础知识的标准,自可战马长驱,攻城略地。"

月考及年度考核作为住培审核考试,杨老师非常重视,早早地开始为我们量身定制学习计划,按系统、按难易程度、按内容所占比例、我们各自的基础及学习进度,循序渐进将自身的学习经验毫无保留地传授于我们,给予了我们极大的帮助。除了制订学习计划,老师还定期为我们进行专业考核及查房时抽查相应知识点,以检验阶段性学习成果,确保我们的学习有效且高效,少走弯路,直击重点。在杨老师精细的学习计划和定期阶段性考核的高强度冲击下,我们月考及年度考核均顺利通过。

工作过程中,杨老师将工作重点在日常工作中逐渐渗透给我们,打破框架的桎梏,理论知识部分详细讲解,提供学习资料,深化理论知识的深度;实际操作部分言传身教,在进行教学后放手让我们操作,从旁细心指导,进行纠错和总结。医患沟通方面躬先表率,面对不同患者时运用不同的沟通技巧,设身处地换位思考,深入浅出且高效地解答患者的问题,培养了我们独立思考及自主学习的能力,同时也在我们以后工作过程中起到了指引作用。学有源泉方入妙,语无烟火始成家。

杨老师讲课总是由浅入深,如为我们介绍呼吸机仪器、示例各板块系统的应用,同时讲解胸部 CT、磁共振、呼吸弥散、肺功能、血气分析等阅片及分析报告的技巧。在实例阅片中,为我们讲解不同病变的影像学特征,还会深化讲解病灶影像成像的原理,消除我们的知识盲区。不仅如此,杨老师还会在科室中定期组织教学阅片及小讲课,以自身过硬的专业知识,为我们在学习上进行纠错与提升,培养了我们潜心专注、细心耐心的能力。

杨老师自己对待工作更是一丝不苟、操作严谨、管理规范。呼吸及危重症学科是集临床与医技于一体的科室,工作内容涉及临床接诊、阅片、呼吸机、呼吸功能、气管镜、血气分析等诸多方面。杨老师也是精通呼吸科各种疑难疾病的医师,可谓全能型人才。她不仅对学科内容分析得淋漓尽致,对其他医学学科知识也广为涉猎。这使她在工作中能做到多学科交叉融合思考,广泛且全面,横向延宕拓展了理论的宽度,纵向求索开掘了临床实践,思路纵横捭阖。

迄今为止,杨老师已发表核心期刊论文 60 余篇,SCI 论文 20 余篇,承担省部级科研项目 20 余项,教改课题 3 项;荣获科技进步奖二等奖 2 项、三等奖 1 项,吉林省自然科学学术成果一等奖 1 项。杨老师清楚，对于刚刚完成本科学习的我们，除了继续深化基本知识、基本理论、基本技能外，培养提升科研创新的能力更是首要任务。杨老师以自身过硬的科研能力、丰富的科研经验及优秀的学术思维对我们进行专精培养，指导我们正确地平衡与结合临床思维与学术科研思维理念，将自己所学知识贯穿于科研工作中，融会贯通。

岁末年初，新冠肺炎疫情突袭武汉，武汉启动突发公共卫生事件一级响应机制，全国医务工作者白衣执甲、逆行出征。在这场严峻斗争中，吉林大学第二医院全体响应广大卫生健康战线干部的政治号召，本着对人民群众健康高度负责的态度，投入疫情防控工作。杨老师毅然申请加入驰援武汉的队伍，作为第一批支援队长踏上"希望航班"。在这场没有硝烟的战争中，我们不仅仅看到了白衣战士抗击疫情的勇气和责任，更多的是穿这身白衣的初心和信仰。我想这正是对"有时去治愈，常常去帮助，总是去安慰"最好的诠释。经过两个多月的征程，杨老师荣归医院，再次看见她的时候，本来单薄的她又清瘦了不少。没有生而英勇，只是选择无畏的精神。杨老师荣获"全国抗疫先进个人"和"全省抗疫先进个人"荣誉称号。时间会回答成长，成长会回答理想，理想会回答生活，生活会回答你我的努力。

杨老师用自身优秀的光芒为我们指引方向，用坚毅的行医信念为我们树立榜样，用丰富的经验为我们的前进铺路。杨老师是每一个住培学员心目中的好老师。杨老师如同星辰，照亮每一个学员的去路，引导我们坚定不移地踏实努力、学习积累，操千曲而后晓声，观千剑而后识器，在学习与实践中厚积薄发，努力成为一名好医师。

良师益友　生之有幸

——记吉林省人民医院　孙志广

（马瑛　吉林省人民医院）

经师易遇，人师难遭。找一个单纯教书本的老师很容易，找一个为人师表、以自己的实际行为教导学生的老师很难。我此生有幸在临床学习中遇到良师，让我在医学的道路上坚定地走下去，他就是吉林省人民医院口腔科主任，我心目中的好老师——孙志广。

临近大学毕业的实习阶段，我很幸运地来到了孙主任身边实习。在那段实习的日子里，我坚定了毕业后要参加住院医师规范化培训的想法。经过了一段时间的努力学习，毕业后我如愿以偿考入了吉林省人民医院，进行口腔全科的住院医师规范化培训，得以在孙主任身边继续学习深造。

入科的第一天，作为口腔全科住培基地主任，他对我们进行了入科培训。他反复强调一定要树立敬业精神，遵守职业道德，尽心尽力为患者服务。是啊，作为一位医务人员，哪怕是一个小小的错误，都会给患者带来极大的伤害，甚至生命危险，所以我们要认真对待工作，谨慎仔细，不得有一点含糊。孙主任说："医患矛盾，医师是主要方面，医师把事儿做好了，沟通好了，矛盾就少了。患者的信任极为重要，这种信任需要长时间的培养，要从一个住培学员就开始。医患矛盾的核心问题就是医师的责任心，有了责任心，医术就会提高。有了责任心，态度就会变好。有了责任心，就会有同情心。"

"大医精诚，妙手仁心"是我们医院的院训，这就要求医者有精湛的医术。孙主任认为医道是"至精至微之事"，习医之人必须"博极医源，精勤不倦"，并且有高尚的品德修养，有"见彼苦恼，若己有之"的仁爱之心。这种精神在孙主任的身上体现得淋漓尽致。孙主任热爱自己的职业，从事口腔工作近30年了，他就是以这些标准要求自己，恪尽职守，严于律己，使得他在口腔行业中成为精英和大家心中的标杆。他多次被电台、电视台访谈节目邀请，为百姓讲解口腔问题，为口腔患者答疑解难。

孙主任在口腔科主要从事修复工作。很多修复工作都是在治疗和拔牙后才能进行，孙主任会首先让学员去了解一下患者口内情况并向他汇报，从最基本的询问病史到内镜检查，以考核专业知识、历练语言沟通，再让我们说出自己的治疗计划。之后他会指出我们的不足，并耐心讲解修复计划及治疗过程中可能出现的问题，告诉我们他的治疗思路、设计理念，以及怎样做会让患者有更好的就医体会和最佳的治疗效果。他要求我们把每一个修复体当成一件艺术品来完成，治疗过后会细心叮嘱患者执行医嘱，并严格规范我们的病历书写。起初我书写病历时一塌糊涂，没有章法，孙主任会不厌其烦、一字一句地进行批改，示范正确的病历书写，让我茅塞顿开，受益匪浅。

孙主任对我们初学者的影响非常大。记得有一次，我在传递器械时不小心将一个金刚砂车针掉到了工作台上，然后随手将针捡起来放在了治疗盘中。孙主任立刻停下了手上工作，把被污染的治疗盘扔到了一边，并对我进行了严厉的批评。从那以后我时刻谨记，严格遵守无菌操作流程，本着对每位患者负责的态度要求自己。孙主任是出了名的严格，所以作为他的学生也越要严格要求自己，这样才能在医学的道路上越走越远。

时间飞快，两年的时间过去了。突然间发现这两年中自己有了很大的改变，在孙主任的影响下，对时间的观念越来越强，坚持做到不迟到不早退，从一个有严重拖延症的人变成了一个自律的人。孙主任每天都会提前到达医院，一是对当日就诊的患者进行准备工作，二是不耽误每位患者的时间。孙主任的言传身教不仅仅体现在专业上，还体现在医德上。我们诊室门口总会出现一些慕名而来的患者，不远千里驱车就医，为的就是遇到好医生，不花冤枉钱，哪怕是等上几个小时也心甘情愿。孙主任更是牺牲了自己休息时间，再累也要为远来的患者看病，这样的举动不仅感动了患者，也深深地影响着我们。孙主任常常告诉我们，救死扶伤的同时，保重自己的身体健康也是非常重要的，一定要坚持锻炼身体。他总说,一名医师只有拥有健康的身体,才能更好地为患者提供优质的医疗服务。

孙主任非常注重每位学员的学习成长,不仅仅重视临床操作,对我们的专业知识也一样要求严格。他会严格要求每位住培学员按照教学大纲做好讲课幻灯片,把丰富的知识内容和一些平时学员接触不到的知识点分享给大家,丰富学员的理论知识。在每周一次的疑难病例讨论中,他会对每个学员提问,从而使大家对该病例的知识点有深刻的印象。

谢谢您,孙志广老师,是您给了我们理想和智慧的阳光,您的言传身教像春雨润物,我们就在这样的滋润下茁壮成长!

严师慈母心　助力医路梦

——记哈尔滨医科大学附属第一医院　兰英华

（宋术鹏　哈尔滨医科大学附属第一医院）

十分有幸能在我的住培生涯中遇到兰英华老师。她不仅博学,更仁爱,有耐心和责任心,时时展现出一名优秀教师的人格魅力。

医术精湛,医德高尚

感染科每年会收治很多病因不明的患者,如发热待查,此类患者的诊治最让我们头疼。然而兰老师在诊治过程中却总能抽丝剥茧,寻得真相,令我们佩服不已。还记得一名"发热、腰痛1月余"的老年男性患者,反复查不出病因,经过兰老师会诊后,考虑"布鲁氏菌病可能性大",但布鲁氏菌凝集试验是阴性,兰老师提出:"布鲁氏菌凝集试验采用的是酶联免疫吸附测定(ELISA)实验方法,可能存在钩状效应,即抗原抗体比例不合适而导致假阴性的现象。"并建议进一步稀释患者血清。令人兴奋的是,稀释比例为1∶1 200时,布鲁氏菌凝集试验为阳性,患者的病因终于找到了!患者开始进行规范化的抗布鲁氏菌治疗。

患者体温有所好转,然而腰痛仍不见缓解,行腰椎CT、磁共振检查都未见异常,再次会诊后,兰老师建议再行磁共振检查,结果提示"腰椎、腰大肌均有脓肿"。如果没有丰富的基础和临床经验,该患者不知还要走多少弯路,甚至不知能否确诊。我们私下里常说:"患者能够遇到兰老师是多么幸运的一件事情。"其实遇到兰老师,对于我们住培学员来说,更是一种幸运。

在临床诊疗过程中，从询问病史到诊断和治疗，她总是那样耐心、细致，不放过任何一个细节，又能做到不局限于一点，将各个看似毫无关系的症状联系起来，像福尔摩斯一样，疑难重症总是被逐个击破。兰老师也总是将她在临床诊治过程中的经验和感悟毫无保留地传授给我们。除了精湛的医术，兰老师最珍贵的是有医者的一颗仁心。对待任何患者，她都能一视同仁；同时她总是鼓励患者正确看待疾病，让患者对治愈多一份信心，对医师也多一份信任。从医十余年，她不知治愈了多少例患者，抚慰了多少颗绝望的心，引领了多少年轻医师坚定不移地继续医学之路。

言传身教，亦师亦母

兰老师热爱医学教育，教学严谨，有丰富的带教经验和坚实的专业理论基础。她教学态度端正，治学严谨，熟悉培训大纲及培训要求，理论联系实际，教学内容充实、方法灵活，受到住培学员一致好评。她经常组织病例讨论会，为了给学员提供锻炼和自我提升的机会，她要求住培学员准备完整的病例，包括影像资料、临床表现、治疗经过等。此外，还需要对相应疾病的背景知识、影像及临床特征、鉴别诊断等进行详细讲解。她要求大家主动多发言，介绍自己的诊断思路，给出诊断及鉴别诊断。

每一次病例讨论都让我们忐忑不安，会前会阅读大量的文献为病例讨论准备。这个教学方法虽然让我们压力很大，但最终收获都很大，从各个方面培养了我们的临床思维和表达，提升了分析和解决问题的能力。除了病例讨论，每周的外语文献抄读，兰老师都会参加，认真聆听并记录抄读文章中的要点，她教我们要认真研读学习文献的思路和方法，外语文献抄读让我们的科研思路更宽更广，提高了英语的表达能力。对于科研工作，她更是将自己的经验倾囊相授，带领我们阅读文献、手把手教做实验、写实验记录、讨论和解决实验过程中遇到的问题、撰写和修改文章并发表论文，同时严抓科研诚信，进行道德教育。

除了临床和科研引导，她定期组织学员谈心，积极帮助学员解决生活中的困难，关心住培学员的学业和个人职业规划。她经常教导我们："要做学问，先学做事；要做事，先学做人；人为根本，人做好了，才能向上做好事，事情做好了，学问就在做事中悟到了。"所以，兰老师所给予我们的不仅是知识，更是温暖和做人的力量。

为人师表，身先士卒，驰援武汉，抗击新冠

兰老师上有年迈的父母，下有两个年幼的孩子，然而她克服家庭困难，主动请缨驰援武汉，勇挑重担，担任医疗队队长。在援鄂期间，她始终把人民群众的生命安全和身体健康放在第一位，穷尽一切方法挽救患者生命。工作中不怕吃苦，不怕牺牲，勇于承担危重患者的救治工作，全面掌握所有患者病情，关爱患者。在战时的工作状态下，仍保持对患者高度负责的态度和科学精神，落实医疗核心制度，充分发挥队员主观能动性，开展多学科讨论，毫不放松病历书写的管理，开展自我质控、交叉质控及病案评比等活动。针对隔

离病房的特殊性,加强医-患、医-医、医-护沟通,爱护队员,凝心聚力,全力保障医疗安全,提高医疗质量。援鄂期间共管理110名新冠肺炎患者,其中重症79例,危重症10例,有创呼吸机2例,体外膜肺氧合1例,施行一人一策,为此次哈尔滨医科大学附属第一医院医疗队取得患者零死亡、医护零感染、全队零投诉的成绩作出了突出贡献!医疗队受到了国家领导人的接见和肯定。兰老师不顾个人安危,不顾家庭需要,在危难时期挺身而出,她的奉献精神、精湛医术和临床能力,以及对待患者的责任心让我们住培学员深受感动和佩服。总之,她用自己的实际行动给住培学员做了最好的榜样!

这就是我心目中的好老师——兰英华老师,她不仅教会了我各种临床技能、培养了我的临床思维和学习能力,更重要的是,她教会我做一名真正的医师所需要的品质!她身体力行,战斗在繁忙的临床一线和抗疫前线,无论昼夜寒暑、饥渴疲劳,一心赴救;她言传身教,潜移默化地影响着我的生命格言和信仰,让我坚定地走在医学的路上。

"薪"系学员　与"倪"同在

——记牡丹江医学院附属红旗医院　倪薪

倪薪老师不仅是一位优秀的医师,也是一位优秀的共产党员和住培带教老师。她毕业于哈尔滨医科大学临床医学专业,现任牡丹江医学院附属红旗医院呼吸与危重症医学科副主任医师。在教学工作中倪薪老师不仅承担着本科生、研究生的教学工作,还是医院住培工作中的主力,现兼任呼吸科住培秘书工作。倪薪老师在日常工作之余,承担多项省级科研项目,发表SCI论文3篇,参编规划教材1部。

雷厉风行,恪尽职守

朴素的打扮及匆忙的身影是倪薪老师"标配",小小的身躯里总蕴藏着巨大的能量。身兼数职的她心系患者,切实做好了一名普通医者的本分。她干练的身影总是出现在呼吸科诊室、病房及支气管镜室中。身为一名女医师,她有着一颗不服输、努力进取的心,她以高超的技艺,每年救治百余名患者。

华灯初上的时候,倪薪老师还在科室尽心工作;阖家团圆的时候,她还在处理疑难棘手的病患……不论风雨交加,还是严寒酷暑,她都默默坚守医疗岗位,在平凡的工作中诠释医者仁心。

白衣执甲，逆行出征

在这次抗击新冠肺炎疫情中，倪薪老师第一时间向医院提交了请战书。2月12日身为牡丹江支援湖北医疗队中唯一一位女医师，她随黑龙江省第三批援鄂医疗队出发前往湖北应城。3月21日，在随医疗队平安凯旋结束14天医学观察后，她本应和家人团聚，但得知绥芬河疫情形势严峻，她义无反顾，再次出发，第一时间投入工作。待绥芬河的疫情稳定后。她又再次返回红旗医院继续参加新冠肺炎的救治工作。因为倪薪老师的出色工作，她被评为孝感优秀共产党员和牡丹江市的五一劳动奖章获得者。我们作为学员虽然不能随老师一起上前线，但时刻关注着倪薪老师的抗疫工作。多次在牡丹江新闻、黑龙江省《新闻联播》及中央电视台的《焦点访谈》中看到她的身影，我们都为有这样一位有担当、有能力的老师感到骄傲、自豪！

授人以渔，薪火相传

作为一名住培带教老师，倪薪老师对学员言传身教，循循善诱，耐心地指导每个学员。初入呼吸科轮转学习，我就被呼吸科人满为患的办公室吓到了，面对每天十几个患者，我几乎连患者的姓名都记不住，更何况要应对患者的各种突发情况。倪薪老师总是会带着我们对患者进行一一问诊，从不忽视任何一个细节，用温暖而风趣的话语耐心细致地讲解患者病种的特殊性，以及此类患者问诊及谈话需要注意的事项。最为印象深刻的是我第一次进行胸腔穿刺操作时，既兴奋又紧张的我虽然将每一步操作都熟记于心，但是在进行操作时仍然频频出错，严格的倪薪老师并没有对我厉声批评，而是手把手对我进行指导。当倪薪老师纤细柔软的手放在我的手上时，我的心一下子就安静了，我告诉自己：加油，你可以的。就这样我成功地完成了这一次胸腔穿刺。

针对带教，作为住培秘书的倪薪老师积极探索适合住培的新型教学模式：开展情景教学，培养住培学员善于思考的能力，为临床诊治、临床科研、呼吸科教学打下坚实的基础；以典型病例为模板，开展教学、科研，通过临床实践理解疾病的发生与发展过程，并与非典型病例对照进行个案病例分析，提高住院医师的临床分析能力，完善其临床思路。

"薪"系学员，与"倪"同在

倪薪老师在从教的20年中，多次被评为优秀教师。新冠肺炎疫情暴发后，作为牡丹江医学院的一名教育工作者，时刻不忘自己作为一名教师的使命和示范作用，虽然一直奋战在抗击疫情的一线岗位上，却一直没有忘记教书育人的责任，仍记挂着自己的学员和教学工作。因其一直承担着住培秘书工作，她深知疫情发生对住培学员轮转和学习的影响，为了能让学员们在疫情期间尽快掌握新冠肺炎诊治原则，特别是它的影像学特点，她利用远程授课的方式和住培学员开展病例讨论等教学活动，向学员讲述战"疫"经历，分享所见所感。她远程授课不熟，就请教其他住培秘书。她说："新冠肺炎患者的片子不是总有的,一辈子可能就遇到一次。"她想用远程授课的方式教一教她的学员。倪薪老师用最直观、最生动的实际行动向所有住培学员解释了什么叫作"活到老学到老",不放弃每一个学习机会。学员们都特别珍惜这些学习机会,也特别感激倪薪老师在紧张的工作中还不忘自己作为教师的使命。在最近疫情防控形势渐好的情况下,倪薪老师总结这次临床治疗的经验,为我们安排了关于新冠肺炎的诊断、病例分享、病例讨论及与此有关的教学查房等线上教学,让我们身临其境,对疾病有了更深的认识。

柔心济世,尚道精医

在倪薪老师心中,患者不分贵贱、疾病不分大小,她总是以耐心、和蔼的态度对待患者,设身处地为患者着想、急患者之所急。"有时去治愈,常常去帮助,总是去安慰"。倪薪老师总是细心询问每个患者的病史,耐心为患者解释病情,并提出最适合的建议。耳濡目染中,我深深地明白作为一名医师,除了要有过硬的业务能力,还要有一颗仁心。

一片丹心为患者,多年如一日,倪薪老师始终秉承着拯救生命、守护健康的宗旨,以柔心济世、尚道精医的风范,言传身教、身体力行地教导我们年轻医师,使我们在接受专业知识技能培养的同时还学会如何成为医德高尚的医师。倪薪老师就是我们心中仁心仁术的好老师。

无私奉献 勤勉尽责

——记佳木斯大学附属第一医院 杨晓东

佳木斯大学附属第一医院在培及毕业的住院医师都熟知一个名字——杨晓东。爱学敬业,不骄不躁,一颗爱心,放飞希望,乐此不疲,这就是杨晓东老师从医从师十余年来的真实写照,也是他的执着追求。学高为师,身正为范,高尚的师德是一个教师的灵魂,是一本好的教科书,是一股强大的精神力量。杨晓东老师就是一位以身作则、为人师表、乐于奉献的人,他执着的事业情怀,严谨的治学态度,以及吃苦在前、享受在后的高尚品德无不为人称赞。

"在求知上严谨务实,在做人上堂堂正正",这是他教育学生的信条,多年来在培养人才上他一直在"严"上下功夫,在"慈"上做文章。

在住培学员眼里,他是严师。他不允许学生在求知上马虎,不允许学生在学校及医院里混日子、混文凭。"在知识面前,你可以不懂,但绝对不可以不学,尤其在绝对不能出错的医学面前。"这是他常对学生说的一句话。他为学生们制订出清晰的带教学习计划,并严格把关。他告诉学生:"可以慢一点,但不能停下来,更不能跳跃,一点一滴的知识都要学扎实。"每次出科及阶段考核他都亲自严格把关,对作弊者更不轻饶,轻则补考,重则上报相关部门重修。他常说:"一名医师,可以在试卷前作弊,在患者面前又怎么能作得了弊呢? 考试作弊,影响的是个人的名誉,在患者面前作弊则害人害己,不可饶恕。"

在学生眼里,他是兄长。工作上他让学生敬畏,生活中他又那么亲切。身为一名临床带教指导教师,他既关心学生技能上的进步,更关心思想上的成长。"缺了技能,为社会培养的就是一个庸才,缺了思想,为社会培植的就是一颗毒瘤。"他心里如此想,事实上也在如此做。生活中,他深入细致地了解每一个学生的性格、兴趣爱好等,结合个人的特点进行思想教育,哪个学生有了困难,他马上尽心全力地解决。正是他无微不至的关怀,赢得了所有学生的爱戴。

临床工作当中,他常常手把手地教学生每一个具体操作过程,竭尽全力,使学生尽快适应临床工作。他两次担任黑龙江省住院医师规范化培训考试考官,指导的学生在2017 年全国高等医学院校大学生临床技能大赛获奖,完成了多项教学课题及论文,多次获得佳木斯大学及临床医学院"优秀教师""优秀住院医师规范化培训教师""住培学员心目中的好老师"等荣誉称号。

他常说:"我的肩上有一副担子,一头担着义务,一头担当责任。我靠履行义务领份薪水养家,责任却让我明确使命,催我奋进,亮丽我的人生。我扪心自问时,问的是良心,我倾情付出时,洒的是爱心。"在讲求公德、崇尚师德的今天,我们需要他的这份纯真,更祈盼这种由纯真带来的人性的升华! 正是这样,他不但自觉端正师德、师风,严格执行各种规章、制度,使制度、规定不流于形式,用自己的言行做好同行的典范,而且在师德自查自纠活动中帮助其他教师进一步匡正师德,确保了所在集体良好的师德。

作为教师,多年来,他始终在完成各项工作任务的同时,用爱心去点亮学生的"心灯",用爱心去演绎师爱。他的讲座能最大限度地体现学生的主体性,最能激起学生学习的兴趣。有时他把爱心转化为对学生的尊重,有时他把爱心体现在对学生的严厉。因为他的爱心、真诚、宽容和坦诚,很多学生把他当作知心朋友。

在医疗工作中,他本着患者生命的尊严高于一切的初衷,从迈入医院大门的第一天开始,他就向自己敲响了警钟,要把患者的需要当作第一任务,把患者的呼应作为第一信号,把患者的愿望当作第一目标,把患者的利益放于首要位置。大医者,仁心为本。他为自己制订的行医基调是"悲悯",用灵魂关照患者的生命状态和生存境遇,给予同情和理解,为他们带来一丝温暖。

新冠肺炎疫情暴发后,作为一名呼吸科医师,他全心投入到抗击疫情工作当中,放弃了春节休假,始终奋战在抗疫第一线。在佳木斯市卫生健康委及医院调配下,他前往支援佳木斯市传染病院确诊的新冠肺炎救治工作,同时报名参加援鄂医疗队随时备战出发,后受黑龙江省卫生健康委及佳木斯大学附属第一医院委派作为专家团队成员前往双鸭山市进行医疗支援,作为黑龙江省卫生健康委对口支援帮扶专家组成员重点支援帮扶鹤岗市医院。输入病情暴发后,他又随佳木斯大学附属第一医院医疗队奔赴中俄边境驰援绥芬河口岸及牡丹江市,抗击输入性新冠肺炎。在救治患者的同时,他参加了"新冠肺炎红旗学术沙龙",给全体支援牡丹江医务人员进行学术讲座,获得了牡丹江市新型冠状病毒感染防控指挥部及牡丹江医学院附属红旗医院颁发的"最美逆行者"荣誉证书。

作为一名医师和教师,杨晓东老师始终践行为人之道,从师之道。他认为医师和教师更要敬业和奉献,他也正是这样做的,坚守着三尺讲台辛勤耕耘、开拓创新、默默奉献。他坚信他的未来不是梦,因为,在他的心中,学生和患者永远是天使,他就是为天使修补翅膀的人,不知疲倦;他又像辛勤而又充实的园丁,用慈爱的目光送走那满园欢快的桃李。他孜孜不倦地追求着自己的理想,在平凡的岗位上实现人生价值,展现新时期教师和医师的光辉形象。

一个人普通而平凡地生活容易,但在生活中严于律己、兢兢业业地做事情不容易,正是像杨晓东老师这样甘于寂寞、甘于奉献的人,才会撑起医疗和教育行业广阔的蓝天。

医之大者　医之先者　医之师者

——记复旦大学附属妇产科医院　　鹿欣

她有着医者的冷静睿智,也有着文人的才气感性;她可以在无影灯下奋战到天明,也可以投身肿瘤内科与死神拉锯;她看重卓绝医术的沉淀,也深信人文关怀的力量,她说:"留在纸上的是痕迹,留在心上的是烙印。"她就是复旦大学附属妇产科医院(上海市红房子妇产科医院)鹿欣教授。

她是一名医者。面对患者,她说:"越是接触妇科肿瘤的深层领域,越会发现人文关怀的重要性,医师的人文素养极为重要,这些人文素养,会帮助你洞察人性,安抚患者。"她更是一名园丁。她言传身教培养了一批批优秀的医学生、住院医师和青年医务工作者,作为他们的指路明灯,指引着他们向着清晰、明确的目标成长、行进。她说:"医师和教师的双重角色,让我感到欣喜。"

医之大者

东渡日本,远赴美国,吸收渊博学识,谱写大医精诚。

鹿欣教授从医的三十年是一部医之大者成长的纪录史。八年海外求学的经历使她成为一名博学的医者,也让她养成了严苛的自我要求习惯。八年旅归,她毅然投身于上海,在这个国际都市中选择了具有深厚历史底蕴的上海市红房子妇产科医院作为她发光发热的战场,迄今为止已有十七年。

她从住院医师做起,勤恳敬业,不断耕耘,始终前行,逐步成为令人尊敬和称道的主任医师、教授、博士生导师。她致力于妇科恶性肿瘤的诊疗、制订化疗规范、开设日间病房、开创妊娠滋养层细胞病(GTD)学科建设,并倡导舒适化疗,改善了肿瘤患者的生存结局及质量。科研上,她主持多项国家级和省级研究项目,在国内和国际期刊、会议上发声,并参编多部妇产科论著和教材。教学上,她孜孜不倦,手把手培养医教研全面发展的年轻医师,为他们搭建国际学术交流的桥梁,举办临床师资培训班,分享住院医师胜任力培养的经验,多次荣获医院优秀园丁奖和优秀带教老师。近年来,她还获得"上海市教育系统"三八红旗手、"上海市三八红旗手"、"上海市最美女医师"等称号。

她在每件事上都做到了不遗余力、追求极致完美,不管是对待患者还是学生,不管是临床还是科研,都是如此。

医之先者

开展 GTD 学科建设,敢为领路人,开创领域前沿,奋战抗疫一线。

鹿欣教授擅长妇科肿瘤疑难杂症,2013 年为了医院学科发展,毅然接受院领导重托,成立肿瘤化疗病房,集中、全程管理妇科恶性肿瘤化疗患者。

她以严谨的工作态度、高超的诊疗技术担负起化疗病房的工作。通过查阅大量文献、参考国外诊疗指南,她率先建立了一系列妇科恶性肿瘤化疗规范和化疗病史的质控改进措施,组织编写了《复旦大学附属妇产科医院妇科肿瘤化疗建议方案》,该方案以其高实用性和强指导性,成为化疗病房的入门必备手册,深受住院医师好评。

为更好地诊治妊娠滋养细胞肿瘤患者,鹿欣教授从无到有组建 GTD 学组,开展复旦医联体多学科会诊(MDT)综合治疗,近 5 年收治病例 400 余例。每次 MDT,她都会安排科室住院医师参加。MDT 讨论中,对每例高危患者的病情都会进行详细分析,联合华山医院、中山医院、胸科医院以及影像科、病理科的"大咖们"进行讨论,参与的住院医师每次都受益匪浅。

2020 年开春,突如其来的新冠肺炎疫情打乱了原有的临床和教学工作。鹿欣教授身为妇科部主任,日夜奋战在抗疫第一线。她指导妇科部制订并实施抗疫应急预案,组织学习防疫知识及注意事项,开展线上总查房及疑难病例讨论活动,保障临床诊疗工作安全有序进行。常规教学活动一度因疫情不得不中断,但鹿欣教授积极响应"停课不停学"的号召,动员并组织带教老师充分利用医院在线培训应用程序,自 2 月 13 日起将小讲课、病例分析等改为在线培训,尽可能减少疫情对教学活动的影响。

疫情面前,鹿欣教授仍一边逆行于临床前线治病救人,一边耕耘于杏林教书育人,两者兼顾并为之作出了巨大的牺牲,充分体现了医者、师者为人先行的伟大情怀和高尚人格。

医之师者

秉持教育理念,言传身教,诲人不倦,为培养医教研全面发展的青年医师无私奉献。

医学教学的探索永无止境。鹿欣教授将大量的时间和精力都投入到了教学中。她担任妇产科教研室副主任、复旦大学本科和研究生督导专家多年,非常重视各级医师的培养和教育。不仅参与复旦大学上海医学院妇产科学的大课授课,而且还参与问题导向(PBL)教学和双语教学,打造上海市全英文示范课程,使我院妇产科教学始终引领前端。同时,她还积极引入年轻有志向的医师投身教学工作,以旧带新,传帮接带。在教学上的孜孜不倦让鹿欣教授两次获得"复旦大学住院医师规范化培训优秀带教老师"称号,以及复旦大学本科教学特殊贡献奖、上海市教学成果二等奖等教学奖项。2020年医院也拟将推选鹿欣教授参评上海市住院医师规范化培训优秀带教老师。

2014年国家全面推行住院医师规范化培训制度,鹿欣教授成为医院妇产科住培基地主任,她认真学习国家住培基地培训标准,积极参加住培高峰论坛,在不断完善妇产科基地建设的同时,更加注重对住院医师的临床带教,并将住院医师和专科医师的培训相结合,使他们在教学查房、急救培训和人文交流等一系列教学活动中相互促进、共同成长。她积极探索住培、专培的教学方法,总结经验,2016年在核心期刊《复旦教育论坛》中发表《以胜任力为导向的妇产科临床实践教学改革》,2017年发表《临床英语授课医师的选拔与培训模式的探索》和《One Health Teaching 在妇产科临床教学中的启示》,撰写的《国际视野下的妇产科专科医师培养制度的启示》正在投稿中。

2017年鹿欣教授申请成为国家住培督导专家后,近两年每年都会抽出时间认真参与督导任务。2019年她针对妇产科带教中容易遇到的问题,举办了国家级继续教育项目及上海市市级"以胜任力为导向的妇产科教学能力提升师资培训班",获得了近80名参培学员的一致好评。为使初入妇产科的住院医师能系统地进行临床思维的培训,她牵头主编了《妇产科临床思维培训教程》,是现在医院妇产科住院医师和专科医师最受欢迎的参考书之一。

近十几年来,鹿欣教授始终不忘为医院搭建国内外交流平台,多次邀请日本、美国、韩国等国际顶级妇科专家来院手术演示和学术交流;同时也选拔优秀的住院医师参加国际会议,走上国际讲台,大大提高了妇产科医院青年医师的国际知名度。从引进来到走出去,鹿欣教授不遗余力,为年轻医师开拓视野,也为医院走向世界舞台作出了巨大贡献。

风行草偃　教化无声

——记上海交通大学医学院附属仁济医院　　赵恩昊

（王书昌　　上海交通大学医学院附属仁济医院）

　　学医至今已经有十个年头了，在这条路上遇到过很多给我启迪的师长，大多缘分短暂，多的不过数日听教的机会，少的甚至只有一面之缘。毕业后来到上海交通大学医学院附属仁济医院外科住培基地，有幸随遇到赵恩昊老师，并跟随他学习。

　　学医的道路漫长而又充满艰辛，赵老师教会我的，是在枯燥琐碎中沉淀和积累，在犹豫彷徨时找到坚持下去的力量，顺境中不浮躁，挫折中能奋起。让我明白，再细微的小事，附上生命的长度，也会是不平凡的。

　　与赵老师相识于胃肠外科的入科宣教，赵老师给我们的第一感觉是帅气、潇洒、沉稳。赵老师是外科学博士、副主任医师、意大利维罗纳大学访问学者、上海 - 渥太华联合医学院助理教授，还是我们医院胃癌多学科诊疗协作组秘书和胃肠外科教学干事。相处日久，才发现赵老师的内心还住着一个幽默风趣的灵魂。

教书，勤勤恳恳

　　育木易，育人难，育医更难。明代裴一中在《裴子言医·序》中说："学不贯今古，识不通天人，才不近仙，心不近佛者，断不可作医以误世！医，故神圣之业，非后世读书未成，生计未就，择术而居之具也。是必慧有夙因，念有专习，穷致天人之理，精思竭虑于古今之书，而后可言医。"为医须有为贤为圣的资质，教化引导之人的担子自然也就更重了。入科时的情景大多已渐渐淡出了回忆，但是那句浓缩了赵老师操守的话却一直如烙印般深深地印刻在脑海中，"健康所系、性命相托，治病救人是医师的天职；潜心树人、修身立教，传道授业是教师的本分。作为一名教学医院的医务工作者，时时不忘自己的本职工作，才能对得起你的患者和学生。"这句话，大抵是他的写照了吧。赵老师从事教育工作已经十余年了，一直带着一股闯劲活跃在医学教育的第一线，培养了一大批临床技能优秀、医德高尚的青年医师。除了临事不苟的态度、从容洒脱的讲解及细致入微的诠释，赵老师还很注重启发学生的思维，激发我们对外科学的学习兴趣。他不仅将"问题导向学习"引入住院医师规范化培训的模式中，还常常亲自编纂案例，引导我们自主学习，培养我们思考问题和创新突破的能力，指引我们把书本上学到的知识用临床思维加以统御和运用，成为一名合格的临床医师。手术台上，赵老师总是不厌其烦地边做手术边讲解，从解剖结构到手术层面的选择，从每一步手术处理细节的目的到整体手术方式选择的原则，使我们每台手术都有很大的收获。

育人，润物无声

赵老师对我们的关怀总有深入灵魂的细腻和亲切。面对患者的逝去，我们每每被无力感煎熬内心的时候，总会被他看在眼里，或是促膝长谈，或是漫不经心间几句点拨，便把我们救出阴暗的"牢狱"，让我们重拾信心，更加坚定，这大概就是破茧化蝶的成长吧。面对近年来医患矛盾和医患之间的信任危机，初入临床的我们总会对自己当初的选择产生疑惑，赵老师常常用自己行医十余年的切身体会来劝勉我们："在选择中坚持，在平和中执着，牢记当初悬壶济世，救死扶伤的理想和抱负，未来必然是一片朗朗的天地，不忘初心，方得始终。"虽是平平数语，却能于静中起风雷之声，在我们内心飘摇的时候给我们坚持下去的勇气。

自从医院的微创实训中心引入了大动物外科模拟实训，我们这些"小医师"们个个摩拳擦掌、蠢蠢欲动。每次赵老师带着我们进入动物手术室，所做的第一件事是告诉我们要怀有一颗感恩的心，尊重生命、爱护动物；手术结束，赵老师也会带着我们为实验动物做好默哀仪式才安心离开。生命需要温度，需要情怀，面对生命的医师更需要温度和情怀，人与动物，皆是如此。

榜样，以身作则

在临床上，赵老师很少空洞地强调"负责"两个字，而是将这些融入自己的一举一动，在小事中用行动告诉我们"呵护"两个字的含义，即便只是换药、体格检查、安抚患者和家属，赵老师细致入微的态度和熟练流畅的手法，也能让我们佩服不已。

2020 年的起始，对医者来说是一场抉择。上战场从来都是一件危险的事，而赵老师却主动申请奔赴最危险的一线。仁济医院作为上海市浦东新区的主战场，危险度自是不言而喻。疫情期间，他担任的是外科住培学员抗疫后备医疗队的负责人，但是他的身影始终未离开急诊一线，和住培学员在一起，虽不语，却有超过言语的力量。

师从赵老师数载，亲见赵老师以身立教、以德育人的良师之风。怀一颗培育桃李的师者之心，他辛勤耕耘，播洒知识，引领学生遨游在知识的海洋；以苍松之姿立于三尺讲台，他严谨治学，精进不已，引导青年医师攀登科研的高峰；负一身悬壶济世的责任，他精益求精，一丝不苟，视解除病患的痛苦为己任。行不言之教，如春风化雨，虽无声无息，却有滋润灵魂的深度。

期待所有的努力不负明天

——记上海市第一人民医院　　吴卫东

春蚕到死丝方尽，蜡炬成灰泪始干。如果说"父母"是每个生命诞生的第一声呼唤，那么"老师"便是每位年轻医师成长的第一面风帆。一位好的住培老师，是医学路上的登高台阶，是工作中的良师益友，是生活上的引路前辈。作为上海市第一人民医院的一名住培学员，我有幸遇到了一位明灯一般的老师——吴卫东主任医师。是他，在恪守医师的职责之余，尽职尽责地践行教书育人之道，倾囊相授精湛的医术与多年积累的临床经验，帮助学员们从一无所知到身怀一技之长，把学员们从懵懂的医学生教育为成熟合格的医师。

吴老师从事普外科十余年，深谙各类胃肠道肿瘤及腹壁疝，医德高尚，医术精湛，热爱医学事业，深得患者好评。同时作为我院普外中心的教学主任，吴老师也凭借深入浅出的教学风格、平易近人的相处模式，让广大住培学员如沐春风，大家交口称赞。在教学上，吴老师完善了我院普外科的教学规章制度，每周雷打不动地举办教学查房、复杂病例大讨论、临床前沿及科研指南的小讲课。在这些活动中，吴老师提倡建立轻松的教学氛围，从不填鸭式照本宣科地走形式，而是认真关注学员们是否真的学有所得，循循善诱，鼓励大家自由发言、选取各自有兴趣的内容与其他学员分享，提出自己的疑问与思考，集思广益，同时吴老师会把每次的讨论内容认真记录归档，方便大家随时查阅复习，在吴老师的引导下，学员们在普外科的工作学习中受益匪浅。

在日常生活中，吴老师从小事做起，从点滴做起，他深知临床工作的繁重对初出茅庐的住培学员们会造成相当的压力，所以吴老师尤其关注学员的心理状况。对于有烦恼、委屈的学员，吴老师会主动充当心理辅导员悉心开导，以"过来人"的身份向学员们传达人生经验；对临床工作较为繁重的学员，吴老师也会主动分担，鼓励学员们用积极向上的心态对待每一天。但是在考核上，吴老师对学员一点儿也不含糊，高标准，严要求，所谓"严师出高徒"，他带教的学员在实习结束的考核中，纷纷取得了优异的成绩。

吴老师精益求精的工作态度和诲人不倦的教学态度在他的科研之路上也得到了充分的践行。我在普外科轮转中，非常荣幸地和吴老师在一个组共度数月的工作学习时光，得以亲眼见证。吴老师在多年的腹壁疝治疗中积累了大量经验，具有极其精湛的手术技能，各种难治性、复杂性疝对吴老师都不在话下，可是吴老师并不止步于此。他考虑到常规腹腔镜三孔疝气修补术的患者术后往往会产生短期疼痛的体征，并且术后的三个瘢痕往往难以满足一些患者对于美观的诉求，所以吴老师结合自己的临床经验与疝学界前沿研究，认真思考，大胆创新，在我院积极开展非常新颖的腹腔镜单孔 Port 疝修补术。在手术中，吴老师从不介意我作为住培学员手术技能还不纯熟，在新技术开展过程中，积极提携我作为一助参与手术，并在手术中不厌其烦地解答我的疑惑，规范我的手术操作，告诉我腹腔镜单孔疝手术的手术思路及各种重要的解剖标志，并且寓教于乐，指导我进行各类手术操作。凭借吴老师充足的术前准备和精湛的技术，患者们术后疼痛有明显好转，恢复速度显著提升。至于患者的瘢痕问题，已经有不止一位患者揭开覆盖伤口的纱布后惊讶地问："吴主任，您不会没给我手术吧？"

新手术技术的大获成功并没有让吴老师自满，他还想在行业中让更多医师和患者受益，他自己认真记录手术录像，收集患者数据，积极进行术后回访，进行完备的数据分析，撰写论文。在这个过程中，吴老师对我的科研技能也进行了认真地培训，我和吴老师合作完成的文章《单孔 Port 技术在腹壁疝全腹膜外 Sublay 修补术中的应用》已经在期刊上正式发表。再次深深感谢吴老师这样出类拔萃、春风化雨的优秀老师，让我的住培生活硕果累累。

以上内容还不足以概括吴老师在广大住培学员心中的地位，他在今年疫情期间的身体力行再次为我们展示了榜样的力量。新冠肺炎疫情汹涌来袭，人人谈之色变，而吴老师慨之以慷，主动请缨，继 2008 年参加汶川地震首批医疗队之后，再次以白衣逆行者的身份，奔赴武汉雷神山医院参加医疗救援，为国家、为社会、为人民贡献自己的一份力量。新冠肺炎疫情虽然偏向于感染科、重症监护病房和内科范畴，但是吴老师作为经验丰富的高年资普外科医师，从不懈怠，积极配合所在病区主任工作，积极参与病区患者的全程管理，从另一个视角为治疗方案提供帮助。作为我院医疗救援队的年长者，无论舱内查房、舱外文书工作，还是值班、加班、陪护患者，他都积极主动、从不退缩、身体力行，发挥"老大哥"的带头作用。

更难能可贵的是，吴老师即便在抗疫的战场上，也不忘远在千里之外住培学员的教学工作，吴老师时常通过电话、视频等方式关心我们的学习情况，紧贴当时时情，结合战疫一线所得的第一手资讯与知识，组织我们远程进行抗疫知识的学习，分享自己的抗疫经验。同时，吴老师利用病区出舱休息的时间，克服疲劳，编辑微创手术教学视频，并在网络推出授课，还利用自身资源，为其他带教老师联系安排网络授课。"老师"这一身份，从来就不仅仅是授业解惑，精神的楷模才是老师最好的注脚，吴老师全方位地释放自己的光和热，无愧于"老师"的称谓！

为学员立心，为生民立命，为往圣继绝学。吴老师诠释了一个优秀的医师、老师的全部特质。桃李不言，下自成蹊。感恩我的医学之路上能有这样一位好老师，我会谨记吴老师的教导，以吴老师为榜样，一路前行！

身着白衣　逆风而行

——记海军军医大学第一附属医院　　余姣

　　余姣,女,中国共产党党员。现为海军军医大学第一附属医院感染科主治医师,从事临床工作近二十年,始终坚守医者仁心,以其科学、严谨的精湛医术、忘我工作的顽强毅力、视患者如亲人的职业操守,一次次成功挽救了患者的生命。特别是在抗击新冠肺炎疫情斗争中,已经在感染科抗疫一线奋战一个月的她主动请缨,作为海军军医大学第二批援鄂医疗队感染控制专家前往湖北。她舍小家、顾大家,临危不惧、冲锋在前,用自己的实际行动诠释着初心和使命,用自己的大医精诚捍卫誓言和承诺,用自己的"最美逆行"谱写责任和担当。

爱岗敬业,严于律己

　　余老师首先是一位优秀的医者,在临床上十几年如一日的勤奋耕耘,始终秉承"健康所系,性命相托"的医训,如同铭记于心的医学生誓言:"我自愿献身医学,热爱祖国,忠于人民,恪守医德,尊师守纪,刻苦钻研,孜孜不倦,精益求精,全面发展,我决心竭尽全力除人类之病痛,助健康之完美,维护医术的圣洁和荣誉,救死扶伤,不辞艰辛,执着追求,为祖国医药卫生事业的发展和人类身心健康奋斗终生"。她用自己的实际行动践行誓言,以崇高的医德塑造自己,以精湛的医术服务患者,凭借不懈的努力和无私的奉献精神,赢得了无数病患的肯定和尊重,也得到全科室的认可。

教导有方,带教意识强

　　余老师热爱医学教育,长期担任科室教学助理,从事住培教学工作近十年,带教了多届住培学员,在此期间积累了大量的临床教学经验。余老师反复教导我们,要成为一名合格的临床医师,必须有扎实的理论基础和过硬的临床技能,学会融会贯通,在工作中发现、分析并解决问题,从而巩固知识、提高技能。一名医学毕业生要成长为专业医疗水平过硬的医师,住院医师规范化培训是医师培养的一个极为重要的过程。她在知识技能掌握方面对我们严格要求。在临床教学中,从细节做起,手把手带教腹腔穿刺引流、肝脏穿刺等,查房时详细听取病史汇报并有针对性地提问,认真修改并讲解住院病历书写,再结合小讲座及病历讨论等形式多样的教学方式,让每一位住培学员在有限的轮转时间内掌握科室常见病、多发病的发病原因、临床表现、诊断及治疗。身为科室教学助理的她,除了关心并严格要求本组的住培学员外,对科室的所有带教老师也提出明确的要求。在她的影响下,全科带教老师们都尽最大所能向住培学员传授他们的知识和本领。

逆向前行，托举生命

年初，新冠肺炎疫情席卷全国，疫情就是命令，防控就是责任。从 2020 年春节前几天开始，长海医院感染科就接到准备收治新冠肺炎患者的通知。作为科室骨干，余老师毅然决然冲到抗疫最前线。她是科室第一批进入病房的主治医师，面对来势汹汹的疫情，她第一时间投入到抗击疫情斗争中。她还是我院新冠肺炎会诊组专家成员，作为一线收治医师再加上前端会诊专家，她的工作在一定程度上确保了各科室工作、急诊留观室与病房之间患者救治工作的高效、有序。

在武汉疫情危急之时，她又主动报名参加学校援鄂医疗队，余老师说："我是感染科医师，又是党员，危机面前，我必须上！"她义无反顾奔向武汉主战场，冲到全国抗疫最前线。到达武汉后，面对疫情，她将自己的生死置之度外，第一时间投入到抗击疫情的斗争中。一线救治时间紧、任务重、压力大，复杂和困难程度超出想象。作为援鄂医疗队中唯一一位有传染病救治经验的医师，在巨大的困难和压力面前、在生与死的考验面前，余老师没有退缩，在她的心中只有一个信念：召之即来、来之能战、战之能胜。她说："我们是来救人的，生死面前任何困难都不算事！"医疗队在万众嘱托下开始进行患者收治前期的准备工作。进驻湖北省妇幼保健院光谷院区时，医院主体医疗楼处于在建毛坯房状态，病区结构不符合传染病专科医院布局，感控专家反复实地查看，现场多次论证，结合实际情况制订临床病区、检验科和放射科的布局和流程改造方案，明确了功能分区和进出路线，确定了医疗废物临时暂存处。仅用 72 小时按传染病收治要求完成改建，达到开展收治工作要求。余老师作为感控专家，对海军医疗队每一个医疗病区进行开科前指导并督促检查落实情况。抗疫期间，"互联网+"平台在医院感染控制中起到了重要的作用。信息化手段在医患沟通、监护患者病情变化中显得尤为重要。余老师申请的一批核心信息化设备，如对讲机、平板电脑和视频监控等得到高度认可，并在湖北省妇幼保健院光谷院区推广使用。

身处抗疫一线，心系住培教育

尽管余老师身处抗疫一线，但一直心系住培学员，她特意制作了名为"直面新冠肺炎红色地带"的双语教学视频。该视频从抗疫工作生活环境、"互联网+"平台建设、红区治疗三个方面生动真实地记录了一线军队援鄂抗疫战场医护人员培训、救护、治疗、防控工作开展的情况，通过该教学视频加深学员们对新冠病毒感染疾病的感性认识，自觉提高防控意识，为打赢这场"全民抗疫战斗"贡献力量。该视频同时在长海医院的公众号——"长海号"播放，反响特别强烈，点击率高达 2 500 次。现又以双语形式成功上线"军职在线"和"军综网"，在全军推广学习。

总之，长期担任科室教学助理的余老师，是一名理论扎实、医技精湛、带教意识强、特别有责任心、严厉而不失和蔼的优秀教员，住培学员都非常喜欢跟她学习。尤其在疫情肆虐之时,她以柔弱之躯主动请缨,一段"白衣执甲逆风行"更是我辈楷模。

严慈相济　亦师亦友

——记同济大学附属东方医院　　杨飙

投身住培,硕果累累

杨飙老师是同济大学附属东方医院普外科胃肠外科专业医师,长期从事普外科临床及教学、科研工作,具备扎实的外科理论基础和实践操作水平,学风严谨,严于律己。

杨老师自2010年承担医院外科住培基地教学工作以来,辛勤工作,一路探索。十年前国家住院医师规范化培训刚起步,作为外科住培基地总教学秘书,杨老师组织外科有丰富教学经验的老师搭建住培教学团队,严格把控带教质量,从规范入科教育、完善外科亚专科培训计划、拟定外科规章制度,到临床实践操作、教学活动和出科考核;从采集病史、体格检查,到书写病历、查房、手术、随访等,每一个环节都要求所有住培学员端正态度,丝毫不能松懈。对住培学员的轮转手册、病历书写,他每周都做一次全面检查,认真修改,指出不足,从细小处培养住培学员的责任心。在小讲课、病例讨论、教学查房等教学活动中,每一次他都认真审查、精心准备、认真带教、及时反馈,鼓励住培学员分享自己的学习心得,并进行分析讨论,不断拓宽专业视野;同时,杨老师通过不断完善课程内容,提升讲授技巧,使住培学员每次上课都收获满满、意犹未尽。在临床操作中,他鼓励学员大胆操作,"放手不放眼",率先示范,及时纠错,做到操作规范化、同质化、均一化。

在杨老师的影响下,外科基地始终保持着严谨踏实的学习和工作氛围,各项规章制度得到不折不扣的贯彻、落实,以"过程管理规范,带教质量优异"而著称。

此外,在管理层面,杨老师和上级管理部门及信息管理部门共同开展调研,率先在国内开发住院医师规范化培训在线网络系统,实现了住培学员教学培训的无纸化、信息化管理,大大提高了培训效率,这一成功经验也在国内各家医院培训基地不断推广。

由于在住培工作中的突出表现,杨老师在院内连续多年获得"优秀带教老师"称号,并于2015年获得"上海市住院医师规范化培训优秀带教老师"。在他的带领和指导下,外科基地住培学员的理论知识不断提升,实践操作能力不断增强,出站、出科考核始终保持着高水平的通过率。2017年全国业务水平测试中外科基地成绩位列全国第一;2019年外科基地成绩排名取得了上海市第一、全国第五的优秀成绩。外科基地住院医师在上海市医学知识科普演讲比赛中获得一等奖,在其他各项住培技能比赛中亦屡获佳绩,多名医师获得"上海市优秀住院医师"的荣誉。

十年住培路,硕果累累,任重而道远,一路艰辛。杨老师始终秉持一颗热爱教学、甘于付出的心,以学生为中心,以规范教学为己任,以培养优秀医学人才为目标,坚持率先垂范、教学相长的思想,不断推动外科基地住培工作,在学生及教学团队中具有较高威望,深受学生的爱戴与信赖。

防控疫情,不忘关爱

2020 年初,新冠肺炎疫情肆虐祖国大地,由于疫情防控的需要,杨老师积极响应上海市卫生健康委及医院号召,第一时间报名参加防疫工作,并于 5 月 6 日~6 月 3 日参加了为期 1 个月的隔离观察点工作。在隔离观察点工作期间,他身穿隔离防护服,又闷又热,一天工作下来浑身被汗水湿透,工作非常单调、辛苦。在新冠肺炎疫情的防控形势下,如何有效开展住培教学工作,又成为需要思考解决的问题。虽然身处防控疫情第一线,但杨老师依然谨记自己住培带教的任务,不断通过微信、电话了解、关心住培学员的学习和工作情况,在线安排所有外科住培学员的理论知识答疑,对季度理论考试试题进行讲解。同时,他又像老朋友一样关心住培学员,特别是疫情形势下他们的衣食住行、生活情况、身体健康情况,为学生们排忧解难,不断组织新鲜有趣的线上团建活动,丰富他们的业余生活。大家在不同舞台展现各自的风采,在互动交流中彼此建立了深厚的感情和友谊,让每一个住培学员融入外科基地这个大家庭中,感受培训基地的温暖。

不断探索,勇于创新

国内住院医师规范化培训较西方国家起步较晚,需要不断拓展思路及创新教学方法,杨老师在外科住培工作中也在不断尝试创新。结合目前外科微创技术及器械研发的快速发展,微创手术将是潮流与趋势,让住培学员在日趋常见的微创手术前沿不断巩固和更新微创操作能力,是一个亟待解决的难题。杨老师带领外科微创教学团队原创开发腔镜基本技培训(ELST)课程,培训住培学员的微创手术操作能力,目的是使其掌握基本的微创腔镜操作要领,为住培学员的腔镜微创手术能力打下基础,待结业出站后能胜任腔镜微创手术的基本职能。课程受到住培学员的欢迎,也得到院部领导及住培办领导的高度评价。

除了努力提高学生的学习兴趣,提高临床老师的教学授课能力,也不容忽视。杨老师与住培办各位老师共同研究,开发原创"医师说——临床教师讲授技巧修炼课程",对于每一位具备带教资格的临床老师进行授课技巧培训,通过数据采集分析印证授课效果。课程一经推出,广受临床老师欢迎,目前已开展多次院内及院外培训。经过授课培训,每一位老师的授课技巧都有所提升,住培学员在老师们开展的各项小讲课、病例讨论、教学查房等临床教学活动中都热情高涨,真正做到了教学相长,推动学员和老师共同进步。

外科是一门实践性与应用性很强的临床学科,模拟教学愈来愈显得重要。杨老师作为东方医院首批模拟教研室老师,带领外科住培教学团队完成了国家外科精品课程的录制,更为直观的外科技能操作教学深受学员们的喜欢。学员们通过反复观看操作视频,纠正错误,指导实践,减少了临床上的不规范操作。深耕细作,在不断优化教学方式的同时,杨老师还不忘将教学经验凝练固化,作为副主编参编《住院医师临床常用技能培训导师手册》,用于传承和推广,让更多的医学生和老师受益。

路漫漫其修远兮,杨老师在住培带教工作中始终兢兢业业,恪尽职守,努力打造住培教学良好氛围,为住培学员的学习及成长保驾护航。

榜样的力量:住培学员的领路人

——常州市第一人民医院　　周曙俊

"教人者,先教己",只有自己足够努力和优秀,才能做好学生的榜样。从 2003 年踏入临床,到逐渐成长为科室骨干,再到成为重症专家,并担任科副主任,我的白大褂一穿就是十七年。"枪林弹雨"中的历练,更让我练就了一身硬本领。无论是重症 H1N1、H7N9 患者,还是化学气体群体中毒,突发公共卫生事件的第一线总能看到我的身影。

同事们都知道,我上夜班的时候是不睡觉的,喜欢搬张小板凳坐在患者床边,为了不放过一丝细节,也为了能带给患者更多生的希望。技术源于精益求精,我们团队掌握了多项市内领先、省内一流的医疗技术。十七年从医师涯,我多次参加各项技能竞赛,并屡获佳绩。2017 年我成为医院第一批美国心脏协会(AHA)导师,培育出大批基础生命支持(BLS)、高级生命支持(ACLS)学员,提高了院前和院内急救能力。

行走的活教科书,严谨执教谋创新

"临床医疗是今天,科研教学是明天,两者缺一不可。"我也一直坚守着这个信念。我院是苏州大学附属第三医院,承担大量教学工作。2010 年成为住培带教老师,我特别喜欢也善于把自己的临床理念和技能传授给学生,并逐步成为教学骨干,目前任急诊住培基地带教老师及主考官。

每次教学查房或授课前我都要充分地做好准备,除了课本知识,也会查阅最新的国内外文献及指南,以期把最标准、最前沿的知识和理念展现给学生。对于缺乏临床经验的住培学员,我习惯在床边结合病患深入浅出,循循善诱,以轻松的氛围为他们讲解各种知识。我注重临床思维的培养及锻炼,以病理生理为核心,师生互动,让学生提出各自的见解与疑惑,然后抽丝剥茧、逐一解答,这对于迫切希望将书本知识转化为临床诊治思维的学生们大有裨益。渐渐地,我被学生们誉为"行走的活教科书"。

随着自身专业能力的不断提高,我也在不停地思考,如何更好地履行一名住培老师的职责,培养出更多优秀的医师。很多住培学员初到临床,对于诊治患者兴趣满满,也不怕吃苦受累,但不能将书本上的理论知识应用于临床实践,导致缩手缩脚,缺乏主动性,临床上往往一碰到突发事情就束手无策。如何提高住培学员学习主动性,并且将理论和实践更好地结合起来,既要让他们掌握教案的内容,又能学以致用,我总在不停地摸索着。传统的教学模式,师生之间不能很好地互动,学生往往是被动记忆,临床上一旦碰到实际情况,不能很好地应对。所以,我的教案中每次总是设置一个情景,以临床实际问题为导向,引导学生发现并解决问题,培养及锻炼学生的临床思维,更多的是让学生自己去参与其中,我再进行总结反馈。实际上,这就是"PBL教学模式"。

为了更好地改进住培教学质量,我还到我国先进的台北医学大学模拟教育中心研修,学习了世界上最前沿的教学理念。回到单位后,我和同事筹建医院模拟医学教学单元,逐渐建立了多个案例和教学制度。"医学模拟教学"是学生和临床医师转换角色的一座桥梁,促进住培学员更好、更快地融入临床,因此也受到学员和同事的广泛好评。

重症医学是一个多学科交汇的学科,几乎每个住培学员规划都有重症这一重要环节。我根据每个住培学员的专业制订个体化的学习计划,不仅教授常见症的处理,还根据不同专业教会他们处理自身专业相关的重症疾病,更重要的是教会他们早期识别重症患者,并及时处理。从接诊患者、开医嘱、操作到医患沟通,我都翔实而规范地带教住培学员,不仅自己保持良好的工作习惯,更是要求学生也要有良好工作习惯。我培养的学生大都表现优异,多人被评为优秀住培学员。因为有了扎实的临床思维和规范的操作技能,很多学生回科后工作都游刃有余。

大医者从容告语,细微之处显温度

"有时去治愈,常常去帮助,总是去安慰。"我深知很多疾病单靠医学是无法治愈的,必须了解患者的真实需求,给予患者合适的人文关怀,我总是教导学生遵从"eCASH"及"ESCAPE"等理念来对待每一位重症患者。查房、操作的时候,我经常会结合实例让大家做一个有"温度"的医师:关注自己的说话方式及音调,避免在清醒患者面前讨论病情,减少夜间睡眠声光刺激,注意隐私保护等。

医疗工作中存在多种关系需要协调,如医患沟通、医护交流及上下级关系。我重视培养学生"以患者为中心"的情况,培养学生与病患及家属的沟通能力,同时传授医护良好合作的技巧,加强医护交流及沟通。以便高效愉快地工作。另外也会和学生讨论如何处理上下级关系,发生矛盾如何沟通等。学员在后续工作中遇到困难的时候也总会第一时间向我求助,尊我为"良师益友"。

逆行舍家赴武汉，率先垂范树榜样

大年初四，我匆匆告别家人，带领常州市首批援鄂医疗队29名队员奔赴武汉。作为常州市首批援鄂医疗队队长，在条件受限的情况下，我们对院感防护进行了最大限度的改造，医疗队入驻之后，全院实现"零感染"。作为省医疗队医疗组副组长，我白天深入病区了解患者病情及治疗效果，晚上通过视频对病区疑难危重患者进行讨论，制订个性化的治疗方案，还参与制订《江夏区人民医院新冠肺炎诊疗方案》。我继续发挥教学特长，以最有效的方式对当地医务人员进行新冠肺炎诊疗方案、呼吸机使用等相关知识培训。作为临时党支部书记，充分发挥党组织的战斗堡垒和党员先锋模范作用。在病区收治的患者中，有较多使用高流量氧疗或呼吸机的重症患者，生活难以自理，没有护工及家属，很多工作都要我们来承担。不管是近距离接触患者留取咽拭子，还是帮患者清理排泄物、更换床单，我都带头去做，做好示范，真正凸显团队的作用。

在武汉50天，我们收治患者近300名，危重患者占15%，实施了病区首例高流量氧疗和无创机械通气，治疗有效率达95%以上。最终实现了"全队打胜仗、医护零感染"的目标。

我的努力也给远在常州的住培学员们树立了良好的榜样。他们在疫情面前没有退缩，主动请缨去急诊、发热病房等一线参加工作。同时还积极学习新冠肺炎防控指南，遇到疑惑都会和我进行积极探讨。我还通过视频对新冠诊治方案进行了详细解读，同时也给他们分享了抗疫一线的感悟，学员们都收获满满。

我将永远保持那份初心和热爱，在教学道路上不断求索，以榜样的力量担当住培学员的领路人！

以德育人　情怀教学

——记盐城市第一人民医院　　边德志

（胡效林　　盐城市第一人民医院）

边德志老师是住培学员都喜欢的一位老师，现任盐城市第一人民医院教育处副处长、大内科教学主任。2012年入院以来，边老师一直担任住院医师规范化培训带教工作，多次参加省内外住培教学会议和学术交流，在带教工作中努力工作、积极进取，先后获得医院和盐城市"住院医师住培优秀带教"和"优秀临床带教教师"的荣誉，广受住培学员的称赞。

以身作则,精益求精

边老师有过六年的大学教学经历,担任过《诊断学》和《内科学》的理论授课和技能培训,所以更加珍惜教师这个荣誉和称号。他不仅要全力做好每项临床工作,还珍惜教学机会,不断学习和总结;即使在临床工作繁重、人员紧缺的状况下,仍坚持亲自带教,并对住院医师进行精细化管理,实行统一培养下的个性化培养方案。另外他也非常注重培养住培学员的职业道德和医德医风。临床工作中,在培养住培学员临床技能的同时,他言传身教,将临床诊断思维和人文关怀结合起来,带领住培学员与患者沟通,尤其遇到患者不满意的情况时,先耐心细致地同患者讲解,再抽丝剥茧地告诉住培学员为什么这样跟患者讲,患者有什么样的要求和反应。边老师在培训过程中提倡"多作换位思考,真诚关心患者"。一些看起来微不足道的动作可以换来患者高度的信任,如查房时与患者握握手,晚上查房时帮患者掖一下被角等。住院医师的规范化培训要从细微之处体现"以人为本"的服务理念,这对提高医患沟通能力有巨大的推动作用。

立足之本,勤勉敬业

边老师临床理论和基本功扎实,教学态度端正,治学严谨,熟悉培训大纲及培训要求,理论联系实际,教学内容充实、方法灵活,教学经验丰富,受到培训学员们的一致称赞。他查房时通过结合病例讲解基础理论、临床经验,教授病情观察重点、查体要点、诊疗常规,培养学员临床思维、表达、分析和解决问题的能力。内分泌科很多疾病较为罕见,发病机制较为基础和抽象,边老师在查房时发现有些学员对这些较难的理论和罕见的临床表现难以理解和掌握,每次都用简单的比喻讲解原理,再用经典的病例加深临床印象,比如用"蛋白质和脂肪只能在碳水化合物中燃烧"来形容三羧酸循环的条件和机制。查房时,好多患者家属在旁边听到后说:"边主任给同学讲课像小学老师那样耐心,技术上严格但是态度上和蔼。"学员们则评价他思路清晰、重点突出,都收获很大,很好地拓宽了视野。

跟踪前沿,不断进取

边老师认为模拟教学将会是近十年来医学教育的一个重大变革和趋势,因此向医院力推模拟教学项目,率先参加模拟教学的师资培训班,后又去国内各级医院交流。在我院建成临床技能模拟中心后,边老师立即投入到一线教学,因为临床工作繁忙,为了教学经常加班加点。学员们通过团队合作演练,模拟紧急状态下的相互配合交流,体验临床抢救的效果,使临床技能得到了大幅提升。我院临床技能培训水平也达到省内先进水平。

无规矩不成方圆

在临床工作中,各种规范与要求是保证临床质量的必要条件,熟练掌握、严格遵守各项制度和操作规范是医师救死扶伤的基本技能。边老师强调,学员们应及时完成分管床位新入院患者的完整病历、病程记录等医疗文书的书写,并认真修改、签名;还指导学员掌握各种特殊申请单、化验单及其他医疗文件的书写等,督促学员及时准确完成病历资料、各项临床技能操作及跟师医案等相关资料的网上录入,并认真审核点评。因为临床、科研工作较重,还要分管科室管理工作,边老师基本都是加班来修改学员们的病历,第二天再向学员们反馈。如果外出学习或参加学术会议,则修改后会委托其他同事向学员们反馈。

热爱学员,热爱社会

除在专业技能培训的过程中严格要求外,边老师还主动了解学员思想动态及实习需求,关心学员的日常生活,帮助解决学员学习、生活中的困难和问题。对于节假日加班的学员,他经常自己拿钱作为他们的加班费;学员值夜班时,早上他经常第一个到病房,给他们带来热腾腾的早饭。他还为学员创造各种机会参加学术交流,帮助他们学习最前沿的知识。

2016年6月23日,盐城市阜宁遭遇罕见龙卷风自然灾害,当晚盐城市第一人民医院接诊了一百多例转院重症患者,边老师作为一名党员,第一时间赶到急诊室,和同事们一起在瓢泼大雨中接诊抢救伤者,连续奋战,顾不上休息喝水。一位同事为他拍了一张照片——只是一张背影,衣服全部湿透,不知是雨水还是汗水!医院宣传部门选用他这张背影照片作为反映广大职工全力奉献的材料之一。后来许多同事都保留这张照片作为难忘的纪念,而他本人看了照片后,只是说:"这是我们应该做的,是本职工作。"在今年的新冠肺炎疫情中,盐城市第一人民医院住培基地多位学员提前返岗,工作在呼吸科、发热门诊、急诊等岗位,其中三位学员被盐城市卫生健康委认定为一线医务工作者,边老师给上述住培学员做了充足的保障,包括防疫、后勤、慰问等;他及时组织全院住培学员和研究生学习防疫知识,解决学员们工作和学习中遇到的问题。

边老师无私奉献、勤奋敬业、以身作则、精益求精的带教作风和精神得到了全体住培学员的一致好评,感动了所有人,并鼓舞一批批的住培学员在学习临床专业技能的同时逐渐成长为一名品德高尚的医师。

倾尽韶华　无私奉献

——记徐州市第一人民医院　施海

（李林　徐州市第一人民医院）

医师不仅是救灾救难的白衣天使,同时也是培育更多新医师的辛勤园丁,在悬壶济世的同时,也要传道授业解惑,所以,为医者亦为师。在人生中,一位好的老师,是岔道路口的指向标,为我们指明人生的方向;是迷茫混沌中的一盏明灯,为我们驱散黑暗。而我有幸遇到了这样一位好老师。

在 2017 年研究生毕业后,我开始接受住院医师规范化培训,作为一名需要住培一千多天的"老"住院医师,很荣幸在住培学习过程中遇到了我的"明灯",他就是徐州市第一人民医院呼吸内科的施海主任。施海主任是一名有着 20 年医龄的"老"医师,从事呼吸科工作十余年,有着丰富的临床经验和医学教学经验,同时还有着一颗以人为本的仁爱之心。

施老师一直告诉我们,住院医师规范化培训是培训临床高层次医师、提高医疗质量的重要方式,是医学临床专家形成过程的关键所在。年轻的住培学员是未来的顶梁柱,作为带教老师,他始终秉承着"以人为本,以学生为主导"的教学理念,在临床教学过程中,让我们以一种自主、合作、探究、创新的方式去学习。他会手把手地带着住培学员进行临床操作,也会逐字逐句地修改住培学员书写的医疗文书,并利用查房间隙认真地讲解疾病的相关知识和最新进展,和住培学员讨论与患者的相处之道。教学查房时,施老师会先要求我们汇报病情和体格检查结果,说出自己的诊疗见解,之后再认真评析,结合患者的辅助检查和症状、体征等,贯彻循证医学的理念,指出其中的优点和不足,帮助我们形成自己的临床思维。他指导我们从书本知识中走向实践,最终再从实践回归书本,归纳总结出自己的心得。在每周一次的学术讲座中,施老师不论多忙都会抽出时间和我们互动学习,深度剖析常见疾病的诊断技巧、鉴别诊断及诊疗思路。同时,他还会解读国内外最新的疾病研究结果及指南,开拓我们的视野,并鼓励我们多看文献,激发我们的学习热情。在呼吸科住培期间,最让我难忘的还是疑难病例讨论。在临床中难免遇到一些疑难病例,这时候施老师就会建议院内会诊,全院的专家齐聚一堂,各抒己见,最后聚大家见解的精髓,为患者"对症下药",去除病痛。施老师总说:"医师就是干一辈子,学一辈子。"在整个带教过程中,施老师始终注重学员临床思维的培养,善于引导学员不断从临床工作中发现问题,然后总结经验,使我们受益匪浅。他还会鼓励我们独立处理临床问题,独立接触和面对患者,极大地提高了我们对于问题的处理能力和面对患者的自信。

"患者至上,用心服务,追求完美"是徐州市第一人民医院始终坚持的理念,这在施老师身上有着深刻的体现。在真正上临床之前，我一直认为只要学好医学知识，学以致用，为患者解决病痛就是一位好医师，可施老师的一句话让我醍醐灌顶："在行医过程中，要把患者当成人，而不是病，老百姓看病，除了希望解决生理上的病痛，更渴望得到医师的关怀，哪怕只是一句温暖的话，一个真诚的眼神，一个亲切的手势。"施老师从来没有专家的架子，温和对待每一位患者，始终本着"以人为本"的态度行医。他愿意为了一个素不相识的重症患者值守至深夜；他也愿意牺牲自己的休息日，在门诊等待一位约好的患者；即使是那些对医师不友善，甚至是心存不良的患者，施老师也始终用一颗包容善良的心去对待，绝不把情绪带到工作中去。

2020年春，新冠肺炎疫情暴发，武汉成了重灾区。在医务人员严重不足的关键时刻，施老师连夜写下"请战书"，作为徐州首批支援武汉的主力，成为最勇敢的逆行者。他带领22名白衣勇士在武汉江夏奋战52天。面对一个个新冠肺炎患者，他依然那么自信，那么温暖，克服了一个个的困难，和战友们用精湛的医术和心中的大爱救治了300多名患者，为取得抗疫战斗的阶段性胜利作出了卓越贡献。施老师的担当和爱心，让我明白了作为一名医师所背负的责任，也教会了我如何做一名优秀的医师。

大医精诚，仁心仁术，医者为师，除传道授业解惑，更以人为本，倾尽韶华，无私奉献。仅以此篇来感谢我心中最好的老师。

疫路前行　不忘初心

——记镇江市第一人民医院　　阳韬

（刘红丽　　镇江市第一人民医院）

炎热的夏天总是让人渴盼一丝清凉，一块冰镇西瓜、一瓶冰可乐都能让人感到慰藉，尤其是在应院感要求不能开空调的新冠肺炎隔离病房中，医护人员穿着不透气的防护服，戴着密闭性很好的N95口罩时，更是盼望着这丝清凉。呼吸科作为新冠肺炎疫情期间高危及重点科室，需要医护人员奉献很多。在呼吸科住培的三个月里，根据医院安排，我在隔离病房工作了两个月，最后一个月回到了呼吸科普通病房，也就是在这个时候遇到了传说中的阳韬老师。

之所以称他为"传说中"的阳韬老师，是因为他是一名在疫情期间主动援鄂抗击新冠肺炎的英雄，他作为镇江医疗队的队长在返回江苏时，医院的企业微信上就已流传其主动请缨援鄂抗疫的英雄事迹，但我还一直没有机会见到本人，没想到自己最后在呼吸科轮转时能够很荣幸地被安排到阳韬老师一组。

和阳韬老师刚接触就能发现他的很多优点。首先他作为一名呼吸科专科医师，专业素质过硬。抗生素是呼吸科的重要武器，他了解每类抗生素和细菌的特点，叮嘱我说："抗生素要根据指南和患者的病情合理应用并及时调整，不能盲目跟风，不是别人用什么你就用什么，要时刻谨记抗生素、细菌及患者的特点，思考是否应该这么用，用了以后患者反应怎么样，是否要升级或降级使用抗生素。"

阳韬老师在带教时态度端正，熟悉住培大纲和培训要求，并善于根据患者的病情展开讲解，进而引发我的思考：该患者目前的状态是什么样？诊断是什么？为什么是这个诊断？为何要如此治疗？治疗过程中更是要有质疑地思考，诊断是否正确？如果发生病情变化下一步要怎么做？如果发生呼吸循环衰竭时如何进行抢救？他根据住培学员的水平和知识储备循循善诱地教导，而并不是填鸭式教育，没有将教科书上的内容机械地搬出来，而是结合病情，让我多发言，给我锻炼和提升的机会。

此外，他对患者的病情有自己的理解和思考，并不迷信他人的治疗，时常教导我"打铁还需自身硬"。在临床中我和阳韬老师共同接诊了一名气胸、脓胸反复冲洗引流的患者，抗生素抗感染疗效不佳，他每日思考如何调整治疗让患者康复。最终，他借助自己过硬的专业知识，和患者沟通后，通过胸腔积液基因检测明确了该患者的病因，通过及时治疗，患者的症状逐渐改善。在患者出院后，杨老师还及时追踪随访，了解患者的状态。试想，对于这种临床表现不典型的疾病，若仅是通过他人的病情介绍而没有自己的思考，未及时进行合理的检查，该患者的治疗会不会被耽误，该患者的预后又会怎么样呢？

对于疑难病例阳韬老师能多思考，对于呼吸科重症患者他胆大心细。呼吸科危急重症患者多，而且并不只是局限于呼吸道相关疾病，可能已经累及多个脏器，他总是和家属充分沟通治疗方案，并积极会诊，和其他科室的医师共同为患者制订治疗方案。此外，重症患者往往需要深静脉置管，阳韬老师置管时如行云流水，"稳、准、狠"，还耐心指导我如何掌握该项技能。此外，他还是一名热情，富有爱心、同情心的医师，能够从患者角度出发，告诉患者疾病并不可怕，不能因为疾病而自暴自弃，要学会如何正确地与疾病共同生存，保持二者间的平衡，学会接纳自己。

对患者，阳韬老师如冬日的暖阳；对住培学员，他如夏日清凉的西瓜。亦师亦友是和阳韬老师的相处状态。在临床工作中，他指导我们诊断和治疗，学习和思考；在休息时间，他引导我们要不断提高自己的临床技能，成为一名合格的住院医师。

眼里有光　心中有火

——记浙江大学医学院附属第一医院　姜玲玲

转眼间，已是住培二年级。在这苦并快乐的成长过程中，带教老师们在我心里撒下了希望的种子，每次想起心里都充满着温暖和感恩。印象尤为深刻的是在消化科的学习经历。

我的带教老师是姜玲玲主任，在来科室之前就有耳闻，姜主任同时具备女医师里难得的优雅与雷厉风行。她在查房时理论结合实际，书本、指南、患者实际情况分析一样不落，每周根据近期患者情况安排小讲课，深入浅出，获得住培学员的一致好评。虽然我轮转已有一些时间，加上是在实习的原医院轮转，算是一个"小油条"，但消化科是个大内科，患者多、病种多、操作丰富，我提醒自己不能大意。

肝硬化是消化内科的常见病种，进入消化科的第一天，我就接诊了一名22岁的"呕血待查"患者，通过检查诊断为"肝硬化"。当时我非常震惊，每次看到他灰暗的面色映衬下年轻的面庞，似乎22岁的年轻生命已经走向了人生最后一段。反复追问病史，总希望能够明确引起肝硬化的病因，比如病毒、酒精、药物、自身免疫性等。但是不仅病史问不到，入院后辅助检查也未查到，我产生了苦恼加沮丧的情绪。查房时，被姜主任提问"这个患者肝硬化的原因是什么"，我背书一样的讲了一串病因，最后沮丧地说："可是这位患者都不是。如果能查出原因对症治疗，这名年轻患者也许还有机会。"姜主任认真地看着我说："我也去问了患者的病史，仔细看了检查结果，目前病毒性、酒精性、非酒精性脂肪肝、自身免疫性、药物性、肝豆状核变性等的确都不像，结合年龄，起病早，很可能还与基因遗传有关，但很遗憾这方面目前也没有病因治疗。我们常常会碰到这种沮丧的情况，希望大家不要气馁，我给大家讲个枣红马的故事……"。

通过一个小故事，姜主任告诉我们一个道理。肝硬化病因固然很重要，每一个肝硬化的患者都需要去问、去查，但临床上弄不清病因的情况的确很多。我们不要迷失在这个未知里，要跳出这个框，进一步地去解决肝硬化相关的各种并发症，帮助这个年轻的患者建立战胜疾病的信心，这对患者而言更加重要。人体的构造太精妙，医学目前仍然是在缓慢但坚定地发展，在临床上常常会碰到自己解决不了的问题，尤其是刚接触临床不久的住培学员。尽管有这样那样的问题，但只要我们尽力把事情做到最好就可以。留下的一些遗憾与问题常常也是希望的来源，我们要相信通过努力，未来能够解决现在未知的问题。

听完姜主任分析之后，我大有豁然开朗之感，医学不仅仅是无数前辈传承知识与实践经验，也需要我们培养解决实际问题的能力，更需要我们以坚定的信念去解决一个个的难题和困境。

在接下来的日子里，关于胰腺炎、下消化道出血的患者，我们也讨论得热火朝天。带教老师还对我们进行了腹部查体、腹腔穿刺操作的指导教学。通过 2 个月的反复锤炼，我们的基础知识更加扎实，临床技能得到很大提高。

之前有人说，如果医师都不能给患者希望，那谁还可以呢？很多时候的确是这样。只是医师也会遇到困境，遇到没有办法完全解决的问题。时间过去大半年，每当我有困惑，总能想到姜主任"枣红马的故事"，心里便多出一些勇气。我未来也要像姜主任那样，用心与智慧努力解决问题，做一个眼里有光、心中有火的医师。

杏林春暖　守护花开

——记浙江大学医学院附属妇产科医院　徐向荣

（王宁　浙江大学医学院附属妇产科医院）

三年前，我们为梦想，来学习，相逢在"浙里"。三年间，习坎示教，始见经纶；春去秋来，桃李芬芳。三年后，初夏时节，栀子花开，医学杏林里，我们像绿叶葱茏的小树，想象着能够像我们老师一样参天。三年前，我们懵懂、好奇、青涩，仰望老师的眼神中满是崇拜、憧憬和向往，与患者的交流中认真、谨慎，带着一点点的胆怯。三年间，我们勤劳、充实、快乐，病房里匆忙的脚步中承载着责任和力量，实验室的瓶瓶罐罐里装满了无限的激情和梦想。三年后，健康所系、性命相托，除人类之病痛，助健康之完美，求是精神的光芒照耀我们砥砺前行。从初入妇产科医院时的手足无措到如今可以独当一面，我们在试错中前行，而徐向荣老师既是我们住院医师生涯的启蒙者，更是这场征途最贴心的陪伴者。

徐老师是医学博士、主任医师，现任浙江大学医学院附属妇产科医院教育办公室主任、党支部书记、住院医师规范化培训妇产科专业基地教学主任、妇产科学教研室副主任、虚拟仿真实验教学分中心副主任、国家住院医师规范化培训评估志愿者、浙江省住院医师规范化培训评估专家。他热心教育和教学研究，是国家虚拟仿真实验教学项目"产房分娩及新生儿处理虚拟仿真实验教学"主讲教师、教育部来华留学英语授课品牌课程《妇产科学》主讲教师、国家执业医师资格考试临床医学试题开发专家委员会委员、浙江大学医学院教育委员会委员、首批临床实践教学骨干教师，获浙江省教学成果二等奖 1 项、浙江大学教学成果奖 3 项，参编多部国家规划教材。

徐老师曾经在微信公众号上和我们一起分享他的医者初心："我出生在医学世家，父亲是专治不孕不育症的中医师,在绍兴当地小有名气。高考那年,父亲不幸身患恶性肿瘤(骶骨脊索瘤),疼痛昼夜不息。大学志愿是父亲在病床上嘱咐报的,'学医好,中西医结合可以提高疗效'。父亲住的绍兴第二医院与我就读的柯桥中学之间有着 20 多公里的路程,火热的六七月,我奔波于学校与医院之间,高中毕业合照缺少了我的身影,平时活泼开朗的我变得沉默寡言。九月,在父亲手术后不久,我来到了杭城,开始了浙江医科大学和浙江大学联合培养七年制的漫漫求学征程。在这里我见到了我亲爱的同学们,94七年制,只有一个班,30 人。求是园内的草木处处绿意盎然。而我,仍在为父亲的后续治疗殚精竭虑。作为刚刚入学的大一新生,我开始学着查阅文献,整天泡在图书馆里,看的是与当时大一课程完全不同的《骨科学》《脊柱病学》。我怀着万分崇敬、忐忑不安的心情,给国内著名的肿瘤学专家,时任医大校长的郑树教授写信,请求她的帮助。很快有了回音,病理切片会诊后,父亲在附属第二医院接受了二次手术,接下来又在附属邵逸夫医院接受了术后放疗,病情慢慢地好起来了。感谢我的师长们!是你们,给了我家庭的完整;是你们,让我感受到了医者的伟大。医科的学业是最繁重的,医师的工作也是最繁忙的。转眼间,二十多年过去了。感谢老师们对我的言传身教和悉心指导,师长们崇高的医德、渊博的学识、求是求新的科学作风和儒雅的学者风范,是我学习的楷模,将使我受益终身,不断进取。"

"传承慈心妙术,为生命接力;立志求是创新,为梦想远航。"徐老师是这么说的,也是这么做的。作为医师,他是医学博士、主任医师,多次参加义诊和送医下乡活动,为无数患者解除了病痛,医德考评持续多年优秀,是中国妇幼保健协会中医和中西医结合分会常务委员,浙江省医学会生殖医学分会和医学遗传学分会委员。作为住培学员们的师者,他坚持把立德树人作为中心环节,把思想政治工作贯穿教育教学全过程,实现全过程育人、全方位育人。他坚持教育者先受教育,坚持教书和育人相统一,坚持言传和身教相统一,坚持潜心问道和关注社会相统一,坚持学术自由和学术规范相统一,更好地担起学员健康成长指导者和引路人的责任。2020 年新冠肺炎疫情防控期间,徐老师作为医院新冠肺炎防治工作小组成员,积极参与医院防控政策制订和执行。他通过微信、电话、在线视频等方式宣传疫情防控政策,提高我们防控意识。他联合国际交流与合作办公室开展远程国际交流讲座,开阔我们的眼界,丰富学习体验。

海纳百川,有容乃大。杏林春暖,守护花开。实现中华民族伟大复兴的"中国梦"与我们息息相关。为我们的国家,为我们的世界,为我们的未来,让我们一起努力!

医者仁心　师者授业

——记浙江大学医学院附属儿童医院　钭金法

（杨思思　浙江大学医学院附属儿童医院）

古今欲行医于天下者,先治其身;欲治其身者,先正其心;欲正其心者,先诚其意,精其术,此可谓医者仁心。师者,所以传道授业解惑也。在浙江大学医学院附属儿童医院,就有这样一位兼具医者仁心与师者授业的医师,他就是钭金法主任医师。

钭主任是医学博士、主任医师、硕士生导师,毕业于浙江大学医学院(原浙江医科大学)临床医学系,从事儿科临床、教学、科研工作 22 年。他是浙江大学医学院附属儿童医院新生儿外科主任,曾任小儿外科住培基地教学主任多年,负责所有小儿外科住培学员轮转的教学安排工作。小儿外科住培是小儿外科医师成长的第一步,也是至关重要的一步,在钭主任以身作则、率先垂范的模范作用下,在补短板、扬特长理念的指导下,使一批批小儿外科住院医师在住培期间收获知识并成长为一名合格的医师。

新生儿的守护神

2018 年年初,大家都被"一条朋友圈救了一条命"的新闻暖到,这场历时 18 个小时,跨越 1 600 公里的温暖救援事件,与一个平凡而又不平凡的人有着密切的关系,他就是钭主任。

毛毛是一个患有新生儿坏死性小肠结肠炎的 33 周早产儿,出生后不久就在重庆某医院进行了手术。但医师告知家长,小肠广泛坏死,手术效果不佳。钭主任在朋友圈看到医疗求助信息后,迅速与重庆取得了联系,并展开一场跨越渝杭的生命大接力。孩子在浙江大学附属儿童医院接受了第二次手术,术中发现患儿腹腔严重粘连,坏死肠管、大便和小肠都粘在一起,但能保留下来的小肠有 45 厘米左右,比想象中多,这增强了钭主任的信心,他细致地剥离肠管,切除坏死组织,把功能完好的小肠接起来,用精湛的操作完成了这场高难度手术。

术后毛毛恢复情况良好,从被"宣判死刑",到安静地躺在病床上睡觉,正是因为钭主任超群的技术、崇高的医德及永不言弃的追求。

住培学员的领路人

钭主任认为做好教学,仅有老师的一腔热情还不够,必须培养学生主动学习能力,同时要注重师生之间的沟通和交流。因此,他在带教过程中,采用互动教学,提高教学效果,并且注重实践技能培训,努力培养住培学员临床思维能力。

在临床教学查房中,他注重对相关理论知识点、病例存在问题及临床处理方法进行详尽的分析,并鼓励住培学员多思考、多发言,使住培学员在学习理论内容的同时,获得理论应用的实践机会;在临床操作技能中,为了让住培学员有实践的机会,他除了对每个操作步骤、应该注意的问题及不当操作带来的后果进行详细讲述外,还会和患者反复沟通,用认真负责的态度和精湛的技术,得到患者的信任,为住培学员创造实践机会;在主任教学讲课中,他会结合自己多年的临床经验,精心准备讲课课件,用生动的案例做引导,以培养住培学员缜密的临床思维,这种生动有趣的教学,使住培学员能够把理论与实践紧密结合。

记得在一次教学活动中,钭主任提前一天通知科室里的住培学员:"咱们明天教学查房,教学对象是某某床位,脐茸,大家先提前认真准备。""不会吧,钭主任教学查房就查这么简单的疾病,住院也就两天,手术住院医师就能做,这还准备什么,问题就两个,诊断和治疗。"我心里犯嘀咕。事实证明,我完全错了,第二天的教学查房,钭主任完全没有"按照套路出牌",而是以这个疾病为引子,几乎问完了所有脐部相关的胚胎学、解剖学、卵黄管畸形、脐尿管畸形、小婴儿脐部疾病及不同年龄脐部手术的特点等。这些知识虽然书上都有,但内容全部是分散的,通过这次教学,我们豁然开朗,一下子都成为对脐部问题的"小专家"啦。钭主任还结合自身的经验,向大家分享常规操作中需要注意的问题,比如新生儿期腹壁穿刺或腹腔镜 TROCAR 的放置,都要避免损伤尚未闭合的脐静脉等。这次教学查房,虽然没有高大上的外文文献,也没有学术最新进展,但大家获益匪浅。

儿外科的带头人

近几年浙江大学医学院附属儿童医院新生儿外科发展迅猛,在新生儿外科危重症领域,尤其是新生儿坏死性小肠结肠炎的治疗、肠内肠外营养、新生儿微创手术方面发展迅速,并走在了全国的前列。作为新生儿外科的带头人、一名新生儿外科医师,钭主任要带领团队面对各种复杂先天性畸形的新生儿,即使手术再复杂、再难,他从不言弃,将一个个重症患儿从生死边缘拯救回来,获得重生,给千万个家庭带来了幸福和希望。

钭主任从医近 22 年,参与的消化道畸形手术不计其数。980 克、880 克、630 克,他不断刷新着自己极低体重患儿手术的纪录。为如此低体重的患儿手术,其难度不亚于在柔嫩的鸡蛋上雕刻,每个步骤、每个操作难度都很大,每一步都要精雕细琢,同时还要尽量缩短手术时间。面对罕见消化道畸形,如肠闭锁合并肠旋转不良、巨型脐膨出、腹裂等复杂、高难度的手术,凭着丰富的经验及精湛的手术技艺,他总是"大胆"尝试,绝不轻言放弃。

"不傲才以骄人,不以宠而作威。"钭主任在工作中为人低调,从不张扬。除人类之病痛,助健康之完美,是他人生的理想,也正是为了这个理想,他选择了这个职业。他曾经说过,选择医师这一职业,就注定了一生的平凡与奉献。

以患者为中心，培养合格住院医师

——记浙江省台州医院　　秦杰

　　我是 2018 年开始在台州医院参加住培的，因为本身是急诊专业，所以在住培期间对急诊比较重视；急诊就像我的家，而在这个家中，有许许多多的老师，印象最深刻的是秦杰老师，可以说他是我的"偶像"。为什么一个年轻的男医师能够成为我的偶像，且听我一一道来。

强大的临床能力

　　说到临床能力，无论是临床理论还是技能操作，无论是基础操作还是高新技术，秦老师都是信手拈来，毫不含糊。在平时的工作中，我最喜欢的就是跟着秦老师查房，听秦老师分析病情。

　　某天急诊监护病房收住一名大面积肺栓塞患者，患者病情很重，氧饱和度很低，吸氧状态下氧饱和度也不到 90%，大家都认为病情很重，但也没有好办法。秦老师第二天查房看到这名患者的时候，第一句话就问："为什么氧饱和度这么低？"大家一脸茫然，肺栓塞患者氧饱和度低不是很正常的事情吗？但是秦老师接着说："这可能是患者出现了心内分流……"听了秦老师的分析之后，我们对肺栓塞的病理生理有了更深刻的认识，患者再次做心脏超声后果然发现了心内右向左分流，这种临床思维判断能力真的让我很佩服。

　　2020 年 5 月我们收住一名低血糖患者，但是患者入院后血压不稳定、氧饱和度下降，肺部 CT 提示肺水肿，心电图提示快速型心房颤动，当时做床旁心脏超声提示二尖瓣中度狭窄，患者病情危重，难以维持生命体征。胸外科会诊认为二尖瓣中度狭窄不能解释患者病情，考虑心力衰竭由快速型心房颤动引起。我们请教了秦老师，他仔细查体并分析病情，认为患者病情肯定是二尖瓣狭窄引起，二尖瓣应该是重度狭窄而不是中度狭窄。请心脏超声专家再次检查后，果然证实患者是重度狭窄。这让我对心力衰竭、肺水肿的病理生理及心脏超声的原理都有了更深刻的认识。

　　秦老师之所以有这么强大的分析能力，是因为他无论是对基础理论，还是对国际最前沿的心脏再同步化治疗研究及指南，都了如指掌，很多指南甚至背得滚瓜烂熟。他每天都要用好几个小时去阅读相关文献，这不禁让我汗颜，也激励了我更努力地去学习这些新知识。

　　此外，秦老师从最简单的四大穿刺到体外膜肺氧合（ECMO）、脉波指示连续心排血量监测（PICCO）、纤维支气管镜引导气切、床旁超声危重病评估及引导穿刺等高新技术，都样样精通。甚至像超声引导下中少量心包穿刺这种胸外科及心内科医师不易掌握的技能,他应用起来都是得心应手。在急诊科红区抢救室,心内科、胸外科医师曾经"围观"秦老师成功进行超声引导下心包积液穿刺置管 + 电除颤 + 人工心肺复苏 + 体外心肺复苏(ECPR),而 ECPR 的前提是熟练的 ECMO 技术。在他的带领下,这些抢救技术在台州医院急诊科逐渐开展起来。

浑身散发的正能量

2014 年 10 月,秦老师在汉莎航空慕尼黑飞上海的国际航班上救助晕厥患者;2015 年 2 月,他又在韩亚航空韩国飞塞班的航班上救助过敏性休克乘客,并收到了韩亚航空公司感谢信。他的事迹被临海市、台州市、浙江省及中央电视台等各级媒体报道。

2015 年 12 月,秦老师发起捐助并参与抢救 16 岁脊柱裂小女孩冯某,在临海的 12 月寒冬掀起一股爱的暖流,筹集善款近 40 万。患儿经台州医院及浙江省儿童医院 5 个月抢救治疗后治愈出院,治愈之后,筹集的多余善款捐入慈善总会,将爱心传递下去。科室里所有人都称赞秦老师有"侠者之风"。

2015 年,秦老师和台州医院的其他老师带领急诊科年轻医护人员成立"台州应急自救公益服务组织",普及民众心肺复苏培训。目前,这个公益组织和台州市内其他医院一起合作推广民众心肺复苏技能。

2020 年,他从知晓疫情的第一天开始就积极投身新冠肺炎抗疫工作,在急诊一线连续作战,并主动请缨带领 ECMO 团队参与抗疫工作。2020 年 2 月 9 日起,作为浙江省第三批援鄂医疗队台州队队长,带领台州队员至武汉参与抗疫工作,在武汉抗疫 49 天,所在队伍诊治新冠肺炎患者 1 282 名,累计治愈出院 1 067 人。他带领的队伍获得台州市人民政府记功奖励、台州市模范单位、浙江省先进集体、国家卫生健康委等三部委颁布的全国卫生健康系统新冠肺炎疫情防控工作先进集体,个人获得台州市防疫先进共产党员称号。

此外,秦老师对所有患者都有高度的责任心,设身处地为所有危重病患者家属着想。我时时刻刻能感受到他"有时去治愈,常常去帮助,总是去安慰"的大医风范。

寓教于患者,注重理论和实践相结合

经过在台州医院的住培轮转,我学到了很多知识。尤其在急诊科,在秦老师和急诊团队的教海下,我熟练掌握了各种基础技能并学习到了很多新技术。

理论知识方面,在秦老师的模范作用下,我除了努力学习各种基本理论之外,也逐渐学习各种先进的指南,为即将开始的临床医师生涯奠定了坚实的基础。在技能上,我也掌握了呼吸机、深静脉穿刺、床旁超声引导下胸腹水引流、床旁超声引导下动静脉穿刺、连续肾脏替代疗法(CRRT)等新技术和技能。这些技能将助力我未来的从医生涯。

除了理论和技能之外,更为重要的是,我学习到了秦老师的临床思维能力、"以患者为中心"的思想和正能量。希望有朝一日,我也能像秦老师一样,成为另一批年轻医师的"偶像"!

住院医师心中的灯塔

——记温州医科大学附属第二医院　　阮积晨

（陈姗姗　　温州医科大学附属第二医院）

时光如梭，在懵懵懂懂中，我们不断成长。"书读百遍，其义自见"，但医学是实践性很强的一门学科，在医学的道路上，我刚刚起步，从课堂学习进入到医院实践中，会担心，会焦虑，更多的是好奇。很幸运，在这样重要的转折中，遇到了我的导师阮积晨老师。30 多年的教学生涯，岁月带走了他的青春，他却为医学事业留下了一代又一代的希望。

醉心"住培"，锤炼新一代医师"胜任力"

医学注重实践经验，独立行医必须具备丰富的临床经验和缜密的临床思维。因此，培育岗位胜任力的住院医师，向基层医疗机构输送随时能战的"新鲜血液"，是每一所教学医院一直追求的目标。

作为"温州医科大学附属第二医院住院医师规范化培训模式"的主要缔造者之一，阮老师对医院住培工作多年的实践形成"分层渐进、螺旋上升、顶岗负责、强化监督"16字方针。曾经，医院内部对这样的住培制度有些许争议，作为一位儿科专家和医院教学工作探路者，他力排众议，坚定地推行这项制度的落地。经过近 6 年的实践，大量的住培学员顶岗到一线工作，有效地解决了儿科医师缺乏问题。住培三年的学员还会被分配到急诊顶岗工作，急诊工作需要独立处理患者，常见病例一晚上能独自处理几十个，经过这样的实战培训，毕业后再回到本院，都能够立刻上岗并独当一面。同时，作为分管温州医科大学第二临床医学院的执行院长，阮老师还提出了住培学员培养的过程质量控制理念，对住培质量建设提出了更高的要求，加强对教学过程中的质量控制，改革考核办法，严把出科考核关等，医院的住培结业考核、年度考核等成绩均为优秀。在他分管住培工作期间，1 022 名学员参与全国结业理论统考，仅 7 人未首次通过，成绩稳居省级综合医院第一。在 2019 年度全国住培基地年度业务水平测试百强中排名第 17 名，且 2018、2019 年省级综合医院成绩排名连续位居第一。他所在的儿科专业基地在 2019 年年度业务水平测试中取得全国排名第六的好成绩。我本人也获得 2019 年年度水平测试儿科名次前 1.2% 的优异成绩。

精心带教，培养住培学员仁心仁术

三尺讲台上，他激情澎湃，以多样化的教学方式，让相对枯燥的课程活跃起来，学员们学到的不仅是课本上的文字知识，更能有深层次的感悟；诊室病房中，他挥洒汗水，精湛的医术,温暖的关怀,挽救了一个又一个生命,将希望带回家庭。

儿科是一个特殊的科室,儿童病情变化快,症状多样,容易引起误诊。临床教学过程中,阮老师非常注重对学员临床思维的培训,以点到面,逐步深入,从初入工作的医师角度分析,让我们能很好地理解疾病的诊断及治疗,同时鉴别急、重症,以避免耽误抢救。同时,他还经常开展经典案例分析、临床诊疗指南学习、文献学习汇报等活动,以此来鞭策我们进步,让我们养成自主学习的好习惯。

查房过程中,他强调要经常给予患儿及家属人文关怀。血液科和其他科室不一样,人们对于肿瘤、白血病的恐惧,会带给家属沉重的压力,使其易情绪化。所以,沟通和关怀显得尤其重要。或许正是这样特殊的经历,让他更注重医学人文的教育。他结合医学人才培养方案,基于知、信、行的设计思路,提倡行为模式的示范和切实体验的实践,提出要实现医学人文与医学实践的深入融合改革,将医学人文渗入医疗实践中。推出医学生人文实践"课程化"改革,通过开展"classic(读经典),case(析案例),comprehend(悟医道),care(行大爱)"的医学人文实践活动,以课程化的形式进行固化运行,带领学生在体验中更加深化认同,构建了以培养医学人文精神为核心的实践体系。对医学生"4C"实践体系的探索获得温州医科大学教学成果一等奖。从教32年,他一直坚守教学工作一线,注重开展专题工作研究,参与国家级、省级、市级课题10余项,发表论文30余篇。

倾心育人,春风化雨润物无声

老师,教书育人;医师,救死扶伤。阮老师不仅热衷教学工作,也是心中充满大爱的人。在今年的新冠肺炎疫情中,他逆流而上,担任医院新冠肺炎临床诊治组组长,无论白天黑夜,在医院预检处、门诊经常能看到他的身影,通过了解防控各个环节措施落实情况,查找漏洞,不断改进完善防控措施和流程,使医院医疗秩序井然有序。根据疫情发展情况和上级文件要求,及时修订医院各岗位防疫要求标准和医院新冠肺炎的诊治方案;加强专家组培训,提升会诊质量;医院还成立取标本志愿突击队,提高标本取样质量,减少检测的假阴性。最终,医院实现了新冠肺炎患者零死亡、零漏诊、零交叉感染。在疫情期间,他管理自愿留院的住培学员积极做好防护工作,组织住培学员学习一系列新冠肺炎防控知识,包括医疗机构内新型冠状病毒感染防治与控制技术指南、医院隔离技术规范、穿脱防护用品流程、新冠肺炎治疗方案等相关知识,培训我们佩戴口罩、帽子、防护服穿脱要求及手卫生等操作,确保每一位住培学员能正确掌握相关知识,实现医务人员"零感染"佳绩。

他热衷于志愿工作,自觉加入无偿献血队伍,2013年他号召建立起全省首个"血液银行"——人人储备,人人可用的血液资源库,登记志愿者相关信息,建立献血存储数据库。此外,他还组织发起"生命相髓"造血干细胞捐献活动,带领师生组织开展造血干细胞捐献十余年,招募2800多名造血干细胞捐献志愿者。

他的大爱让我们感动,同时潜移默化地影响着我们,一代一代传承。大爱无疆,小爱温暖。在平时的生活中,阮老师经常会和我们谈谈心,聊聊天,喝喝茶。在水果收获季节,会给我们准备甜美的水果,有时还会像孩子一样邀功:"这可是我亲自摘的呢,虽然长相差点,但是没有打农药呢。"他有幽默的言语,平易近人,是我们的良师益友。

岁月如歌化绸缪,春播桃李添秋稠。正因为有许许多多像阮老师一样的医师,用职业道德、医学理念、教学精神不断地鼓舞着身边的每一个住培学员,才能使我们年轻医师在职业道路上勇敢而又自信地前行。

师道既尊　学风自善

——记皖南医学院第一附属医院　　曹亚

（张鹏　皖南医学院第一附属医院）

为了更好地践行"大医精诚"的理念,我国建立了住院医师规范化培训制度。"师者,所以传道授业解惑也。"医学院校附属医院里的临床医师必须同时兼有"医"和"师"两种角色,才能更好地言传身教,为医学生指明方向,照亮前路。相信在很多住培学员心中都有一位良师益友。作为一名已经住培近三年的麻醉专业住院医师,我很荣幸在实习和住培学习过程中也遇到了经常帮助教导我的"明灯"——曹亚老师。

曹亚老师作为一名麻醉科大夫,践行围术期理念,用心保障患者生命安全,是患者及家属心目中的"好医师";她身为高校教师,努力上好每一节课,将医学教育理念普及至每位医学生,是学生心目中的"优秀教师"。无论在手术室还是课堂上,学生们都亲切地称呼她"曹老师"。一声"曹老师",无论多远,她总能够第一时间赶到,帮助解决临床问题,解答疑惑人生路上各种抉择。即使身在远方,一个电话也总能使人豁然开朗,柳暗花明。

她是一位医者。在麻醉这片"土地"上,几十年如一日勤奋耕耘,始终秉承"健康所系,性命相托"的医训,用自己的实际行动践行当初的誓言。

她始终坚持以临床工作为基础,无论是教学还是科研,都以临床为源头,立足于临床,最终服务于临床。她倡导麻醉医学向围术期医学转化,同时积累大量的教学案例和教学经验。曹老师在临床工作中强调:"个体化麻醉,针对不同的患者,结合其自身的病理生理变化,实行个体化方案。不能将麻醉工作做成流水线,而应该懂得麻醉管理,以患者为中心,以人为本,与外科医师及护士共同努力,团队协作,共同为患者服务,解除病痛,真正践行围术期医学!"

她是一位师者。她热爱医学教育，有丰富的带教经验；教学内容充实，教学方法多元化，受到住培学员的一致好评。在教学的主场地——手术室，她重视"床旁带教"，结合真实案例，针对不同学员给予个体化教学，对专科麻醉学员着重强调围术期管理，教导我们不能成为"麻醉操作匠"，而要训练自己的临床思维和决策能力，努力成为一名具备综合能力的"福尔摩斯"一样的麻醉医师。此外，麻醉科住培轮转的学员有很多来自外科专业，曹老师总是悉心带教，如数传授麻醉经验，改变了他们传统眼中对麻醉医师的看法，让外科住培学员将麻醉科住培融入他们自己的学科，特别是简单实用的"呼吸及循环的急救技能"的掌握，助力外科住培学员管理他们的危重症患者。

　　除了每天认真进行床旁带教工作，曹老师还利用了大量业余时间自学各种医学教学方法，根据不同的教学对象和目标选用适合的方法开创创新课程。此类课程的核心都是"以学生为中心"，让学员有独立讨论和发表意见的空间。打破传统的教学模式，曹老师还将医学人文教育和医学英语教育融入课堂，这种"教"与"学"的转换使学员们总能在课堂上学到真正想学的东西。

　　利用医学模拟方法开展院内、外急救，是曹老师众多特色课程中具有代表性的一项，也令许多住培学员印象最为深刻。在课程中，学员们进行分组，团队成员各司其职，对急救过程中每一环节逐一突破，最后进行实战演练。这样的教学方式，不仅让每一位学员学习到相关的理论与操作等技术、技能，更重要的是培养了大家团队协作、沟通技巧能力。每一次课程的课堂氛围都既紧张又融洽，深受学员们喜欢。

　　"麻醉术前访视标准化病人课程"又是另一套系列课程，六个学员四个小时课程，还包括两位标准化病人。此课程是培养我们术前如何访视需要手术的患者这一基本技能，从"教室模拟成为病房，标准化病人穿上病号服，我们穿上手术衣"，到案例及场景设计、物品准备，都是曹老师及团队两位老师亲力亲为完成。这一切我们都深受感动，也同时激发着我们内在学习动力。

　　更让我感动和难忘的是曹老师"see one，do one，teach one"的教育理念，不仅培养我们各种技能，同时希望我们最终将其转化为"教"别人的能力。我有幸和另一位住培学员被曹老师邀请，作为她的"危机事件模拟课程"助教，参与二年级住培学员的教学。工作内容主要是和学弟、学妹们探讨与此次教学内容相关的最新国际进展，曹老师希望我用全英文教学。起初我们不自信，可内心也充满着兴奋和期待，在曹老师的鼓励和帮助下，从一起寻找医学英文文献到课件制作（曹老师亲自修改），再到提前预练习（通过和曹老师微信语音英文训练方式），最终在课程当日得到学弟、学妹们的一致称赞。同时，在课程中我还担任技能助教和案例讨论助教，一天 8 个小时，从文献引入该技能的目前最新趋势和必要性，从单技能分组训练和技能相关的案例讨论到高端模拟人真实案例情境团队合作演练，曹老师让我们知道了一个简单的技能的学习曲线，让我们知其所以然，而不是简单地模仿。通过这次锻炼，真正体会到曹老师常挂在嘴边的"智力引导下的技能训练"是对患者有益的。那一刻我很幸福，不仅在于自己试着成为一名教师，更多的是给学弟、学妹做榜样，给他们带来自信，也验证了曹老师"以学员为中心的"教学理念。此次课程我将终生难忘！

曹老师也是一位仁者。孟子曰："君子所以异于人者，以其存心也。君子以仁存心，以礼存心。仁者爱人，有礼者敬人。爱人者，人恒爱之；敬人者，人恒敬之。"无论工作中还是生活中，曹老师总是待人真诚，以"仁"相处。她带教过众多学员，学员对她的评价最多的是"曹老师是个好老师""曹老师帮助了我很多""曹老师很热情，上课很有活力"等。在对现代医学教育的探索中，曹老师积极创新，在课堂上通过住培学员讲述各自学习经验的方式，实现教师和学员角色互换，激发大家学习热情，促进共同学习。执教与执医多年，不仅是学员对她评价很高，在同事眼中，她也是个充满激情，永远用心做事的优秀麻醉医师。

既然选择了医学，便只顾风雨兼程。自从踏入神圣医学殿堂的那一刻起，就注定了道路的艰辛与崎岖，而在这条道路上，需要更多的像曹亚老师一样的明灯来照亮我们前行的路。

仰之弥高　钻之弥坚

——记福建医科大学附属第一医院　　郑贤应

（俞林　　福建医科大学附属第一医院）

"师者，所以传道授业解惑也。"很有幸，能在住培学习生活中遇到一位尽职尽责的老师——郑贤应老师。

来到福建医科大学附属第一医院影像科参加住培的第一天，迎接我们的是福建医科大学附属第一医院住培基地教学主任郑贤应老师。第一眼望去，只觉得他不苟言笑，可能是一位"不好惹"的主任。他与我们分享自己从医以来的感想，并且提出了对我们的要求和希望，我的心里开始对郑老师充满了敬仰。

没有比知识更高的山峰

"小李，你过来看下这个图像，像不像你上次讲课中常见病的少见表现？"随着郑老师的一声呼唤，我们都拥了过去。老师眼睛里泛着光芒，与我们讨论着这张影像片的可能性，没有一点架子，一时竟觉得他比我们更像学生。事后，我偷偷问他，这样做会不会有损老师的颜面，有损身为主任的威严。他说："这样的想法是不对的，哪有比知识更高的山峰值得攀登呢？你们每一个人,对自己讲过的疾病都进行过深入研究,最后才给我们带来精彩的讲课。在这方面,毫不夸张地说,你们就是专家。即使我有几十年的从业经验,在这个技术不断更新迭代的时代,我能教你们的也很有限,甚至我懂得还没有你们多。所以能教你们更多的是学习方法,好的方法和态度能陪伴你们一生。我也跟你们一样在不断地学习,否则总有一天会被时代淘汰。仰之弥高,钻之弥坚,共勉!"这段话直至今时仍然深深地刻在我的脑海,时刻提醒着我要保持对知识的敬畏之心。

在平日的教学中,老师总是对我们严格要求。他要求我们与时俱进,讲课之前要查阅最新的文献,时不时与我们一同探讨影像方面的新技术或新的诊断标准能为临床作出什么贡献。"身为影像科医师,眼光不能只局限在本科室,要更多地结合临床,明白临床的需求,对疾病作出最准确的诊断,这样才能为患者的健康保驾护航。"从郑老师的谆谆教诲中,我感受到了他对工作的严谨,对医学事业的一丝不苟,还有对教育事业的热爱。

你见过凌晨六点的"附一"吗

每周一到周五,清晨7:20,影像科都会按时开展"放射科住培学员讲座",我们每个住培学员既是老师(上台参与小讲课)又是学生。教学过程中郑老师不仅充当着监督者的角色,同样也是学生中的一员。对疑惑的问题他从不逃避,与我们积极地讨论,同时也引导着我们,为我们分享自己的经验,让我们更好地掌握各种疾病的临床表现、病理特征,以及相应的影像学解剖、诊断思路及鉴别诊断等内容。每天早晨的40分钟都是一场知识盛宴,课后每个人都收获满满。

还记得第一次讲课之前,我很紧张,一大早就赶去科室,想事先排练一下我的讲课。刚到科室,就看见郑老师的办公室亮着灯。我以为是昨晚忘记关灯,但是却看见郑老师端坐在电脑前,看着影像片并查阅资料。我的脚步声打断了他的工作,他看着我,笑笑说:"你见过凌晨六点的'附一'吗,看惯了忙碌时的'附一',欣赏他安静下来的样子越觉得可爱。"我感到深深地震惊和羞愧,身为我们的老师,他却是最早到达课堂,等待我们每一个人,像是一个守望者。

积少成多,聚沙成塔

在影像科主任的统筹和带领下,郑老师把放射科住培基地"授人以鱼,莫如授人以渔"的理念贯穿于住培学员人才培养的各个环节,让我们从"跟班"一步一步走向独立。让我们逐步掌握影像征象分析能力、影像报告书写能力、影像初步诊断能力和大型设备的操作能力。这种模式让初来乍到的我们能很快适应影像工作并融入科室的生活中。

在影像科住培学习的日子过得很快,我们在老师和师兄、师姐的带领下很快适应了日常的工作和学习。每天充实的工作、下班后安排的学习、每天的晨课和科室会诊讨论已经渐渐成为我们生活的三点一线。我们每天都要面对黑白图像,或多或少会产生一些厌倦。然而,郑老师似乎已了解我们的状态。在一次晨会时,他说:"你们来了也有一段时间了,已经掌握了大部分的常见病,对手头上的工作没有当初那么上心了。或许每天只能遇到一两个自己还没掌握的知识,但正是这样日复一日,年复一年地学习,积少成多,聚沙成塔,我们才能牢固地掌握更多的知识,对所有的患者负责!"郑老师的一席话犹如醍醐灌顶,让日益浮躁的我们找到了认真工作的意义。

养兵千日,用兵一时

参与住培教学的十年中,郑老师常常号召我们共同参与探讨更好的学习方法,并告诉我们:"你们才是学习的主体,一定要充分发挥主观能动性,提出好的意见和建议,才能使我们这个大家庭越来越好。我们的努力不能只停留在这里,要将眼光放到全省甚至全国,让大家都来学习我们的经验,这就是我的目标。"

近几年来,郑老师也参与数届"福建省医学影像与核医学住院医师规范化培训基地师资培训班"的筹办,参与了放射科住培学员、进修生病例分析大赛的举办。当聊到办培训班和技能比赛的辛酸和快乐时,郑老师说:"举办培训班,可以全面了解福建省各住培基地教学和管理现状,虽然我们的成果已经很不错了,但仍然有很多地方需要向他人学习,一定不能做井底之蛙,多交流学习才是进步的道路。而举办比赛,能增加教学的多样性和趣味性,激发所有人学习的热情,别看我是出题人,在出题的过程中,我也一样学习到很多新知识。无论结果如何,我相信台上、台下的选手和观众在结束之后都会觉得自己所学远远不够。"

不止步于全省,郑老师还作为领队率队参加"全国放射住培学员影像技能大赛"。队员们不负众望,夺得了全国一等奖的荣誉。但他并没有因此而沾沾自喜,而是语重心长地对他的队员们说道:"失败和成功都是一时的,你们都即将毕业,以后还有漫长的人生路,会有一次一次比竞赛更难的考验,甚至关乎生命的考验,我只希望你们每一次都能像这次一样认真对待,但求无悔,无问西东。"

日常生活中,他不忘关心我们的身心健康,提醒我们锻炼身体,有什么不顺心的事情,他也乐意成为我们的倾诉对象。这就是我心目中的郑贤应老师,他不但是一名严谨而博学的影像科医师,更是一名全身心投入教学的好老师。他不仅仅是一位严师,更像是一位慈父,为我们的工作、生活保驾护航。

不忘初心　执医育人

——记中国人民解放军联勤保障部队第九〇〇医院　　俞国庆

（林佳颖　　中国人民解放军联勤保障部队第九〇〇医院）

　　作为一名住培学员，十分有幸在临床生涯中得遇名师，他就像阳光一样，照亮并指明了我的医学之路，带领我坚定地走在医学的道路上。他就是联勤保障部队第九〇〇医院肾脏病科主任医师俞国庆。他不仅博学，而且仁爱，有耐心和责任心，时刻展现了一名优秀老师的人格魅力。

　　我是一名内分泌科研究生，来之前就听说过俞老师，大家都认为他为人和蔼可亲，教学严谨。带着这样的印象，第一次见到了俞老师，他身材高大，脸上总是带着一丝微笑，显得亲切、自信，给人一种信任感。刚来到科室，俞老师就真切地说："肾脏是人体重要的排泄器官，由于肾脏病变的进展及恶化，每年全国至少有超过 10 万名以上的尿毒症患者过早离开了人世，慢性肾脏病已成为继心脑血管、肿瘤、糖尿病之后又一个威胁人类健康的重要疾病，特别是糖尿病肾病，更是目前导致慢性肾脏病的主要原因，学好这门学科，至关重要。"从谆谆教导中，我感受到了俞老师的殷切期盼。而我作为一名内分泌科研究生，密切接触糖尿病患者，对于要学好肾脏病这门学科，更是受到莫大的激励，学习也更加有动力。

　　作为一名肾脏病科主任医师，俞老师将自己的智慧和力量全部奉献给了住培学员的培养。为了更好地让我们成长，俞老师不断指导我们进行患者接诊及诊疗工作，同时要求整理患者病例，进行反思，提出自己的思路与问题，再由他进行修改，这让我们对肾脏病的鉴别诊断、治疗有了更详尽的学习和认识。同时，俞老师还因材施教，对于不同学科的医师，采取分门别类的教学。例如我是内分泌科研究生，他在肾脏病合并糖尿病患者诊治方面对我提出了相关要求及任务，包括如何查阅文献、血糖管理、药物选择等。我深深为自己能成为俞老师带教的住培学员感到荣幸。

　　俞老师能够设身处地为患者着想，他始终把每一位患者的生命安全放在第一位。对每一位患者，甚至是个别蛮横无理的患者，他都予以耐心沟通和解释。2002 年俞老师博士毕业进入医院工作以来，始终工作态度严肃认真、工作作风一丝不苟。遇到危重患者时，他坚持守候在患者床前，加班加点抢救患者已经习以为常。老师还常把自己的私人联系方式留给患者，为患者们建立交流群，便于随时掌握患者的情况。而这也导致他即便是在休息时间，也会不停地接到患者的求助电话，有时在凌晨，有时在半夜。无论风雨寒暑，他都能第一时间帮助患者解决困难。

　　俞老师还是一位最美的逆行者。面对严峻的疫情形势，他义无反顾，挺身而出，驰援武汉。在武汉共计 55 个日夜里,他同随行的战友一同搬运物资,在泰康同济医院组建感染八科,设置隔离带,深入病房,救治患者。最终不负重托,他所在的科室共救治 142 例患者,其中危重、重症 42 例,收治量和救治成功率居全院第一。俞老师对我们说:"经此一役,铭记终生! 我将会更加尊重这份职业。"经过此次抗疫的洗礼、教育,让他备受鼓舞,成长颇多。我们身为他的学生,也倍感骄傲。

他对于自己的职业有责任心、爱心和耐心;对于生命,更是爱惜和尊重。他以"医肾病护佑苍生,拯救天下肾疾人"为己任,为每一位患者认真诊治、进行就医指导,多次收到患者锦旗、感谢信,也收获了患者的信任和赞誉。从医二十年来,俞老师对待患者一视同仁,用真诚的心去关爱每一位饱受病魔困扰的患者。当看到一位位患者康复出院,听到一位位患者说"俞医师谢谢你",都会让他觉得日子很充实,心里很温馨。他始终用自己爱岗敬业、不懈进取的工作精神,在平凡的岗位上无私奉献着。

这就是我心中的好老师——俞国庆,他一心投入医疗事业,有着坚定不移发展医学的信念,带领我们走在光明的医学道路上。他是照亮我们心灵的阳光,鼓舞着我们坚定不移地做个好医师,一个合格的住院医师。

后浪之光

——记福建医科大学附属协和医院 　　陈德招

唐代著名文人韩愈《师说》中有云:"师者,所以传道授业解惑也。"老师是迷茫时的一块指向标,指引我前进的方向;是冬日里的一缕阳光,温暖我冰冻许久的心房。陈德招老师,正是这样,总能在迷惘时给我方向,踌躇时给我勇气,挫败时给我鼓励。

陈德招老师 2005 年毕业于厦门大学医学院临床医学专业,后在宁德市医院担任住院医师 2 年,2007 年于福建医科大学研究生院外科学专业继续深造学习,并获得医学硕士学位。自 2010 年起就职于福建医科大学附属协和医院妇产科至今。遵从医院及科室安排,2019 年他参加了福建援宁医疗队赴宁夏回族自治区固原地区下乡帮扶。

从事医疗工作多年来,他怀揣初心,在平凡岗位上兢兢业业、任劳任怨、刻苦钻研,得到了患者的赞誉、同事的好评。2020 年新冠肺炎疫情来势汹汹,他主动请战,逆行湖北,勇敢地走上没有硝烟的战场,充分展现了"救死扶伤"的崇高精神,舍小家顾大家、不计报酬的大局意识和奉献精神;真正诠释了何为以大局为重,将国家利益摆在首位,国有战,召必回! 他在援助武汉当地医院并参与新冠肺炎重症病房患者救治工作中尽职尽责,所属福建医科大学附属协和医院援鄂医疗队获得"福建青年五四奖章集体标兵""湖北省工人先锋号"荣誉称号,个人获得福建医科大学附属协和医院新冠肺炎疫情防控工作先进个人荣誉称号。

在工作中,他始终保持着高度的责任心、良好的职业道德、严谨的工作态度;认认真真工作,踏踏实实做事,尽最大能力完成作为一名医师的各项工作和任务。他遵守单位规章制度和各项行医规范,坚决抵制医疗行业中的不正之风,不利用职务之便谋取私利;不做损害患者利益的事情,无损害医院的行为;热情接待每一位前来就诊的患者;严格要求自己,不骄傲自满,尊重领导,团结同事。他树立了自身良好形象,也让广大住院医师深深为之折服。

生活中,不论是同事还是住培学员或是实习医师都十分亲近地称呼他为"招哥"。我院妇科患者以恶性肿瘤者居多,繁忙的临床工作常常让临床医师身心疲惫,而时有发生的患者和家属的误解更是让人喘不过气来。但他坚信医患之间可以建立彼此信任的关系。他常常教导我们:"作为医师应尊重患者的人格、信仰和文化,要充分理解患者的疾病行为和情绪反应。"大概正是他的平易近人,才让"招哥"这个称呼如此响亮。他对待患者一视同仁,设身处地为患者着想,合理检查,合理用药,让患者得到了最好的服务。关于医患关系,他总说:"不要总是去抱怨,要牢记救死扶伤的职责,加强医患沟通,提高服务品质,不断学习掌握医患沟通技巧。此外,还要提高诊疗过程中对心理疏通的重视,在给患者看病时,关注患者的心理变化,一个亲切的笑脸、一个鼓励的眼神、一句温暖的问候语、一个拉扶的细心动作本身就是一味对症良药。"他从自己做起,从点滴做起,视患者如亲人,从而赢得了患者的理解、支持与尊重。在陈德招老师的言传带教中,我明白了应该做到"以患者为中心,想患者之所想,急患者之所急,做患者之所需",敬业爱岗,取信于患者。不要豪言壮语,只要无私奉献,一句不经意的问候、一个真诚的微笑,就能够温暖患者的心房,给他们战胜疾病的信心。

作为带教老师,他不仅不断提高自身的业务水平,还致力于对后备人才的培养。在临床工作中,他经常在床旁针对典型病例进行教学,深入浅出的教授方式让学员们在每一次的聆听中都有很大的收获;他手术技术精湛,跟台手术时不仅能给学员们许多珍贵的操作机会,还能耐心讲解手术中的注意事项,让我们收益颇丰;在病例讨论中,他总能侃侃而谈,引用文献资料,有理有据提出自己独特的观点和建议,让人耳目一新;工作之余,不论是医学前沿发展,还是专家知识讲座,他总能通过有限的休息时间积极学习。虽然临床事务烦琐,但是不论工作、教学还是生活,他一丝不苟的态度不断影响着我们,为我们树立了良好的学习榜样。

在今后的工作中,我将更加努力,以"招哥"为楷模,弘扬前辈们的医德医风,爱岗敬业,不忘初心,在自己的本职工作中,争创一流,再攀高峰,成为不断前行的后浪!

我的"人师"：智含渊薮，仁隆春煖

——记中国人民解放军联勤保障部队第九〇八医院　陈松

时光像一条长河，老师似一盏明灯，将我从青涩迷茫的学生培育成优秀住培医师，呵护着我行医的梦想！三年的光阴，是她，鞭策着我的成长；是她，将我塑造成住培大队长；是她，用"魔鬼在细节"，让我轻松面对各类考试。她就是"润物细无声"般护航我们住培之路的陈松老师，她是我们的医学领路人，更是人生新旗帜！

礼从初心，爱如烛炬

犹记得 2018 年从院校毕业，来到医院，那时的我不知道该如何开始新的旅程，不知道怎样才能成为一名优秀的医师，单纯而茫然。这时，她出现了，从第一课礼仪着手，塑造着我们学医成人的基准。

礼仪是我们走在路上，看到老师大大方方地问候一声"老师好"，而不是惶然无措。每一句响亮而尊敬的问候都是自信的累积，通过自信的打招呼，每位老师都认识、记住了我，从而在工作和学习中给予我指点。礼仪是我们对老师教导的认真领悟，对医院规章制度的严格遵守。"礼以修身，亦以养德"，礼仪的行为贯穿于方方面面，在工作中以小见大。

岗前业务培训是我们住培之路的起点，也是我们职业生涯的开端。陈老师立足岗位需求，精心设计岗培内容，仔细教导"规范化教学查房的组织与实施""医务礼仪"，严格进行穿脱隔离衣、无菌技术、心肺复苏等操作示教。每年在培训质量调查问卷中陈老师的课程都广受欢迎，大家评价她的授课生动、精彩、互动性强。陈老师的培训助力了我职场的第一步，让我对今后的住培生涯充满期待。

我的选择没有错！在这漫漫行医路，她如同蜡烛，伴我夜夜伏案，催我奋进；如同灯塔，为我指明方向，引领未来。经师易遇，人师难遭。三生有幸，在我住院医师规范化培训中，遇见了这样的烛炬，我的陈老师。

智含渊薮，蕙心兰质

我有一个大气的外号"赵百万"，这个百万不是百万人民币，而是九〇八医院每一位住培人梦寐以求的百万积分：担任住培大队长，每月滚动积分 2 万；参与江西省住培综合技能大赛并取得一等奖，获得积分 10 万等。无数点滴的累积，铺就了我的住培大队长之路，而这套科学、系统的数字化管理方法，便源于陈老师。

为了全方位调动住培医师的培训热情，在学员教学管理上她率先引入企业的"积分制管理"方法，每日通过加减分对学员综合表现实施量化考评，每月积分排名、讲评激励。积分制管理伴随我 3 年住培之路，记录我成长的点点滴滴。"普外科出科理论考核良好加 2 000 分""骨科轮转期间小讲课 1 次加 3 000 分""评为迎新晚会最佳主持人加 5 000 分"……通过一年多的努力，我在方方面面有了长足的进步，积分排名第一，擢升为住培大队长！

数字化的管理模式为精准住培提供了理论支撑。在积分制管理之外，陈老师发现高强度的工作与培训极易使住培医师产生困扰甚至出现心理问题，是当前住院医师规范化培训中亟待解决、不可忽视的问题。于是针对不同年级住培医师的心理问题，陈老师展开了深入调查。她查阅大量资料，对心理问题严重的住培医师采用巴林特小组的方式尽早干预，使全体住培医师在顺利完成培训的同时，心灵上也得到了一份坚实的保护。

陈老师当得上一位智含渊薮、蕙心兰质的人才。她撰写的《住院医师规范化培训积分制管理》《住院医师规范化培训中学员积分制管理探讨》发表于《解放军医院管理杂志》，令高效教学管理实践的方法在全军应用推广。她的心理研究项目成功申报江西省卫健委科研课题，所写论文《不同年级住院医师心理健康现况调查》被中国医师协会 2019 年住培高峰论坛评选为优秀论文，发表于《毕业后医学教育杂志》。

仁隆春煖，人文相伴

所有这些成绩的取得，建立在陈老师一丝不苟的工作态度和恪尽职守的职业精神下，更建立在她日复一日的努力中。师从陈老师麾下，有幸走进和了解陈老师。愈了解，愈叹服于陈老师的认真与努力。

住院医师规范化培训重在过程，针对一年级的学员，她侧重执业医师考试的基础技能培训；对二年级的学员，她每月组织情景式技能培训与考核；对三年级学员，强化集训，在规范化培训的同时设置临床情景促进学员良好的临床思维。其组织的影像阅片击鼓传花、答题接龙、执医理论知识竞赛等教学活动，使枯燥的学习变得有趣，令我们乐学乐练，培训热情高涨。正是这种科学有效的组织与培训，才促使我院住培医师结业通过率多次达 100%！

更让大家永远铭记在心的是陈老师经常强调的细节决定成败："别忘了接触患者前要将手搓热，听诊器要捂热，操作后要及时为患者穿好衣物、盖上被子，患者永远是第一位的""大家要记住，在任何技能操作中爱伤观念、无菌意识、沟通交流三大要素需贯穿始终"……谆谆教诲至今萦绕耳边，原本觉得像母亲般的唠叨甚至曾有些不以为然，如今幡然醒悟，陈老师的话句句经典，字字是宝，是那么的令人留念、回味。

每一次的培训背后都满载着付出，夜色中加班加点的身影，换来的是一年年丰收的喜悦、一次次为院赢得殊荣的惊叹！每晚路过陈老师的办公室楼下，那一盏长明灯啊，灯光下倒映着的是陈老师默默耕耘的含辛茹苦，她把这份无私的大爱牢牢刻在了我们的心上。

在九〇八医院，陈老师不仅在医学征途上带领我们砥砺前行，更在人文的沃土中辛勤耕耘，寻艺术梦想，取人文精华，展不一样的住培精彩！从每年6月26日的中国医师协会医师节到8月19日首个中国医师节，陈老师都会策划不同的主题，或带领我们重温希波克拉底誓言，扛起医师的初心与梦想，或组织综合素质野外拓展，让我们尽享节日的欢愉。当我们从陈老师手中接过崭新的白大褂，佩戴上听诊器的同时，也接过了她心中医学的信仰，自豪与责任油然而生，她带给我们的是一次次心灵的洗礼，一步步坚定着、铸就着我们的医学梦想。

曾几何时，我还是一名稚嫩的医学生，而今在您的悉心培养下，已然成为一名优秀住院医师，在您的辛勤培育下茁壮成长，百炼成才。几度回眸，仰目眺望，您灯光下辛劳的身影已成定格。春雨护花，您就是我人生道路上那盏最亮的明灯！感谢您，我敬爱的陈老师，是您不辞辛苦呵护我成长，为我遮风挡雨、引领方向！感谢您，我敬爱的陈老师，是您默默奉献助力我的梦想，为我披荆斩棘、放飞希望！

言传身教　亦师亦母

——记南昌大学附属口腔医院　陈蔚华

2019年9月，我怀揣着医学生的白衣天使之梦，怀揣着对家乡故土的热爱，回到了南昌，进入南昌大学附属口腔医院开启了自己的住院医师规范化培训之旅。让自己在不断学习中进步，成为一名优秀的医师，是我在这三年的住培时间中不断前进的动力。拼搏、努力的种子渐渐在我的内心生根发芽。然而，面对陌生的环境、陌生的人群、陌生的未来，我陷入了迷茫和无助的境地。幸运的是，正在我茫然和不安的时候，遇到了我住培之路的引路人——南昌大学附属口腔医院病理科陈蔚华副教授。

严谨求实，精诚济世

每当术前一天的术中快速病理申请单送来，陈老师就会带着我们一群住院医师去病房查房，对患者的病史进行详细的询问。如若是颌面部软组织肿物，就让我们进行触诊后描述出来，引导我们说出肿物部位、大小、质地、活动度等，直到后来大家可以独自完成需要进行的检查并且一次性说出检查的结果。如若是颌骨肿物，就会带着我们一起从多个切面解读患者的锥形线束CT影像，观察病变部位是高密度影还是低密度影、肿物界限是否清晰、牙根是否存在吸收，让我们说出相应表现对应的疾病。最后叫我们结合病史和临床检查给出初步的临床诊断。"是吗？你确定？"陈老师总是微笑着反问，引导我们再深入思考。刚开始阅片时，我每次都被老师的问题问到"怀疑人生"，但其实根本原因是我们没有掌握疾病的组织病理特点。她每次看到我们一脸茫然，面带疑惑与惶恐的时候，又哈哈一笑说："自己查书去，我也不知道，记熟后下次讲给我听。"一来二去，我竟然不知不觉间掌握了数十种口腔颌面部常见疾病的临床特征及病理表现。陈老师看到我的进步，也倍感欣慰。

出病理报告的时候，陈老师总是一丝不苟、严谨求实，不放过一丝一毫的细节。对待疑难病例，更是反复地查看，仔细寻找可疑病变，然后再积极地同另一位老师讨论，认真聆听年轻医师的意见，审慎地诊断每一个病例，再结合临床医师描述的病史和临床特征给出病理诊断。确定了诊断之后，再选取典型且清晰的视野进行采集，然后如实描述所看到的镜下特征，甚至连排版都要一次次的修改。老师说，病理科医师发出去的每一份的诊断报告，对临床医师确定手术方案至关重要。病理中确定疾病的类型，是良性病变还是恶性肿瘤，是单纯的囊肿还是复杂的瘤样病变，都让临床医师更加有底气地为患者选择适合的手术方案，也让患者对自己的病情有基本的了解，从而能有更好的依从性、积极配合医师的治疗，获得更高的生活质量。病理诊断是疾病诊断的金标准，我们发出的报告虽然只是一张纸，但那却是患者的希望，更是我们医者责无旁贷的使命。

眼见为实，孜孜不倦

住院医师规范化培训是医学生迈入临床后的第一阶段，也是住院医师将书本中的知识与临床工作进行结合的重要阶段，对住院医师的成长起着至关重要的作用。而随着住院医师规范化培训的不断开展，如何更好地对住院医师进行临床教学，让住院医师能真正高效、规范地学习临床知识，一直是陈老师探索的问题。陈老师总是教导我们重视最基础的知识，因为最基础的知识也往往是容易被人忽视的。陈老师一遍遍地强调让我们要把各种细胞和组织的正常形态牢记于心，这样才能在组织和细胞发生病变时更好地辨别出不同之处，作出准确的病理诊断，从而给临床医师的诊治提供有力的依据。我们总是有些奇奇怪怪的问题，陈老师也会一遍一遍不厌其烦地为我们解答，并给我们引出很多很多的知识点。我们总是一起探讨到忘记时间，直到抬头才发现已经下班许久，陈老师好像有用不完的精力。

"眼见为实"是陈老师最爱说的一句话。每周三下午陈老师都会安排一个住院医师进行小讲课，开展病例讨论，从临床表现到体格检查，再到镜下表现，讲完之后陈老师进行总结，然后找出十个近期就诊患者的切片让我们看。"镜下表现到底是不是这样的，自己去看，眼见为实。"书本上总是给出最典型的例子，而临床工作中碰到的又总是各式各样，镜下表现不那么典型的病例，需要我们不断地去观察、整理病例，才能更好地掌握知识，做到理论结合实际。

关怀备至，良师益友

刚进入病理科进行规范化培训时，对于病理我一窍不通，一次次的打击让我对自己失去信心，产生了不好的情绪，觉得病理对于口腔颌面外科医师无关紧要，甚至觉得口腔病理医师不像是一个医师，与自己一开始的热爱背道而驰。陈老师看出了我情绪的波动，与我谈心，讲述自己如何从一个热爱外科的医学生成为了一个口腔病理医师。她让我明白病理医师虽然极少与患者直接接触，但是却可以透过显微镜片看到患者及家属正在经历的生死挣扎和喜怒哀乐。他们没有掌握生与死的能力，但是从他们手中出具的每个结果，都可能是患者生命的分水岭。如今，不管检查仪器多精密、手段多先进，病理医师的作用仍然是无法替代的，甚至一个医院的病理科水平就能代表了一个医院的整体诊治水平。病理医师不仅是医师，而且是医师中的医师，临床幕后的英雄，这一点毋庸置疑。

光阴似流水，在陈老师的教导下，我从一个病理"小白"，变成了一个可以解答一些常见问题的"小老师"。我重拾信心，更加坚定了在漫漫医学路的脚步，坚定了自己成为一个口腔颌面外科医师的决心。

在陈老师的身上，我看到的全是对生活的热爱和对健康的重视。尽管工作繁重，陈老师却经常叮嘱我们要做到劳逸结合，合理安排作息时间，丰富自己的业余生活，不去在意太多无关紧要的事情，这样才能身心愉悦地投入到学习生活中。工作之余，老师也会细心地察觉到我们生活中的一些苦恼。有一次，老师看到我脸上冒出了痘痘，问了我最近的睡眠和饮食情况后，特意回办公室拿来一罐维生素C，叮嘱我按时吃，好好睡觉、吃饭。当时一股股暖流涌上我心头，感动不已。她还在天气转凉时提醒我们穿厚一点，像妈妈一样无微不至，我们都亲切地称她"华姐"。不去说什么伟岸的形象，什么高尚的人格力量，她总是让人感受到温暖和难以抗拒的亲切。

就如彭坦的那首《灯塔》所说："我是一艘孤独的船，在关于灯塔的记忆里，是一种温暖保佑我，不会熄灭你的光芒，不能淹没我的希望，也许是在远方，还是就在身旁，你照耀我前行的方向。"陈老师就像是一座灯塔，愿老师的光芒，指引我一直走下去。

以实际行动教育学生：共同战疫，我们在行动

——记山东省立医院　　王星光

2020年初，一个怪兽悄然而至，2020年新春伊始，在神州大地上毫无顾忌地肆虐，

以武汉为中心席卷了我们的家——整个中国。它是年兽请来的帮凶吗？那又怎样，"怪兽"我们有办法赶走。2013年的"非典"我们胜利了，17年后的2020年，在医学科技进步的今天，团结一心、众志成城的中国人民怀着必胜的决心终将战胜这个名为新型冠状病毒的"怪兽"。

在"升级打怪"的艰难过程中，医护人员无疑是这场战役中的主力军，他们响应国家的号召，怀揣着自己神圣的使命，从万家团圆的除夕夜开始，义无反顾地登上了去往湖北的班机，踏上了支援武汉的荆棘之路。

我是山东省立医院的2019级住培研究生，我的带教老师——呼吸与危重症主治医师王星光医师就是这其中的一员。他是援助湖北队伍里的平凡一员，却是我们学员心中的最美老师。

王老师不仅是山东省立医院呼吸与危重症的教学秘书，他还是整个医院住培教学的带头人。王老师特别愿意给我们讲知识，用他自己的话说："即使讲台下面没有一个学生，我也能激情昂扬地把课讲下去。"这出于他对医学的热爱，出于他对医学事业的尊重。这样一个热爱自己事业的医师，在新冠肺炎疫情暴发期间，在需要医护人员逆行前往重灾区湖北时，他义无反顾地报了名。第一批没有入选，这让他有些不甘心，好在他终于成为山东省立医院第二批援鄂医疗团队中的一员，他将和山东各医院同僚一起对口援助当时湖北的第二重灾区——黄冈。1月28日晚王老师就要出发了，在平时王老师安排我们听课的聊天群里，有位同学发了医院给王老师送行的照片，所有同学都不约而同地送上了对老师的祝福，希望自己敬爱的老师在抗疫一线能够一切平安，光荣凯旋。星光老师感谢了大家，同时不忘叮嘱学生们："一定乖乖待在家里，一定注意防护！"他的社交媒体号上全都是宣传医学知识和日常保健小知识的视频。自新冠肺炎疫情蔓延以来，王老师告诉老百姓如何正确认识，如何积极防护；后来王老师进入黄冈一线，艰难抗击疫情的同时也不忘以切身感受给我们带来一线的消息。每当看到王老师的视频时，作为一名医师的骄傲和责任感就油然而生。

2020年2月27日山东新闻联播播出："针对老年危重患者群体，第二批援助湖北医疗队员、附属省立医院呼吸与危重症医学科医师王星光提出了预防下肢深静脉血栓、从而降低肺栓塞形成风险的诊疗方案。王星光希望将这些'小尝试、小创新'纳入新冠肺炎的临床诊疗规范当中，让更多的病患受益。"我记得我在呼吸科转科的时候，就从很多他的管床患者口中听到："王大夫真的是个好大夫啊，是真正为我们着想啊！"一个患者交口称赞的医师，才是一个真正好的临床医师。

正如王星光老师的名字一样，抗疫时期，星光点点，众志成城。"医生半个月回家，在门口庆祝女儿生日""父女两代人时隔17年的接力""最美逆行者你最美的样子是摘下口罩的时候"等这样的新闻报道屡见不鲜，多少一线医护人员如这点点星光，在华夏大地上散发自己的光和热。

是的，在医护人员的努力下，所有现在发生的一切，终将成为往事，所有瞬间都定格在老照片里。我们终会等到那一天——那一天，阴霾散去，春暖花开；那一天，大街小巷，熙熙攘攘；那一天，街头巷尾，笑声朗朗；因为那才是中国该有的样子。

愿春天早些到来，愿"星光老师们"早些回家，我们等你们！

后记　经过 54 天艰苦卓绝的奋战，王星光老师和我们的山东医疗队全员凯旋。我们又能和敬爱的王老师一起学习了。

既作严师　又当益友

——记山东大学齐鲁医院　　赵翠芬

（胡晶　　山东大学齐鲁医院）

蠹立于惊涛骇浪之中，发光于在悬崖之巅，每个人心中都有一座灯塔。而在我为期三年的住培生涯中，赵翠芬老师便是我心中的灯塔，给我的人生指明了方向，并照亮了前进的道路。

儿科住院医师规范化培训的三年时光如同白驹过隙，转眼已经接近尾声，曾经以为遥遥无期的毕业，却在不知不觉中悄然而至。这三年中，我们奔波着、忙碌着，也收获着、成长着。此刻的我坐在书桌前，内心感慨万千，想起那个在住培期间帮助我们披荆斩棘的人——我最敬爱的住培导师赵翠芬教授，千言万语涌上心头……

此时窗外夏夜的晚风清凉，而三年前，也是这样一个夏天，临床技能中心红房子上的爬山虎在微风中轻轻地摇动着绿叶，楼前的我急切又忐忑地在录取名单里寻找着自己的名字。很幸运，我找到了。跟着儿科的分管老师来到科里，我第一次见到了赵翠芬老师，她清瘦、干练，精神饱满、充满能量。她看着我们，眼神里满是妈妈一样的亲切和鼓励，言谈间我忐忑的心终于逐渐安定下来。繁忙的临床工作不会等人，所以没有时间踌躇，也没来得及从实习生的身份和心态转变过来，我便投入了紧张的儿科住院医师工作当中。想象中身着一袭白衣，会在临床中辗转腾挪、大显身手的我，却发现前面的路每一步都荆棘满布，困难重重。

首先，和家属交流解释病情就是对我的第一关考验。家属来询问病情，我总是下意识地躲在老师和师兄、师姐身后，害怕自己说错，即使内心有许多话，也不敢开口。这时候赵老师就积极鼓励我："作为一个医师，尤其是儿科医师，与患儿和家属沟通交流是最基本的技能，要逼着自己克服心理障碍。不要怕，有我在呢。"有了赵老师的鼓励，我内心多了几分笃定。从开始尝试着询问病史，解释病情，到慢慢可以自如地和家属有效而愉快地进行沟通和交流。"有时去治愈,常常去帮助,总是去安慰",我更深刻地理解,也更好地践行了特鲁多医师的这句话。

赵老师始终坚信"纸上得来终觉浅",所以要求住培医师参与"实战",并且对我们高标准、严要求。要求我们作为管床医师管理患者,每天查房汇报病例,例行组织科室讲座和学习活动,提高我们的临床诊疗水平。起初我们对于疾病的认识仅仅局限于教科书上的理论,当活生生的病例摆在眼前,需要自己确定诊疗计划时却开始力不从心。何为诊断要点,如何鉴别诊断,辅助检查应如何筛选,治疗过程中又该着重关注哪些变化……方方面面的问题一团乱麻。而赵老师每次查房总能循循善诱,帮我们厘清思路,总能让我们为她广泛而扎实的知识功底惊叹,不仅是自己主攻的心血管专业,甚至各个专业领域她都知之甚广。我们以前总是"头疼医头、脚疼医脚",而赵老师言传身教的是要注重思维和分析,对待患者病情要有严谨的态度,一丝不苟,毫不大意。这需要我们在面对每个患者时都能仔细地采集病史,并细致地查体,有时一个容易被忽略的心脏杂音或颈动脉搏动增强、前囟凹陷等体征,往往对诊断和治疗有着重要的提示意义。

我们更敬佩赵老师的是她的医德。她总是站在患者的角度,默默且主动地为患者付出。我还清楚地记得,曾经有一个患有多发性大动脉炎的患儿,起初因为"发热、冠状动脉扩张"在当地医院按照川崎病治疗,后仍反复发热,伴全身多处动脉扩张,外院诊断为马方综合征,拟行手术治疗。发病7个多月以来,辗转于国内多家医院,花费大量积蓄。来到我们医院后,赵老师认认真真地看了患者7个多月以来积攒下的厚厚的病历资料,认真地询问病史,不厌其烦地和家属交流,最后得出"多发性大动脉炎"的诊断,并经动脉血管成像证实。住院期间多次帮患者联系最好的超声心动图专家,同时在不影响诊疗的情况下尽可能地让患儿少做检查,帮其节省费用;还多次和北京的专家联系,共同商讨患者的治疗方案。经过赵老师的不懈努力,患儿的病情有了明显的好转。经过这件事,我也明白了,作为一名医师,要设身处地为患者着想,这是一名医师的责任和使命。

我们敬爱的赵老师不仅关心我们的学业,更关心我们的生活。2020年,全国经历了一场前所未有的新冠肺炎疫情,举国上下笼罩在惶恐的氛围当中。赵老师要求我们作为一名医师,在这个时候要提高觉悟,不能退缩,同时和我们共进退,一起并肩战斗。疫情最严峻的时候,口罩和防护服等防疫物资紧缺,赵老师积极联系在国外的朋友,帮我们订购N95口罩,又组织科室买布料,自己做帽子,套在无菌帽里,可以多次应用,既能保证自己的安全,又可以节约成本。赵老师还从心理上安慰我们,给我们买生活用品,让我们在疫情期间感受到无比的温暖,也增加了我们战胜疫情的决心。春暖花开之后,疫情好转,疫情期间的工作成为我三年住院医师规范化培训中浓墨重彩的一笔,在"赵妈妈"的鼓励和帮助下,我们儿科所有住培医师无一人退缩,全部坚守岗位,对此我们感到非常骄傲。

如今临近住培结业,面对就业和人生的规划,我再一次迷茫了。赵老师了解到我的思想动向后,鼓励和监督我不断学习相关专业知识,并帮助我明确了人生和事业的方向,对此我十分感激。

类似的事情还有很多,赵老师时时刻刻言传身教,并潜移默化地影响着我。高山仰止,景行行止,这句话可以表达我对赵老师的敬仰。纸短情长,千言万语也无法表达我对赵老师的感激之情。感谢国家的住院医师规范化培训政策使我有机会可以在这样的平台,跟随这样的老师学习。多年以后,这些闪着光的记忆都会成为我人生的珍贵宝藏。

在利人利己利苍生的医师职业道路上,她指引着我治病救人,恪守医德;在衣带渐宽终不悔的求学道路上,她引导着我上下求索,攻坚克难;在路漫漫其修远兮的人生道路上,她陪伴着我不断成长,日新月异;她就是我心中永远不灭的灯塔。

德医双馨　知行合一

——记郑州大学第一附属医院　李向楠

（侯志超　　郑州大学第一附属医院）

作为一名住培学员,十分有幸在临床生涯中得遇名师。他像蜡烛,燃烧着自己的青春,照亮了学子的求学之路;他像春蚕,吐尽了心中所知,教会了学子治病救人良方;他像风向标,默默无闻地站立,指引着学子攀越一座座医学高峰。他就是郑州大学第一附属医院胸心外科住培基地主任——李向楠老师。

他无私地奉献,牺牲小我,成就大我。李向楠老师不仅是大家的楷模,更是患者心中的一剂良药。他在工作中传授我们经验和智慧,在学习中教授我们方法和思路,在生活中给予我们关心和爱护。

吃苦耐劳,甘愿奉献,乐于助人

李向楠老师从事胸心外科临床与教学事业已有16年,作为胸心外科学术带头人,带教了多届住培学员,在此期间积累了大量的临床教学经验。由于住院医师规范化培训重在培养住院医师认识疾病、处理疾病的临床能力,其教学方法与课堂教学有很大的不同。为了制订科学、可行的培训措施,李老师投入了无数的休息时间,用自己的智慧和汗水建立了胸心外科培训教学新模式,其教学研究成果在院内得到推广应用。

李老师告诉我们,要成为合格的医疗工作者,就需要有扎实的理论基础和过硬的临床技能,将理论知识运用到临床实践,并融会贯通,在工作中发现、分析并解决问题,从而巩固知识,提高技能。一名医学毕业生要快速成长为专业医疗水平过硬的医师,住院医师规范化培训是一个极为重要的过程。在住培的带教工作中,李老师一直手把手教学,要求每位出科学员必须掌握胸腔闭式引流术、吸痰术、胃管营养管置入术等基本操作。在临床教学中,从细节做起,言传身教,务必让我们每一位住培学员在最短时间内掌握胸心外科常见疾病的诊治。

德医双馨,仁心仁术,严谨求实

对待患者,他是医师,也是朋友,更是亲人。还记得在我初到胸心外科的时候,有一个食管癌的患者术后出现胸腔积液呈乳糜样,李主任坚持亲自为患者冲洗胸腔,每天早晚各一次,每次直到冲洗液澄清透亮为止。每天早上到科室,第一时间为患者做体格检查并跟进检查检验结果。就这样连续冲洗1个月,患者乳糜胸终于好转。出院之时患者家属对李老师的感激之情溢于言表,后返院复查时还为李主任送来感谢的锦旗。李老师以身作则,对待患者认真、负责、关心、体贴,给我们带来极大的震撼。李老师对患者一丝不苟的作风,是对我最生动、最实际的示范和教育。

勇于开拓,勇于承担,勇于创新

李老师本着让胸心外科住培学员早临床、多临床、反复临床的理念,在院领导的大力支持下,他牵头建立了郑大一附院胸心外科医师实践训练平台,建成了教学中心及实训中心。尤其是实训中心,设有理论考核及技能实践考核平台,采用信息化手段,将胸心外科住培学员培训及考核合为一体。

为了年轻的住培学员能够学习到外院先进的理念和知识,李老师多次邀请全国各大医院知名专家教授来我科举办学术活动,为我们讲授肺癌、食管癌等学术进展及相关术式的演进。让我们有更多的机会向国内外的医学大咖们学习,即便是年轻住培学员也能亲自参与讨论并发表自己的想法。

言传身教,德才兼备,春风化雨

作为胸心外科住培基地主任,李老师经常督导我们不断学习、查阅文献,甚至还规定每周五早上科室交班之前,各住培学员汇报近期阅读文献情况,督促我们学习医学前沿知识。他经常告诉我们,要抽空学习知识,不断充实自己,才能更快进步;不断更新自己的知识,从而避免闭门造车、故步自封。李老师要求我们住培学员每半年必须书写一篇论文,即使临床工作非常繁忙,李老师也会及时认真批阅论文,一遍遍地教我们修改论文,直至论文发表。目前,住培学员已在《中华消化外科杂志》《中华胸心外科杂志》《中国感染控制杂志》《郑州大学学报》等期刊发表多篇学术论文。

身先士卒，一马当先，义不容辞

面对新冠肺炎疫情，李老师化身一名战士，带领胸心外科全体医护人员与新冠肺炎疫情战斗不止。由于疫情影响，为避免人群聚集，李老师不得以暂停了每天早上的病情交班。交班虽停，但对患者病情的关心却永远不会停止。疫情就是命令，防控就是责任，在这场疫情防控阻击战中，李老师身先士卒、一马当先，不顾个人安危，深入一线。由于物质急缺，李老师经多方联系，然后自费为我们购买口罩、护目镜、防护面屏等防疫物资。李老师严格要求我们，在救治患者的同时注意保护自己，每天定时向他汇报身体状况。疫情刚刚结束，李老师又马不停蹄地投入到其他医疗工作中。和平的年代里，他是人们心中的白衣天使；当灾难到来的时候，他毫不犹豫地选择成为一名抗疫战士。

中国医学领域群星璀璨，随着教育改革的不断深入，中国医学事业群体中涌现了一大批以优秀临床医师为代表的师德表率、育人模范，他们是悬壶济世的好医师，也是诲人不倦的好老师。他们在付出着，也在收获着，收获着住培学员那份对医学事业的真诚与渴望，收获着患者的理解与信任，收获着社会的认可与尊重，收获着桃李芬芳的医学教育之春。李向楠老师以其儒雅、平易近人的形象，深厚的学术造诣，因材施教、循循善诱的育人风格，亦师亦友亦慈父的人格魅力，让我们折服。这就是我心目中的好老师，郑州大学第一附属医院李向楠老师。

指引我的那颗星

——记郑州大学第五附属医院　　刘培杰

"健康所系，性命相托"，是每一个临床医师的使命所在。为了成为一名合格的住院医师，我参加了住院医师规范化培训，这是一段漫长而艰辛的旅程。但幸运的是，在这漫漫旅程的开始就遇到了一位可以指引我一生的"明星"——郑州大学第五附属医院呼吸与危重症医学科教学主任——刘培杰老师。

严谨的带教

严谨是一名优秀医师必备的品质，而这也是刘老师留给我的第一印象。作为一名全科医学的住培学员，我原有觉得在转科的过程中简单地了解一些常见病多发病就够了，然而现实总是很"残酷"。

刘老师不仅在临床一线工作，还长期负责全科、内科住培学员，以及呼吸科研究生的带教工作,所以对于不同阶段、不同年级的学员水平和学习需求了如指掌,针对不同层次的学员制订了不同的培训和教学方案,如病例讨论、教学查房、每周科室讲课、定期考试等一项不少。在带教过程中更是坚持精益求精的原则,对于教学计划的要求,每个学员必须毫无水分的完成。"辛苦!"是每一位在呼吸科住培学员最想说的话。

然而,正是刘老师严谨的教学态度,换来我对于呼吸科疾病知识的牢固掌握;正是这样辛苦的学习,使我具备了处理急症重症的基本能力;也正是由于刘老师的严格要求,我才能从容不迫地从事胸腔穿刺等基本操作。

"抗生素的魔咒"

呼吸道感染是呼吸科最常见的疾病,可以导致基本的咳嗽、发热等症状,也可以产生严重的呼吸衰竭、感染性休克等危险情况;而要治疗它们,就离不开抗生素。相信每一个被刘老师提问过抗生素问题的同学一定会记忆深刻。因为这被亲切地称为"抗生素魔咒"。

"左氧氟沙星使用的年龄限制?"

"大环内酯为什么不能快速静脉滴注?"

"同一种疾病为什么选择的抗生素不同?"

"头孢曲松和哪些药物有配伍禁忌?"

......

在问题导向(PBL)教学模式下,刘老师总能发现我们的知识盲区,总能在我们有些飘飘然的时候提醒我们,需要学习的还有很多。当有的学员回答不出问题的时候,刘老师并不会严厉地批评,而是通过鼓励学员多学习和反复地提问,直到所有的学员都掌握,完全明白为止。

汇报病例的"痛苦"

除了提问,最"痛苦"的就是汇报病例了。汇报病例总是我们这些年轻医师难以逾越的障碍,病史问得不够完整、检查结果记忆不清、病情变化不明确等问题层出不穷。

这样那样的问题,使得我们在面对患者的时候无法作出准确的判断。这个时候,刘老师并不会多说什么,而是会带着我们完整走一遍接诊的流程,从问病史到开医嘱,然后详细地讲解每一步,让我们明白为什么要这么问,为什么要做这一项检查。或许这是最占用时间的教学方法,但这却极为有效,一遍、两遍、三遍……在刘老师的言传身教下,"起、因、症、变、随、食、查、治"深深刻在我们的脑海里,汇报病例再也不会感到为难了。

生命的守护者

呼吸科不只有轻症患者,还有很多危重症患者,尤其是 2020 年初时新冠肺炎疫情肆虐,刘老师作为郑州大学第五附属医院呼吸与危重症医学科的骨干,义无反顾、不畏生死地参加了河南省援鄂医疗队，并且作为郑州大学第五附属医院援鄂医疗队临时党支部副书记坚守在一线，带领医疗小组进驻病区，制订重症患者救治、院感防护的预案和方案，最大限度地提高救治质量，使多名患者转危为安。

在援鄂的两个月里，刘老师每天穿着厚厚的防护服，为了防止工作中出现尿急、恶心，尽量少喝水、不吃饱；为了避免出现疏漏，一遍又一遍地巡查病房；为了稳定患者的情绪，耐心地和患者沟通，鼓励患者。

哪里有什么岁月静好，只因有人为你负重前行。是的，刘老师用自己的行动教育了我：困难前不退缩，逆境中不抱怨，尽最大的努力，做好自己的工作，因为医师是生命的守护者。

温暖的良师益友

当然，除了在工作中严谨认真、对待患者耐心关心之外，刘老师还是我们生活中温暖的良师益友。同学们愿意向刘老师倾诉工作生活中的喜悦和迷茫，刘老师也乐意与学生们分享自己的经验体悟，刘老师对住培学员们的关怀与爱护总如春风化雨般润物细无痕。

在学生的心中，他不仅仅是老师，更是朋友，是家人。他不仅在学习上督促我们，在生活上也给予无微不至的关怀。学生出科后，他仍经常与我们保持联系，了解我们在新科室的工作及学习情况，及时给予建议和帮助。

我很幸运，在初入临床的道路上遇到这样一位好老师，他用自己的言行教会了我如何做一名合格的医师，如何做一名优秀的医师。刘培杰老师像北极星一样，指引我在医学的道路上不断前行。在这里我由衷地说一句："刘老师，谢谢您！"

师恩恒久远　芳香永流传

——记南阳医学高等专科学校第一附属医院　　陈炳勋

（牛光辉　　南阳医学高等专科学校第一附属医院）

这是 360 行中的一股清流，也是莘莘学子心中的一股暖流——没错，这是老师。说起老师这个职业，故事多得俯拾皆是，是啊，对于师恩的感激，说不尽也道不完。

回忆刚进医院岗前培训的时候，总有那么一个人，在早上大家还睡眼惺忪时便在住培楼下默默等待；总有那么一个人，在大家酣然入睡后仍在准备着第二天培训需要的课件和器械。曾经以为我们每天很辛苦，需要培训还要考试；现在才明白，原来他比我们更辛苦。他就是我们可爱的陈炳勋老师。

陈老师是部队转业的军医，从医30多年，2001年到本院普通外科工作，一直担任总住院医师，人称"陈老总"。曾承担医院实习、进修带教工作，2014年开始从事住培带教工作。2017年获河南省卫生计生委"住院医师规范化培训优秀带教老师"称号，2018年被评为医院"先进工作者"，2019年被评为"优秀共产党员"。

在我们入科前，陈老师给我们上了非常有意义的一课，他说住培学员在转变为住院医师的过程中"德"至关重要，古往今来，能在职业中称"德"的只有医师与教师，而住培带教老师无疑需要双重的"德"。临床工作需要品德高尚、爱岗敬业、甘于奉献，要多站在患者的角度考虑问题，对待患者一视同仁。在临床工作中，他始终把医患沟通技巧教育贯穿其中。医德教育需要潜移默化，师德更能体现个人修养，身为教师，在传道授业解惑的同时，他也加强对住培学员的人文关怀，给予其温暖，让他们有家的感觉。

在教学查房上，陈老师就像是一位气场全开的"王者"，洋洋洒洒的点评隐隐透露着指点江山的气势。陈老师注重锻炼学生的临床胜任能力，教学查房时，他会要求住院医师汇报病情时说出自己的见解，之后陈老师会认真评析，指出优点和不足，帮助住院医师形成自己独到的临床思维。他还会对最新的疾病进展进行讲解，开拓医师们的视野。陈老师对每一位学生都尽心尽责，因材施教，使学生们能够得到全面的发展。在查房的时候，陈老师会针对某个患者进行病情讲解，例如急性胰腺炎病因、表现及诊治，发热患者病因、诊断思路及处理等。他经常告诉我们，下班后应多加强业务学习、重视基础知识、夯实理论基础，灵活运用于实践，增强临床思维能力。

作为老师，他认真带教。无论工作多么忙碌，陈老师都会给我们细细讲解患者的用药思路，让学员能更好地理解，也让患者对自己疾病有更好的认识。外科轮转中，陈老师会对学员就无菌技术、外科基本功进行详细讲解，让学员知道其重要性和必要性；也会就外科换药、打结等进行示范讲解，让学员了解操作的精髓。他细心讲解常见病、多发病的诊断思路和常见并发症、合并症的处理原则，还会就外科常见病诊治指南进行详细解读，给予学员更多的新知识、新观念。

为了把更多时间用在患者身上，他常常中午不回家，午饭都是在科室吃，中午也很少休息。无论在学生心中还是在患者心中，陈老师都是全心全意为患者服务的好老师、好医师。他在技术上精益求精，在学术上不懈追求，每次走进陈老师的办公室，都可以看到他认真地研究医学文献。他告诉我们："一名优秀的大夫，必须不断学习，学习新的前沿的技术。只有不断学习，精益求精，才可以让患者得到更好的治疗。"他的这番话语和日常不断学习的行为也深深地影响着我，使我明白，选择当医生，也就必须同时选择勤奋及坚持。所以即使临床工作繁忙，我还是尽量抽出时间学习基础知识，以更好地开展临床工作。为了鞭策我进步，每隔一段时间陈老师都会让我汇报近期的学习状况和进度。

陈老师作为普通外科教学秘书，在普通外科人才培养、教学科研等方面积极努力，进行大量教学管理制度建设，积极实施普通外科教学管理模式。并与科内其他师资密切协作，及时分享教学经验，进行规范性示范教学查房等，并定期指导。在临床教学工作的同时，关注教学质量，定期总结经验，进行教学反馈，提升全科室的带教水平，注重培养住培学员的临床科研思维，引导我们从临床出发，学会思考，学会发现问题，并积极尝试解决问题。在科内严格落实各项住培工作规定，注重细节落实，严格规范各类教学活动，过程管理到位，出科考核认真负责，工作成效显著。陈老师十分注重学习，在促进教学质量提升、教学研究的路途上，特别注重学习先进的教学方法及模式，多次参加国家级及省级住院医师规范化培训学习班，学习先进的全科医学教学管理方法，善于研究和把握教育规律及住培特点，不断探索新的模式，并积极应用到实际工作中，促进全科教学质量的提升。

陈老师平日对我们关心体贴，真心真意地为我们着想，在住培教育中晓之以理、动之以情，使我们每一个人都能高效获取知识。在带教中，他不但重视我们的学业，同时也关心我们的生活，有些学员家庭困难，上学时通过申请助学贷款完成学业，毕业后负债累累，又面临着成家立业的压力，思想负担很大。得知这些后，陈老师主动联系医院后勤及同行，在不影响我们学业的前提下，让学员参加勤工助学及兼职等活动，减轻同学思想及经济上的压力，尽量排除学员的后顾之忧，让所有学员都能顺利、高质量地完成住培工作。

陈老师那黑黑的皮肤从来挡不住他那笑意盎然的双眼和洁白的牙齿。作为带教老师的他，对学生的批评教育是少不了的，但他从来没有采用对立与压迫的教育方式，而是突破常规，用一种风趣幽默的方式来表达，使得同学们在捧腹大笑的同时也能真正接受老师的批评教育。陈老师和我们的年纪是有差距的，但是我们之间却没有存在所谓的"代沟"，更多的是互相沟通和理解。

陪伴像是最长情的告白，也是师德最真实的流露。不知不觉中陈老师陪伴我们度过了住培的第一年。总是看到有人用"蜡炬成灰泪始干"来形容老师，但我不喜欢，他并不是一根蜡烛，而是一把火炬，用他永不熄灭的爱之光芒，点亮了我们前进的道路。在这里，我想衷心地说一声："我的陈老师，谢谢您！"

落红不是无情物，化作春泥更护花

——记郑州大学第三附属医院　　任琛琛

（兀紫梦　　郑州大学第三附属医院）

您好！初夏的晚风，带着枣花和月季花的幽香，飘进了我的卧室。此刻的我结束了一天的工作和学习生活，坐在桌前和您说说话……

您是一位资深妇科医师，同时还担任着我院住院医师规范化培训的教学任务。在妇科住培轮转期间有幸成为您的学生，朝夕相处，点点滴滴，我经历并见证了您兢兢业业的工作态度、授人以渔的教学理念、诙谐幽默的交流方式、平易近人的生活作风。

还记得第一次见到您的时候，您在门诊上看病人，说话时和蔼可亲的样子丝毫不会让人感觉到一丝严肃与不安。那一刻，对您产生了一种莫名的情愫叫喜欢。那天上午本该中午十二点结束的门诊，因为患者太多而推迟到了下午两点。后来跟您坐门诊次数多了我才慢慢知道，您常常牺牲自己的午饭和午休时间，为的是把远道而来的患者看完。您用实际行动诠释了什么是吃苦耐劳，什么是全心全意为患者服务。那一刻的您，患者是喜欢的，而我是心疼的。

还记得我们第一次到妇科病房轮转，对科室的医嘱和用药习惯还不是很熟悉，您为了帮助我们尽快适应这里的工作环境，特意交代科里的同事做了一个关于"妇二科入科培训"的课件供我们学习。按照惯例，每周您都会带着我们大查房，查房的时间也是一个大家共同学习、思维碰撞的时间，您总是会抛出很多问题："为什么真菌性阴道炎不能用酸性洗液？""围绝经期患者激素补充治疗什么情况下采用单雌，什么情况下采用雌孕联合？""子宫肌瘤的手术指征有哪些？""侵袭性葡萄胎患者怎么随访？"诸如此类的问题一抛出来，马上我们的小型学习会就开始了，而很多科研思路也会在此刻被打开："临床上如何界定人乳头状瘤病毒（HPV）的一过性感染和持续性感染？""HPV检测新技术 HPV E6/E7 mRNA 又是怎么界定的？""宫腔粘连患者口服戊酸雌二醇、皮贴雌二醇、阴塞雌二醇/雌二醇地屈孕酮片三种方式促进子宫内膜生长的优劣比较？"……

查完房以后，您就又到了手术室。临床上的每一天都是忙碌的，您一直都有胃病，腰也不好，有时候手术多，科里人手不够，您就"连台跳"，这些辛苦我都看在眼里，记在心里。还记得有一天晚上，您从手术室走出来已经将近夜里12点了，您换完衣服准备回家，在穿过病房的时候，您又特意去看了一眼56床。56床老人今年86岁，宫颈癌术后第1天，我远远地听到您说"看一眼我放心"，然后拖着疲惫的身子离开了医院。

还记得有一个宫内早孕要求终止妊娠的患者，术前白带常规真菌阳性，给予阴道擦洗加上药后需要重新复查白带,医嘱已经开过但是却忘记给患者取样了。您发现问题以后,笑眯眯地来到办公室说:"刚刚37床是谁下的医嘱?"我说:"是我"。"紫梦表现不错,医嘱开得积极,但是空着没人家取"。我不好意思地笑了,赶紧小跑着去为患者取样。您用诙谐幽默的话语指出我的错误,我已经越来越喜欢您了!

您平时虽然比较忙,但从不忽视对我的培养,每次见到您,永远少不了那几句:最近在干啥?课题进展到哪一步了?有没有什么困难?需不需要我帮忙?虽然您是一位主任,但在学生眼里您更像是我们的妈妈。您常常督促我们在临床上学习要勤快、踏实,力争眼到、心到、手到、口到,也常常教导我们待人接物要以真诚之心,为人处世要诚实坦荡,生活中多帮助别人,自己也会成为那个最快乐的人,无形中使我们受益匪浅。

有一次,粗心的我在上班路上丢了钱包,里边大概有几百块钱,虽不多但我深知那可是我2个月的生活费,那个时候线上支付也还没有像今天这样普遍。中午我坐在值班室里没有下去吃饭,后来您知道我的情况后塞给我300块钱,让我先拿去用。我接过钱的那一刻,我觉得我好幸福,我就是这个世界上最幸福的人!

亲爱的老师啊,您就是这样一位好老师:您不仅博学,更仁爱;工作上兢兢业业,生活上平易近人,春风化雨,润物无声。能做您的学生是我最大的荣幸!我为有您这样一位好老师而骄傲!

榜样的力量

——记华中科技大学同济医学院附属协和医院　　夏文芳

（邱晶晶　　华中科技大学同济医学院附属协和医院）

人生难得遇到一个好老师,遇上了就是一生的财富。

我是2019年新入职的住培学员,当我第一次来到华中科技大学同济医学院附属协和医院,心中着实有些惶恐不安。一切都是那么陌生,我对自己的经验和能力都很不自信,还不知道如何将书本上的理论知识转化为临床实践能力,如何面对形形色色的临床患者与家属,拯救生命的责任和压力让我有些不知所措。我很庆幸自己遇到这样一位好老师,她乐教、懂教、善教,为我未来的行医之路树立了榜样,指引了方向,让我对未来充满了信心。她就是华中科技大学同济医学院附属协和医院内分泌科的夏文芳老师。

初次见到夏老师是在2019年7月住培医师岗前培训的时候,她给我们带来了耳目一新的医患沟通核心技巧课程，通过《射雕英雄传》的铁血丹心，她告诉我们医患沟通不是光靠技巧，建立在发自内心关爱的沟通才是最有效的沟通。令我印象深刻的不仅因为她风趣的语言和丰富的内容，更因为她的授课深入浅出，每一个医患小故事都充满了医患沟通的智慧和技巧，让我们豁然开朗、受益匪浅。还记得夏老师在课上说："在临床工作中会遇到形形色色的患者，如果遇到纠纷，不要硬碰硬，老师会保护你们，要学会请示上级，学会转圜。"这让我一下感觉轻松许多。她以设身处地为患者思考的善良、充满智慧的谈吐、温柔又不乏刚毅的自信形象成为我心中的"女神"、我的榜样。坐在台下的我心想，如果在未来能再次遇到夏老师，聆听她的教诲该有多好！

幸运之神眷顾了我，时隔5个月轮转内分泌科住培基地时，我如愿分到夏老师组，激动之情溢于言表。夏老师非常善于因材施教，还记得在第一次查房我汇报患者病史时，很紧张地对照着病历念，她看出了我的紧张，鼓励我让我放松，告诉我汇报病史的原则和技巧。后来当我已经可以流利地总结和汇报患者病情后，她又对我说："晶晶，你汇报得很好，能不能不看病历？自己加工整理的信息才是患者最核心的资料，再融入自己的思考会更好。"在夏老师的鼓励和教导下，我每天下班回家后不断练习总结病史，提炼要点。一周后，我发现自己已经拥有能完全脱稿口述病史的能力了，虽然过程很难，但我为自己感到开心和骄傲。

在内分泌科学习的第二个月，我也对相关疾病有了一定程度的认识和了解，这时夏老师在查房时的问题开始升级了，她会问我下一步诊疗计划，并予以引导和指正。夏老师用她扎实的理论基础、广泛的学识和丰富的临床经验，教我们如何分析病史特点以及制订诊疗方案，让我的临床工作能力得到了全方位的锻炼与提升。夏老师温柔而又坚定，在教导我们的过程中，对工作中的不足之处，她常常先表扬然后提出意见；当我们犯错时也会严厉批评，因为医师是与生命打交道，必须要严谨负责。

夏老师对待患者耐心细致，每次查房也是现场教学，不仅是为了教导下级医师，也是为了让患者了解自己的治疗方案和病情。这种耐心细致的沟通，构建起一种良好的医患关系，不仅利于治疗的顺利开展，也减少了医患矛盾的发生。夏老师常常会说："多给患者一些理解，多帮他们解决一些治疗上的困难。"学习中的我，不仅是学习如何诊治疾病，更是在她的指导下学习如何与患者打交道。在夏老师两个月的带教下，我学会了如何收集和整理信息、如何锻炼口头表达能力、如何训练严谨的临床思维，真是受益良多。让我受益的不仅仅是这些临床技能，更是让我重新认识了自己，对自己的能力和职业充满了信心。或许有些知识我一时之间无法完全掌握和领悟，但这些都值得我不断思考和回味，相信直到有一天能融会贯通。

在2020年1月我还没有结束内分泌科的轮转时，新型冠状病毒肺炎疫情突然暴发。学校通知，住培学员全部放假，延迟开学。但是我从1月份就看到了，我所在的内分泌科老师们，他们是怎么做的。夏老师作为一线抗疫的医师，她剪去了一头漂亮长发，奋战在发热门诊，不仅在前线为所有人拼命筑起一道防线，还在空余时间询问着留守在武汉同学们的情况。夏老师的抗疫背影让我们后辈医师看到了"医者仁心"和"生命所系，性命相托"的内涵，她的牵挂和问候也给我们紧张不安的情绪带来了温暖，就像夜空中最亮的星一样，给我们增添了坚守的勇气和动力。老师都不怕，我们怕什么？我不想就这样待在家里，我也想做点什么。老师们都上一线了，专科急缺值班人员，我来上！越来越多的住培学员都自发地来了。

看到老师们在前线缺乏防护物资，我非常担心，当疫情最严重的时候看到医院捐赠办公室招募志愿者时，我本有些犹豫，但一想我的老师在前线，我也想贡献自己的力量。在参加这些工作时，我获得了满满的幸福感。我明白了夏老师说的话：被人需要是幸福的，在为他人奉献时你也会获得满足。我想，这会指导我一生。

师者，传道授业解惑也。夏老师严谨的教学、耐心细致的沟通，不单单教会了我们如何诊治疾病，更是让我们学会了为人处世的道理和主动学习的品质。作为老师，她传授的不仅是治病救人的技能，更是用心对待患者、对待医师这个职业的思想精神。在夏老师这里，我学习了两个月，又轮转到下一个科室，但我真的领悟到什么是"有时去治愈，常常去帮助，总是去安慰"。"桃李不言，下自成蹊"，夏老师是我们住院医师最喜爱的带教老师，通过她的教导，我们年轻医师对未来从医之路充满了信心。

他是好医生，更是好老师

——记武汉儿童医院　　曾凌空

（丁开炜　　武汉儿童医院）

曾凌空，武汉儿童医院新生儿内科主任，湖北省临床重点专科学科带头人，兼任湖北省医学会新生儿学组副组长、湖北省医师协会新生儿科医师分会副会长、中华医学会医学伦理学组委员、中华医学会儿科学分会灾害儿科学组青年委员、武汉市儿科质量控制中心副主任。他热爱专业、严格律己、不忘初心、务实创新，在专业领域取得建树，充分发挥党员科主任带头作用，带领全科医务人员攻坚克难，打造一张急救网，每年挽救近6 000例早产儿，是当之无愧的患者眼中的好医生、同事眼里的好榜样、学生眼里的好老师。

孜孜不倦，练就一身绝活

惊心动魄的抢救是新生儿内科的日常，这里的患者体重低、状况差，很多一来就要紧急插管。经过各种应急培训，千锤百炼，曾凌空同志练就了一套"救命绝活"。在省内转运患儿时,由于基层器械有限,为保证患儿呼吸畅通,他用精湛的"盲插"技术来争取抢救的时间。

随时待命,生命至上是初心

从医20余年,患儿的病情就是命令,节假日基本与他"无缘"。他多次在严重公共卫生事件面前挺身而出,2013年曾获抗"非典"优秀个人称号;2019年7月,湖北省出现肠道病毒聚集病例,他临时受命奔赴现场,主持救治工作,用丰富的临床经验和开创性的治疗方案,做到早发现、早干预、早治疗,有力控制了重症病例,最终无一例死亡,获省市领导赞誉。"无论是周末还是过节,别人都是下班匆匆回家,我们却常常是往反方向跑。"谈起无法与家人团聚,他心存愧疚,家人早已习惯他救死扶伤的初心,用行动来默默支持他。

务实创新,打造危重新生儿急救体系

2016年,医院主动承担起全省危重新生儿转运工作,曾凌空同志一手建立起转运流程和各项机制,培训转运队员做好危重新生儿评估和急救处置方案,他既肩负统筹调度的职责,又常常奔赴转运一线,经常牺牲休息时间参与转运。三年来,在他的带领下,科内骨干一起编织了一张危重新生儿的急救转运网,完成转运里程高达20余万公里,实现安全转运600余例,体重最小的患儿仅有550g,转运成功率高达100%。"守护新生儿团队"入选新华社"中国网事·感动2018"年度感动人物候选人;他荣获2018年度"荆楚楷模""时代楷模——武汉精神践行者"年度人物、"我心目中的好医生"等荣誉称号,2019年荣获"武汉市工人先锋号"。

心存梦想,竭诚尽智悬壶济世

2011年,曾凌空同志主动参加对口帮扶行动,"常驻"通城县人民医院,协助筹建新生儿科,在业务和科研方面不断帮扶,该科2014年获评"湖北省县级儿科临床重点专科"。如今,该院承担着全县及周边县市新生儿的急救工作,通城全县新生儿死亡率由2008年的9.2‰下降至2017年的2.5‰。新冠肺炎疫情发生后,曾凌空同志带领团队开辟了全国首个新冠肺炎疑似及确诊新生儿收治病区,受到国家卫生健康委院感防控专家组高度认可。在疫情高峰期,他身先士卒,积极救治危重患儿,鼓舞队员集体请战,所在团队成为首批新冠肺炎防控"党员示范区"。作为全国唯一的新冠肺炎新生儿病房负责人,面对最小的新生儿患者,在疫情突发,毫无经验可借鉴的情况下,他勇当"探路者",以身为杖,走出新生儿患者科学救治之路;面对病情危重的早产患儿,他犹如"守护神",冒着插管瞬间气溶胶感染风险,带领团队插管施救,连续多天守在患儿床边,直到病情稳定;对濒临崩溃的患儿家庭,他可谓是"强心针"。

在疫情压城的阴霾下,新生的孩子就是家庭的希望和光明,他带领团队全力以赴,不断给予家长信心和多方位的心理支持,以极高的救治成功率把家庭的希望延续下去。他治疗新生儿患者 60 人,全部治愈出院,且医护人员零感染。他的事迹被中央电视台、人民日报、新华社、健康报等多家权威媒体聚焦报道。他在新冠肺炎疫情期间参与编写湖北省和全国新型冠状病毒肺炎新生儿治疗指导意见,指导省内新生儿感染病例救治,于 *JAMA Pediatrics*、《中华儿科杂志》等期刊发表多篇文章,为世界和全国新生儿新型冠状病毒肺炎的救治提供了范例。

在出色完成临床诊治工作的同时,曾凌空同志还承担着繁重的住院医师规范化培训带教任务。他多年来立足医院实际和临床实践教授学生,对待住培教学工作一贯勤恳踏实,刻苦钻研,在实践中不断探索,在带教过程中始终把培训质量放在第一位,有意识地多给住培学员锻炼的机会,带着他们询问病史,指导他们做常规操作和检查,让他们从理论知识升华到临床各项实践技能操作。在每 2 周 1 次的教学查房过程中,他也会结合实际病例循循善诱地给学员们讲解疾病的发病机制、临床特征、治疗方案及最新进展,同时向学员们提出问题进行互动,以加深学员们对疾病的理解。对带教的每一个住培学员,他每月都会给他们进行迷你临床演练评估(mini-CEX)考核,合理评价他们的临床能力,查找他们临床技能中的薄弱环节,及时将分析结果反馈给学员,对优点进行肯定,对于缺陷予以指导和建议,帮助学员提升临床实践技能沟通和交流能力。

除了在学业与工作上的严格要求,曾凌空同志也是住院医师们可推心置腹的益友。他经常关心住院医师们的衣食住行,并在他们情绪有波动时及时沟通,分享自己的经验感悟,提高他们在不同的人文医疗环境下解决问题的能力和自我调控的能力,以适应复杂多变的医疗环境,帮助他们成长,鼓励他们在医学道路上不断前行。本次疫情暴发,武汉封城,曾凌空首先想到了在科室轮转的住培学员们,他第一时间询问了大家各自的情况与生活中遇到的困难,提醒大家千万要做好自我防护。疫情后期,面对科室轮转学员无法"返汉进岗"的问题,他心情焦急地询问,又组织科室开展线上教学,利用社交与会议软件,继续进行线上的科室教学活动,组织大家进行理论知识学习与疑难病例讨论,并不时引导学员自主阅读文献,既缓解了学员的焦虑心情,又指导了学员如何在家自主学习。

曾凌空同志,是心存梦想、竭诚尽智悬壶济世的医者,是学术论文科研成果加身的学者,也是传道授业解惑的师者。他的带教生涯,并无空洞刻板的说教,却是脚踏实地的言传身教。他用自己的优秀,指引着住院医师们前进的方向;他用自身榜样的力量,激励着住院医师们成长。

新冠战疫的攻坚者，学生心中的领航人

——记武汉大学人民医院　　胡克

（武汉大学人民医院　　曾照富）

我至今仍记得初见胡克老师时，他脸上标志性的笑容，缓解了我第一次见面时的紧张心情。在与老师长久相处的过程中，我发现老师不光对学生平和，也对患者很谦和。临床从医 35 年，他总是将患者的病情放在第一位，充分与患者及家属沟通，寻求最佳诊疗方案。

引导职业规划

在入培之初，胡老师会跟我们谈心，他经常以自身的求学经历激励我们早做职业规划。而对于我们"四证合一"的住培学员，胡老师在注重引导我们做好职业规划的同时，也启发性地带领我们要在研究生阶段的临床工作中主动培养临床研究科研思维，包括从临床现象的发现到临床问题的探索中观察临床现象，提出疑问，检索文献、阅读及总结，确定研究目的、研究方法，分析数据资料等。

培养临床诊治思维

胡老师教学严谨，有丰富的带教经验及坚实的专业理论基础；带教过程中，他的教学内容充实、方法灵活，受到住培学员好评。作为一名呼吸内科医师，病史、体征对疾病的诊疗极为重要，而辅助检查也不容忽视，积极追踪相关结果回报、进行分析及思考是他对我们的要求之一。在工作中，对于一些疑难病例，如肺部阴影性质待查的病例，胡老师在查房的过程中会多次与患者及家属对影像学、病理学表现，以及可能的诊断进行解释，并且亲自教导我们构建诊治思维导图，将肺部阴影的诊断划分为肿瘤、结核、感染三大类，然后依据相应的疾病特点来寻找影像学或病理学诊断依据。

病历是对患者进行诊断、治疗等医疗行为的详细记录，反映医疗工作的实际情况和医务人员的工作责任心。胡老师在带教过程中，要求我们每位学员必须抱着踏实严谨的心态去书写临床病历、进行临床诊断以及鉴别诊断分析。

关爱学员，守护心灵健康发展

胡老师一直是那样一个可敬可亲的师长，在繁忙的临床工作与繁重的科研任务之余，仍不忘关注学员的学习生活状态，并及时检查培训大纲的落实情况，主动了解学员思想动态及轮转需求，帮助学员解决学习、生活中的困难和问题。新冠肺炎疫情期间，尽管他身处抗疫一线,但仍不忘关心我们的学习生活情况。在疫情最开始,他关注学员回家后的身体状况,要求汇报体温;同时针对毕业年级学员,指导毕业论文的书写,帮助其顺利完成答辩。

发挥自身所长,为公共卫生事件建言献策

回顾过去的这 5 个多月,胡老师一直忙于新冠肺炎的诊治。1 月 25 日,武汉大学人民医院东院区被指定为第三批新冠肺炎定点医疗机构,胡老师主动请缨,带领科室年轻医护人员一行 20 多人,于 2 月 3 日入驻医院东院区新冠肺炎第 11 病区。直到 4 月 16 日病区调整,他又和团队整建制接管东院区新冠肺炎 3 病区,成为这场战疫最后的坚守者。在院患者清零,他接受采访时,他难掩激动地说:"从 12 月底开始,一直坚守在战疫一线,到今天,终于光荣完成任务,打满了全场!"

以身示教,构建和谐医患关系

在跟随胡老师学习过程中,会发现胡老师管组的患者量总是最多的,而这些均源于他对患者的用心负责。呼吸系统疾病如慢性阻塞性肺疾病、支气管哮喘等均需要门诊长期随诊或者急性加重时住院治疗,所以常常会有一些"老病号"来联系胡老师住院或者请他看复查结果,每当此时他都会耐心解读。在我跟随他出门诊的时候,经常会遇到以前他负责的住院患者,请求他加号,他都会不辞辛劳地加班坐诊,耐心处理完一个又一个患者后才会下门诊。而下门诊的第一件事则是进住院部病房,将自己负责床位的患者再进行一次查房。

在此次新冠肺炎疫情期间,他作为东院区新冠肺炎病区主任,以身作则,每天进"红区"查房,守护着每一位患者。在接受采访时,胡老师谈到他以身作则的原因:"第一是能真正掌握患者的病情,有利于调整治疗方案;第二是给患者一定的信心,对他们而言,年资高的医师带来的信心相对足些;第三是希望能通过自己的行为来带动年轻医师,让他们尽早克服这种心态并良好地完成工作任务。"他在查房过程中,除了问病情和体检外,也常和患者握握手、拍拍肩,看看他们的 CT 片、聊聊家常甚至开玩笑,以缓解他们的紧张情绪。

胡克老师不管是在平时的临床、带教中,还是此次抗击新冠肺炎疫情中,都以身作则、以德立教,是我们人生路上学习、生活的领航人,激励着我们不断进步,促进我们更加全面的发展。也正是受到胡老师行动的激励,我们几个住培学员也自发参与到社会志愿活动中,为抗击新冠肺炎疫情贡献自己的力量。

良工心苦　门墙桃李

——记武汉大学口腔医院　贺红

贺红教授,主任医师,现任武汉大学口腔医学院正畸教研室主任,博士生导师,是我国著名的正畸学术带头人,中华口腔医学会口腔正畸专业委员会副主任委员。除了临床上斐然的成就外,在教学上,贺红教授曾于2016年荣获武汉大学"我最喜爱十佳教师"、武汉大学医学部教学竞赛第二名、武汉大学优秀女教职工、武汉大学本科教学优秀奖等荣誉,积累了丰富的教学经验。自口腔正畸科开始承担住培教学任务以来,贺红教授将自己丰富的教学经验运用到了住培教学上,得到了学员的交口称赞。

医学院的教师既要承担繁重的临床诊疗工作,又要在教学上倾注大量的心血。一名优秀的住培指导老师,必须能在精力分配、角色转换等方面做到游刃有余、转换自如,好似乐团指挥在完成交响乐时一般,时而庄重时而舒缓,独奏出彩、齐鸣和谐,才能谱写出令人欢欣的乐章。

庄重的慢板

在大部分经典的交响乐传世佳作中,庄重的慢板往往担当起奠定基调的基础旋律。贺红教授在住培学员指导方面的投入与严谨,也正如慢板一样,激情与庄严并存。自我院正畸科开始承担住培教学任务以来,她在教学方面始终严格把关,一丝不苟地要求自己的学员完整、准确地吃透正畸学中的基本理论和实践操作。为了达到这样的标准,她常常在百忙之中抽出时间,一遍遍地亲手示教。为了让学员体会到患者的切身感受,她常常让学员互相之间进行操作演练,严格把控每一个动作细节。为了确保学员在患者身上进行操作之前能达到最高的标准,她甚至一次次地亲自躺在牙椅上模拟患者,要求学员在她口中进行操作演练,考核过关才允许在患者身上进行操作。

如歌的行板

贺红教授在生活中对待自己的学员,如春风般温暖,滋润着每一个学员的心窝。她常常与学员促膝长谈,了解每位学员的心理状况,喜学员之所喜,忧学员之所忧。无论是短期的学业挫折、感情变化,还是未来的职业规划、婚恋大事,贺红教授都替学员操心。有学员在感情上遇到了挫折,她可以放下手中繁重的事务,抽出一下午,以一个知心大姐的身份与学员交流自己处理类似事情的心得体会;有学员对未来的职业规划感到迷茫,贺老师便以同行前辈的身份分析我们行业的出路与特点,为学员指点迷津;当学生遇见急事囊中羞涩时,贺老师更是毫不犹豫地雪中送炭。这样的例子太多太多,若是全写下,恐怕是一出无穷无尽的赋格。她陪伴自己儿子的时间还没有陪伴学员的时间长。当学员与她聊天，问她是否觉得亏欠自己儿子时，她不好意思地说："亏欠总是会有一些，可是你们也是我的儿女，亲儿子陪我时间虽然少，但是多了这么多儿女陪着我呢！只要你们都成才，我就觉得值！"

精致的独奏

住培学员的教学有一定的独特性。不像本科生或者研究生一般来源相对整齐划一，相反，住培学员中有本科毕业生，也有硕士毕业生，还有在读的专业硕士，加之每个人的性格与学习能力皆不相同，统一的教学进度与形式难以取得最好的效果。贺红教授针对住培学员这个特点，为每一个学员都精心准备了适合他们自己的"独奏曲谱"。这一位基础较好的学员需要适当拔高要求，保持合适的刺激强度；那位学员底子较差，需要加强最底层的基本功训练；性格急躁但不够细致的学员需要多做一些看似枯燥的弯制弓丝、描图画线等工作，以打磨性子；性格内向敏感的学员需要鼓励其主动在集体学习时发言汇报，给予其足够的自信。贺老师在住培指导老师集体备课时常说，只有充分掌握了每一种"乐器"的音色特点，才能让每个学员都能充分地发展自己，奏出自己的"最靓声音"。

和谐的合奏

"你们是武汉大学口腔正畸科培养出来的住培学员，我相信你们今后不管在哪里工作，都不仅仅是一名出色的医师，还要成为可以独当一面的将才！"这是贺红主任常常用来鼓励学员的声音。事实上，这不仅是教师对学员的鼓励与期待。贺红教授为了全面培养学生的能力，在教学中非常注重培养学员们的团队协作能力与领导力，并为此精心设计了诸多的教学目标。如何让整个诊室运转如飞？这绝不是将患者的病症看好这么简单。初诊患者的接待、复诊患者的回访、接诊流程的优化、库存材料的管理、院感控制的要求、医护配合的衔接等，都是一个诊室乃至一个科室顺利运转的关键点，而实现这些关键点，少不了集体中每个人的全局观与团队协作能力。为了培养学员这些能力，贺红教授有意让学员轮流扮演诊室里的不同职能角色，并定期轮换。同时每周组会时让大家一起讨论优化诊室运转流程，目的就是让学员的协作能力和领导力得到培养。这也正是合格住院医师胜任力模型中，常被人忽视的那一个盲点。

居里夫人曾经说过："生活对我们任何一个人都非易事，我们必须有坚韧不拔的精神。最要紧的，还是我们自己要有信心。我们必须相信，我们对每一件事情都具有天赋的才能，并且，无论付出任何代价，都要把这件事完成。当事情结束的时候，你要能够问心无愧地说'我已经尽我所能了'。"作为一名旁观者，我可以问心无愧地说，她是我见过的最称职的教师！

患者的忠实依靠，学生的良师益友

——南华大学附属第一医院　　苏华

　　大学毕业，我就来到了南华大学附属第一医院，成为了一名住培学员，一晃3年就快过去了，我也将结束住培，开始我医学生涯的另一段新旅程。名言道"善之本在交，交之本在师"。一位好老师，是学生人生道路岔口上的风向标，为我们指明方向；是迷茫困境中的一盏明灯，为我们照亮黑暗。所谓"十年树木百年树人""经师易遇人师难遭。"我有幸在住院医师培训过程中也遇到了一位良师益友，他就是南华大学附属第一医院重症医学科的苏华老师。

　　苏华老师毕业于中南大学湘雅医学院，现为南华大学附属第一医院重症医学科主治医师，从事重症医学专业近20年，对于急危重症患者的救治具有非常丰富的临床经验。

　　重症医学科是一个比较特殊的科室，重症监护病房的患者囊括了内、外、妇、儿等几乎所有的临床病种，这对我有限的医学知识和临床经验来说，无疑是一个巨大的挑战。苏老师深知医学教育中临床的关键性与重要性，而年轻住培学员是未来的顶梁柱。教学查房时，他会先要求住培学员汇报病情，进行体格检查，说出自己的诊疗见解，之后再认真评析，指出优点和不足，帮助学员形成自己独到的临床思维，并对国内外最新的疾病研究成果及指南进行解读，开拓学员们的视野，并鼓励学员们多看文献，激发学员们的学习热情。作为一名重症监护病房的医师，只看报告不看CT、MRI结果，是不可能真正了解病情的。因此在工作中，苏老师每次都是先带领住培医师看患者的影像资料，系统讲解分析判断，然后再看报告，提高年轻医师看片子的本领。

　　作为一名老师，同时也作为一名从医数十载、经验丰富的医师，苏老师对自己的工作一直是恪尽职守，他接手的每一位病患，都会仔细斟酌、全面考量，从患者的实际情况出发，设计出一套合理、有效的救治方案，由于重症监护病房的特殊性，每天都需要和患者家属积极沟通，详细地讲解病情的变化以及后续诊疗方案。因为苏老师每次都会不厌其烦、详细地解说，家属们都会对苏老师产生非常大的信任和期望，也对苏老师的诊疗更加放心。在苏老师身上我们也学习到了用精湛的医术、崇高的医德、积极的沟通，才能建立一个更加良好的医患关系。

　　苏老师不仅在口头上，也更是在行动上关心学员，对于学员的烦恼总是能观察入微，及时发现问题，并予以开导，解开学生心中的疙瘩。记得有一次苏老师带了一位张姓学生，在早上交班的时候，苏老师就发现小张同学神情有些恍惚，精神有些疲惫，还时不时地手扶额头，苏老师主动上前询问，发现小张同学因为严重感冒，已经好几天没有过充足的休息，体力越来越不支了。这时苏老师主动说："小张，给你一天假，赶紧回去休息，好好睡一觉，不管怎样，身体要紧！"小张同学听闻，抬起头来，眼睛顿时红了起来。因为他孤身一人来到异地求学，许久不曾得到殷实的关心与爱护，加上工作、学习比较辛苦，也总是不拿身体当回事，但没想到苏老师会主动给他放假，让他在身心上得到缓冲与温暖。最让我们感动的是，当小张放假后，苏老师一个人加班到很晚，小张同学剩余的工作，都由苏老师独自完成，没有让其他同学来分担，当时我们心里非常感动。

苏老师不但对本职工作一丝不苟、尽忠职守，他更有大无畏的牺牲精神，无论工作多辛苦、忙碌，苏老师都始终如一每年坚持义务献血，已经长达20年，在2016年获得了由衡阳市红十字会颁发的无偿献血奉献银奖。2020年新冠肺炎疫情来袭，2月15日苏老师响应医院号召，毅然地加入了武汉一线抗疫医疗队伍中。因为之前有过"非典"的抗疫经历，所以苏老师对这一次援鄂工作胸有沟壑、目有山川，虽然在武汉黄陂方舱医院抗疫工作中也遇到了一些困难，无论是连续8小时身穿3层防护服不吃不喝的工作，还是只能够整夜静坐、守护患者的晚夜班，甚至是下班后不能离开房间一步的隔离式生活，苏老师都毫无抱怨地认真对待。在苏老师身上我们看到了医疗工作者不但有小爱，也有大爱，在国家需要我们的时候，能够出一份力，是我们的光荣和责任。

在组织的关怀、领导的帮助和同事的支持下，苏华老师在教学、医疗、工作中取得了一定成绩，也感到了更多的责任和压力。未来苏老师会一如既往，继续投入到崇高而平凡的临床教学和医疗卫生事业中。

"医"如既往　教学相长

——记湖南省儿童医院　　胡文静

一位好老师，是人生道路上的风向标，为我们指明方向；是迷茫困境中的一盏明灯，为我们照亮黑暗。对于去年从学校毕业的我来说，很荣幸在刚刚步入社会时，就碰上一名好老师，她就是我的责任导师——湖南省儿童医院的胡文静副主任医师。

我的老师是一名特别优秀的住培带教老师，毕业于重庆医科大学附属重庆市儿童医院，2018年以大儿内科综合分第一名的优异成绩晋升副主任医师；她是美国亚特兰大儿童医学中心访问学者，拥有儿童遗传诊断证书及国家医学中心颁发的脑电图初级及中级证书，承担多项科研项目并发表多篇论文。她任湖南省儿童医院儿科基地的教学秘书，在师资培训中，多次获得荣誉奖项。

"精、睿、博、诚"是我院的院训，在胡老师身上尤为突出。她的知识十分丰富，仿佛任何问题都难不倒她，关于疾病的病理、症状、治疗、预后等方面信手拈来，这与她保持着每天阅读文献，了解最新研究进展的习惯是分不开的。胡老师十分注意与家属的沟通，可以用最简单、通俗的话语让家属明白病情,似乎在她的手中没有无法沟通的家属,这让我体会到了语言的魅力。她传授给我们特鲁多医师的墓志铭:有时去治愈,常常去帮助,总是去安慰。她笑容可掬、仪表大方,对患者有着最温情的关怀和爱护,那种关心是发自内心的,我们的患者每次看到胡老师都说:"胡医生,看到您就心安。"

在教学查房中,她会先让住院医师汇报病情,进行体格检查,说出自己的诊疗意见,之后她会一一分析,指出我们的优缺点,培养和锻炼我们的临床思维;并鼓励我们多读文献、指南等,激发我们的学习热情。

我作为2019级住培学员,胡老师多次关心我的临床学习情况,鼓励我们19级学员认真复习,力争全部通过执业医师考试。胡老师作为基地教学秘书,组织了全院的执业医师技能培训及每月执业医师理论模拟考试。并且组织了20余位临床经验丰富及严谨治学的老师为我们逐一进行技能培训。每月都对我们的执业医师模拟考试进行分析,对成绩好的进行表扬,对成绩不理想的私下沟通、鼓励加油。

在生活中,她像一位操不完心的大姐姐。在新冠肺炎疫情的影响下,我在春节放假回家后,因疫情防控,无法按时返回医院,当时内心十分焦虑。胡老师经常打电话安慰我,关心我及家人的健康,告诉我如何保护好自己及家人,并安慰我说医院不着急回去,在家中好好享受与家人相聚的日子,好好学习,使原本恐慌的我慢慢平静下来。然而胡老师自己还奋斗在临床一线,哪有什么岁月静好,不过是有人替你负重前行。基地每个学员都喜欢胡老师。有学员身体不舒服时,胡老师能够第一时间关心;有同学的家庭出现变故时,胡老师能够第一时间送去温暖,并以适当的方式送去帮助;有同学心情低落难以排解时,也会把胡老师当作知心大姐姐,对她敞开心怀。

2020年5月,胡老师又组织我们基地学员参加全国毕业后教育网络课堂"在新冠战疫中淬火成钢"线上培训,以此种形式学习到专业内最新知识及专家经验讲解,让我们增加了对疫情防控的认识、丰富了临床工作的新知识,更提高了大家对学习的兴趣和动力,为疫情的防控和临床工作带来了最前沿的知识和专家经验,使我们受益匪浅。

古人云"学贵得师,亦贵得友"。良师,以指点迷津;益友,犹共济者。胡老师,人生有幸遇见您;医路漫漫,我将在您的指导下砥砺前行!

传道授业　孜孜不倦

——记中山大学附属第一医院　　朱庆棠

朱庆棠教授在原中山医科大学接受了完整的本科、硕士、博士教育,毕业后在中山大学附属第一医院(以下简称"中山一院")工作,经过住院医师规范化培训,历任助教、讲师、副教授、教授,如今成为住院医师规范化培训骨科基地的骨干教师。

朱庆棠教授在过去20多年的住院医师带教工作中,一直传承着中山医科大学"医病医身医心,救人救国救世"的校训,教书与育人并重,身体力行,言传身教。不仅向住院医师传授治病救人之术,更注重培养住院医师"敬佑生命,救死扶伤,甘于奉献,大爱无疆"之魂。

立德树人,医病医心

朱教授对住院医师的培训,始终把医德医风放在首位,在授业的同时坚持传正道。朱教授认为,住院医师要学习一门新技术,掌握一项新技能,只要勤学苦练,迟早能达到目标。正所谓熟能生巧,即使是技术要求非常高、操作难度非常大的微小血管吻合术,住院医师经过一个月的强化培训也能掌握。然而,如果我们只是掌握了高精尖技术,却缺乏一颗仁爱之心的话,也不能很好地造福患者。因此,从住院医师入门之日起,就要重视医德医风的培养。骨科住院医师查房时往往首先检查患者伤口、肢端血循环和运动、感觉情况,然后汇报治疗情况。而朱教授查房时,首先与患者打招呼并询问其一般情况与症状,再检查患者,查看检查、化验结果,最后向患者说明病情。他指出,做手术的目的不仅是要治好患者的病,更重要的是治好患病的人,帮助其早日康复,回归正常生活、工作。在日常诊疗工作中,必须关注患者的体验和感受。查房时,要与患者有语言交流、眼神交流,善于倾听患者的诉说,握握手、拍拍肩膀是对患者的鼓励,也体现对患者的尊重。朱教授指出,查房时如果只看伤口,在床边滔滔不绝讲手术做得如何如何,而把患者撇在一边,没有交流,患者会认为医师关注的是手术"作品",而不是患者本身。在门诊带教时,朱教授也非常强调医患沟通与交流,门诊患者再多,工作再忙,朱教授对每个患者都必有问候,必与患者交谈,说明病情,交代注意事项。绝不会头也不抬,三两分钟把患者打发走。

朱教授在临床教学中始终以自己的一言一行,向住院医师传递着生命至上,关爱、尊重病患的从医之道。

临床导向,业精于勤

朱教授非常重视以临床需求为导向培养住院医师,注重基本理论、基本知识、基本技能的训练,基础与临床融会贯通,培养良好的临床思维。

作为创建中山一院基础外科学院的核心骨干及首任顾问教官,朱教授根据多年的住培带教经验,结合欧洲医学教育联盟(AMEE)的教学理念和方法,主导建立了针对不同层级、不同阶段住院医师的考核体系,涵盖入培前的基线评估以及不同时期的阶段评估、结业评估,紧密结合临床场景,设计了多维度、多模态考核方案。在基础外科学院成功经验的基础上,积极探索专科医师培养模式,是骨科医师学院的主要创办人之一。

每天早上 7:15 开始的骨科住院医师病例报告会是我院住培的特色项目。朱教授是该活动的倡导者和坚定的支持者。住院医师在会上报告病例诊治情况,并就某一知识点展开学习。在点评时,朱教授反复强调一切从患者出发,一切从临床出发,不断强化临床思维培养。住院医师报告病例时往往不太重视临床表现,一开始就把 X 光片、CT 片放上来,以影像诊断代替临床诊断。对此,朱教授指出,我们必须首先了解患者病史,仔细询问症状,检查是否有阳性或阴性体征,然后再分析是否需要辅助检查,需要什么样的辅助检查,如何进行诊断和鉴别诊断,如何根据患者具体情况选择最合适的治疗方案。对于多发伤患者,住院医师也是容易被显而易见的肢体创伤转移了注意力,而忽视了全身情况。朱教授也向住院医师反复强调,救治患者一定要有整体观和全局观,遵循先救命后保肢的原则,避免"手术做得很漂亮,人没抢救过来"的悲剧。

临危受命,救人救国

2020 年之初,新冠肺炎疫情暴发后,面对新中国成立以来传播速度最快、影响范围最广、防控难度最大的传染病,尽管不是呼吸与危重症专业,也不是传染病专业的朱教授主动请战,凭着扎实的临床基本功,在抗疫一线展现了救人救国的医者担当。

朱教授被任命为中山一院援鄂国家医疗队队长,于正月十四与 130 名队员一同奔赴武汉前线,到收治重型和危重型新冠肺炎患者的武汉协和医院西院支援,整建制接管病区,认真贯彻落实中央"应收尽收,应治尽治"的指示,攻坚克难。在医疗资源严重不足、供需矛盾非常突出的情况下,于普通病区开辟了具有重症监护病房功能的高级生命支持单元,充分发挥多学科团队合作优势,建立了医护患一体化,救治康复全覆盖的重症救治体系,为提高治愈率、降低病亡率作出了重要贡献。朱庆棠教授所带领的团队被评为全国卫生健康系统新冠肺炎疫情防控工作先进集体,获广东青年五四奖章。朱教授还作为援鄂医疗队代表在国务院联防联控机制新闻发布会上介绍经验。

朱教授在一线抗疫的同时,还不忘把前线工作经验带给后方的住院医师。在定点医院现场录制了穿脱防护用品视频,向住院医师讲解、示范如何做好院感防控。以远程会议的形式,向住院医师讲授新冠肺炎重症患者的特点,以及如何发挥多学科诊疗的作用。让不在前线的住院医师也能近距离感受到惊心动魄的抗疫行动,强化了住院医师严格培训、掌握扎实的临床基本功的意识。

住院医师心中好老师、好党员

——记深圳市第二人民医院　　孟新科

　　何为中国共产党党员？书上总能看到如此写：中国共产党是中国工人阶级的先锋队，中国共产党是中国人民的先锋队，中国共产党是中华民族的先锋队，代表中国先进文化的前进方向，代表中国最广大人民的根本利益。看似书面，但这就是中国共产党党员先进性的最好概括。和平时代他们默默付出，大难当前他们挺身而出。我们身边不乏这样优秀的党员，他就是其中一位——深圳市第二人民医院重症医学科副主任孟新科。

　　2017年孟老师被中国医师协会急诊分会评为"急诊中坚"优秀中国急诊医师。在工作中，他紧紧围绕以患者为中心的宗旨，总是以"创造奇迹"为奋斗目标，积极有效救治了一大批高度疑难危重症患者，成为深圳市急诊、重症医学的双料领军人物。特别在重症孕产妇救治方面，充分发挥多学科协作的优势，与全市妇产科、本院外科和血液科等相关专家合作，多次成功抢救疑难危重孕产妇，为深圳市取得孕产妇死亡率远远低于全国平均水平的优秀成绩做出巨大贡献。

　　孟老师是科室副主任，还同时兼任深圳市重症医学质量控制中心常务副主任，在全市重症医学医疗质量控制信息化建设及推进重症医学信息化管理方面做了大量工作。制定重症质量控制信息化平台建设指标及质量控制标准，推动全市重症质量控制网络申报，并积极进行同质化培训。在科室内，他身先士卒。作为科室副主任，同时参与二线24小时值班，又作为三线医师把握全科医疗质量关。不但在自己科室精心抢救每一个危重患者，还经常在半夜到医院其他科室协助抢救，多次帮助兄弟科室的患者化险为夷。

　　2019年他忙忙碌碌，病房里的患者总是那么危重，重症监护病房集中着全院各个科室最危重的患者、最复杂的病情。天天面对着一张张虚弱的面容、一双双期望的眼神，孟老师一刻不能松懈。方方面面的考虑，抽丝剥茧的诊治，让他熬了多少不眠夜，熬白了数不清的烦恼丝。终于到了年末，春节的气息渐近，说来也巧，病房里大多数的患者也在逐步好转，转危为安，是该停下忙碌的节奏准备一下过年的各项物资。一来可以陪陪家人、享受天伦，二来可以放松下疲惫的身心。而就在放假前夕，我们科里的全体医师举行聚餐活动时，就在饭桌上，我突然听到了他的手机铃声响起，他看了看手机，走出了门接电话。可奇怪的是，他的这通电话接通了接近半小时之久。他回来的时候非常平静，在吃饭过程中，从他的脸上根本看不出来什么端倪，可我心里总觉得他肯定有事，却也不好意思过问。

　　苟利国家生死以，岂因福祸避趋之。2020年初，新冠肺炎疫情在湖北武汉突然暴发，人民群众生命健康受到了巨大的威胁，情况危急，且在一开始暂无救治新冠肺炎患者的有效方案。孟老师作为急诊、重症领域的资深专家，新型冠状病毒肺炎情流行以后，主动提出愿意第一批代表深圳出征湖北，表明不畏高度风险、积极参与重大疫情一线防治工作的决心。当新冠肺炎疫情达到高峰时，他义无反顾带领深圳市 13 名医护人员火速赶往武汉支援。作为 50 多岁的知名专家，率先出征，不畏艰险，为年轻医护人员树立良好的榜样，堪称广大医务工作者学习的楷模。

在抗疫期间，孟老师作为专家组成员参与深圳市三院重症患者的救治，带领医疗队员在方舱医院出色完成抗疫工作，共收治 572 名确诊新冠病毒肺炎患者，做到方舱医院患者零死亡、治愈患者零复发、医护人员零感染、医疗事故零发生、住院患者零投诉，被方舱医院评为先进标兵。

作为住培带教老师，孟老师严格要求住培学员，临床工作中亲自指导他们进行危重症抢救的各项技术操作，精心引导他们培养规范的临床思维。从 2016 年至今，孟老师每月发表 1 篇以临床急危重症病例临床诊治细节为导向，专门针对年轻住院医师临床工作思维、流程、工作严谨态度的文章，来指导年轻医师的工作，如今已有 40 余篇。他认真、及时地检查、修改住培学员的轮转手册、病历及病程记录等医疗文书；严格落实各项工作制度，定期组织本科室高年资医师专门针对住培学员进行教学查房、讲座、疑难病例讨论、科研论文写作等活动。在重症医学科轮转过的住培学员对本科室的带教工作均给予一致好评。同时孟老师还在 2012 年至 2017 年任急诊科教学主任，多次参与深圳市住培学员毕业考试监考并担任主考官。

一缕白衣胜似雪　丹心一片映夕阳

——记湛江市中心人民医院　王磊

（黄境蓉　湛江市中心人民医院）

在感染内科、重症医学科的病房中，一缕白衣来来往往，洁白似雪。他走入别人生命的夕阳中，余晖下映出他伟岸光辉的身影。

识于 6 月

"重症医学科的活是苦活、累活。"我还没有轮转到该科室时，就听好多人说起。工作风险大、强度高、抢救多、上班节奏快、下班不规律、工作时间长，这就是我进入重症医学科前对那里的固有印象。按照很多人的认知来说，这么艰苦的环境，怎么能留下优秀的人才。而我认识的王磊老师，恰恰是大浪淘沙后，留在沙层深处的金子，在铸造英雄的时代,怡然不动地站在人民最需要的地方。

2018 年 6 月,我轮科到重症医学科,认识了我的带教老师王磊,他高大帅气,身材匀称,目光如炬。开心的是,王磊老师一直叫我师妹,所以我称王磊老师为师兄。

王磊师兄上班很准时,从来不迟到。我自认为是一个自律的人,每天上班都会提前到达科室,但无一例外,每次我到的时候王磊师兄都已经在科室查看病历了。他对每个患者的情况都很熟悉,像本活字典,对患者的病情变化了然于胸。他把患者的血氧饱和度、血压、心率、精神状态、营养等情况都记了下来,并把近几天的数据拿出来逐一对比,评估用药情况,调整治疗方案。他似在工作、似在学习、似在科研,如此认真细致。"师妹,你过来坐一下。"这是我常常听到的话。于是我坐到他旁边,听着他全神贯注地分析着患者的病情。在王磊师兄潜移默化的影响下,我在重症医学科时渐渐习惯了记录、对比患者前后病情,分析患者病情变化。

敬于 8 月

过了 8 月,我就要出科了。王磊师兄在这之前多次开玩笑跟我说:"师妹,你适合做重症,你留下来吧,跟我一起在重症科工作。"我每次都开玩笑说:"重症科太累了,我一个女生,做胸外按压累死人,这个科室不适合我。"在轮科之际,王磊师兄说了一句我忘不了的话:"作为医师就要不怕苦、不怕累。把患者救活,是我们最大的成就,也是我们最应有的贡献。"是的,在重症医学科,我看见过、也陪伴过王磊师兄通宵抢救患者。下班后,他还待在科室写记录、分析病情,观察患者病情发展状态。一次胸外按压下来,他浑身是汗,两只手累得连笔都拿不动了,然而看着抢救下来的患者,却不由自主地笑了。我明白了,这些患者们的生命正受到威胁,只有我们这些医师才能为他们撑起一轮新的太阳,不能因为苦、因为累,就丢下学医前的雄心壮志,做一个毫无建树的人。这么多年来,王磊师兄一直在重症医学科,他抢救回来的患者一个又一个,医术在一年又一年的临床实践中突飞猛进。他也有累的时候,但他一直坚持到现在,成为重症医学科的中流砥柱。

他总告诫我:"想要临床工作做得好,必须得沉下心来,俯下身子,倾听患者的倾诉,查看患者的状态以及变化,用心专研医术,谦虚慎独,精益求精。"他不仅这么说,也一直如此做,寄教于言行。对待患者,他总能做到认真、负责、关心、体贴,听他和患者说话,好像跟自己的长辈说话一样亲切。

王磊师兄的这些话让我幡然醒悟,在我迷茫的岔路口给我点亮了一盏灯,让我找到学医时的初心,鼓励我沿着初心在医学道路上做出贡献。我对他的崇敬之情油然而生。

仰于 2 月

2020 年 1 月,一场突如其来的新冠肺炎疫情牵动着所有学医者的心。此时我正轮转在感染科。大年初三,我取消休假,搭车辗转赶回医院待命。恰巧的是,王磊师兄也从重症医学科抽调到感染内科支援。

在感染内科时,王磊师兄的工作很忙碌,每天早早就到了科室,翻阅患者的病历及各种检查结果,查看患者的病情变化,评估患者的治疗效果,参加市级专家会诊等,一天到晚连轴转,忙得不可开交。在疫情纵深发展时,新冠肺炎患者逐渐增多,重症患者的数量也不断上升,专家会诊十分频繁,很多时候晚上11点多了,王磊师兄才结束一天的工作。我在感染科时,从未见过王磊师兄休息过半天,即使周末他也照常上班。即便是忙成这样,王磊师兄的工作热情也从未见半分消退。他的心里总惦记着他的患者、惦记着那些鲜活的生命。他每次和我说话,所言必是患者的病情。当有患者的病情从重症转轻症,我可以从他的眼神里看出他的欢快。事实上,他总能给予人欢快,给予他人正能量。疫情的恐慌,会不知不觉给患者和我们住培学员的心头蒙上一层阴霾,但王磊老师总能保持乐观,微笑与我们说话、微笑与患者交谈,鼓励他们坚持治疗,耐心解答患者的各种问题,疏导患者的焦虑情绪。看着王磊师兄云淡风轻、坚定自信的样子,作为住培学员的我也信心满满。

1月底,一名重症患者的检验结果提示白细胞下降,电解质严重紊乱,意识模糊,急需行深静脉穿刺补液以纠正电解质紊乱。当时已经是晚上11点了,王磊师兄二话不说,不惧风险,果断穿上防护服为患者行锁骨下深静脉穿刺。第2天我特意问他,穿着防护服行深静脉穿刺跟平时行静脉穿刺的难度差在哪里?王磊老师说:"感觉和平常一样,难度没有增加。我们医师在患者面前要有自信,对新冠肺炎患者和一般患者要同等对待,操作方法和无菌原则一样就行。"这让我感触颇深。

2月初,武汉疫情肆虐,急需医护人员火速驰援,王磊师兄义不容辞报名援鄂,成为湛江第一批援鄂医疗队队长。在新冠肺炎疫情正值高潮,拐点未至,发展态势仍未明朗,疫情地区的医疗物资仍然很匮乏的局势下,王磊师兄始终冲锋在防疫的第一线,用自己的双手、用自己的学识挽救一条条生命,这是一名医师一生的荣光。

当仰望他那一缕白衣时,我无比渴望地要吸取医学养分;当仰望他那伟岸的身影时,我无比坚定地决定要走在救死扶伤的医学圣道上。他悬壶济世的高洁品性、为国为民的大无畏精神时刻激励着我要成为一名好医师;他的言传身教鞭策着我要在医学技术上精益求精,也指引着我在从医路上初心不改地尊重生命、敬畏生命和守护生命。

这便是我的师兄,我的带教老师王磊。感恩遇见这位我一世的益友,一生的良师。

春风化雨　白衣执甲

——记中山大学附属第三医院　冯丰

冯丰老师,是中山大学附属第三医院脊柱外科的主治医师,也是骨科的住培带教老师。许多学员都曾听过他的课,在他的指导下进行临床操作。对于冯丰老师,许多学员的印象是一位严格、热情、风趣的带教老师,他的授课风格不拘一格,临床经验丰富,令很多学员记忆深刻。

严格的培训导师

2019年2月,我们几位住院医师被选拔成为广东省住院医师规范化培训技能比赛的选手。在此之前,我们就听说过中山三院组织参加过多届实习生技能大赛。据说相比之前的实习生技能大赛,这次比赛方式将会大为不同,增加了很多专科的内容,比赛难度也将会大大提升。2019年2月28日是我们10位参赛者第一次集合,老师们逐一告知临床技能大赛的相关事项,鼓励我们在未来50天的培训向着第一名的目标"狂奔"。

从动员会第二天开始,我们开始了高强度的临床技能训练,其中一位引导我们的指路人便是骨外科的冯丰老师。他工作上兢兢业业、勤勤恳恳、任劳任怨,在教导中也是谆谆不倦。作为选手,要练习配合的项目很多,能分配给外科操作练习的时间并不充裕,冯丰老师总是会不厌其烦地教导我们,给予我们理解与关怀。伤口拆线换药、清创缝合、脓肿切排、止血包扎、骨折石膏小夹板固定等项目从陌生到熟悉,冯丰老师一次又一次地帮助我们练习配合。他还会为了我们找来了各种工具,制作骨牵引、颅骨牵引、颈椎牵引等专科内容所需的模型和标准流程。让我们加深对知识点的理解,每天都能有所进步,使我感到这是一个积极奋斗且温暖的比赛小团队。

临床技能大赛的结果是好的,准备比赛的过程也让我们学到丰富的知识。如果用一个词来比喻技能赛的经历,那就是人生中的"奢侈品"吧。是老师用肩膀托着我们,让我们一步步登上知识的殿堂。感谢亦师亦友的冯丰老师,愿他工作顺利,事事如意。

抗疫一线的英雄

2020年1月新冠肺炎疫情暴发,考虑到可能面临大面积医护人员感染的风险性,医院开始组织对一线抗疫人员进行培训。冯丰老师作为医院的临床技能教官,他选择加入了中山三院新冠肺炎疫情防控培训团队,担任起对全院4 000名员工的职业防护培训工作。春节假期期间,他放弃休息时间及与家人团聚的机会,从大年初一到大年初七,连续7天,培训我们如何穿脱防护服、接触患者等方面内容。很多学员并非抗疫一线人员,但也自发地回到医院进行培训。冯丰老师在培训时非常严谨,即使是对摘脱手套这样的细节,也要求严格。"现在对你们严格,是因为大家面对的疫情非常严峻,现在严格一分,你们在一线,就安全一分。"冯丰老师如是说。

2020年2月9日,中山三院响应国家号召,组织了第三批援鄂医疗队。组建的133人医疗团队整体接管华中科技大学附属同济医院光谷院区整个重症病区。冯丰老师也加入了医疗队,一方面,他作为职业防控的教官,对于疫情防控最熟悉;另一方面,他也是骨科的主治医师,作为骨科方面的技术力量。而我曾经参加过广东省住培技能大赛,曾是他的学生,没想到在医疗队再次相逢,成为一个战壕里的战友。

他将防控教学的课堂从医院的临床技能中心,搬到了武汉抗疫一线。隔离病区刚刚整改完毕,他们就开始接收患者。在隔离病区正式启用前数个小时内,冯丰老师与其他几位教官一起,成立了教官团,利用不多的时间,完成了病区启用前的强化培训,将当晚需要值班的30名医护人员进行了穿脱防护服、处理职业暴露等技能培训。他还利用在驻扎酒店休息的时间,组织剩下的队员在酒店大堂完成培训。同济医院本地的防护服等医疗用品及防护流程和中山三院的有一些差异,他和教官团队还集思广益,针对两种方案的异同,因地制宜进行改良。

在抗疫一线,他总是冲锋在最前,休息在最后。甚至有一次为了搬运患者做检查,他的防护服破损了多处,依然坚持到患者做完检查才撤退回病房更换。他在武汉写下的《作为骨科医生,我为什么要来一线》发表在"学习强国"和"骨科在线"等公众号,感情真挚,情深意切,我们拜读以后,深受感动。

优秀的带教老师

作为带教老师,他心中始终秉承着"以教人者教己"的理念,在临床教学中不断地提高自己的业务能力和教学水平。他深知现代的医学教育,临床是非常关键的环节。他常说:"年轻的住培学员作为未来的顶梁柱,不应该拘泥于行文,更应该发挥自己的主观能动性。"教学查房时,他会要求住培学员们先汇报病情、进行相应的体格检查操作,随后说出自己对病情的见解。全部完成之后,冯丰老师又会认真点评我们的优点和不足之处,帮助学员形成自己条理有序、逻辑严谨的临床思维。记忆中,他在带教骨科退行性疾病的时候,不仅讲授了疾病的临床特点,还教会大家如何去做一次正确而全面的骨科查体,甚至教会大家如何有效、精准地阅读患者的影像学资料。不仅如此,在教学活动之余,冯丰老师还会和住培学员们分享一些最新的疾病研究成果,给大家播放他制作的脊柱内镜手术视频,讲解手术要点,谈谈新疗法的优势与劣势,以及未来治疗可能的发展方向,以此来鼓励学员多进行文献的学习,不断借鉴新思路,完善自己的知识体系,并与国际相接轨。

武汉抗疫归来后，我们迎来了第一节全院公开课，没想到又是冯丰老师！他通过网络直播，讲述了一堂生动的公开课"腰椎间盘突出的诊疗"，课堂上他语言风趣，善于举例，和我们在网络上展开互动。虽然疫情期间不能线下授课，但是感觉就和他在我们面前讲课一样，受益匪浅。

他就是这样一名医师，患者眼中的好大夫，学生眼中的好老师，同事眼中优秀的科室建设者，同行眼中脊柱外科领域的佼佼者！

住培学员的"男神"

——记桂林医学院附属医院　　马礼兵

（卢敏燕　　桂林医学院附属医院）

在桂林医学院附属医院呼吸与危重症医学科，有一位平易近人、年轻有为的医师，他叫马礼兵，是学生们公认的"男神"。为什么这么说呢？因为，在面对学生时，他总是认真倾听，设身处地为学生着想；对于学生们提出的问题或面对的困惑，他总是高度重视，设法为学生答疑解惑。

记得我们刚刚本科毕业，来到桂林医学院附属医院开始为期 3 年的住院医师规范化培训，初来乍到，我们稚嫩惶恐。刚入医院，看到穿着白大褂的前辈们忙碌有序地为患者治病释痛，我们兴奋莫名，真希望我们现在就是穿着白大褂的医师。此时才发现，我们连一件白大褂都没有，很快，马老师获悉我们新来的住培学员没有专门的白大褂，他马上联系相关领导为我们申购了一批。他说："进到桂医，我们就是桂医附院大家庭里的一员，荣辱与共，不分彼此。"3 年过去了，马老师的话语仍在我耳边回响，他给予我们的不仅是医学生涯里的第一件工作服，更是温暖一生的感动，在我们初入职场的时候，给予我们第一束光明，宛若明灯，照耀我们的一生。

大家都说，医海无涯，苦学做舟。为了更好地治病救人，本科毕业时，我决定继续深造，接着顺利地考上了桂林医学院的专业型硕士研究生，很荣幸成为了马老师的学生。犹记得第一次见到马老师的场景，他当时正在给学生上课，认真严谨，在学生提问的时候微微侧耳，回答的时候通俗易懂，循循善诱，使我对研究生学习生涯充满期待。进入桂林医学院附属医院住培的时候，马老师就教导我："3 年学习时间，说长不长，说短不短，一定要做好学习计划，充分利用有限的时间与精力去获取最多的知识。"并根据我的情况对我的轮转计划进行专门的设计，使我能够有计划、有目的、有规律地进行系统的基础理论及技能知识的积累。从如何与患者沟通到疾病的规范诊疗,从病历的书写到医嘱的开立,再到逐渐形成严谨的临床思维,马老师的谆谆教诲,使我顺利通过执业医师考试并成长为一名可独立带组上班的住院医师。

马老师是呼吸与危重症医学科的科主任,临床工作繁忙,我从来没有看到他在正常下班时间离开医院。他对每一个患者认真负责,在工作的时候,疲惫似乎与他绝缘,永远精力充沛,充满激情。他还是呼吸与危重症医学科呼吸内镜介入室的带头人,很多患者慕名而来指定要马老师为他们行内镜诊疗,导致马老师常常加班到深夜。偶尔,同事们会劝导马老师适当地拒绝患者,但是他从来都是轻轻地摇头,说:"患者来找我,是对我的认可,医学界里有一句名言,'有时去治愈,常常去帮助,总去安慰'。我对他们而言,不单单是治病的临床医师,更是给予他们心理安慰的心理医师,有时候安慰比治疗更重要。"马老师对临床工作的热爱与认真负责的态度,深深地感染了我,让我看到为医者、为师者的风范,是对学生最好的言传身教。

2020年春节前夕,新型冠状病毒悄然侵入华夏大地,势起武汉,波及全国,普通百姓人人自危,而全国的医护人员不顾安危,毅然逆行,用自己的血肉之躯为中国人民筑起最坚硬的堡垒。此时,马老师被任命为桂林市新冠病毒感染医疗救治专家组组长兼首席专家。马老师自1月21日接受任命后,马上投入战斗,第一时间组织和参与防控工作布置,为了工作方便,他租房独住,舍小家顾大家,连续2个多月未回家,一直奋战在抗疫第一线。他说:"我是一名党员,是一名呼吸科医师,现在疫情最需要我,我必须冲在第一线。"在以马老师为首的桂林市防疫救治小组的努力下,桂林市所有确诊新新冠状病毒肺炎的患者,包括6例危重症患者全部康复出院。患者零死亡、医护零感染,获得卓越的成绩,播散了满满的正能量。马老师在面对烈性疫情时表现出来的责任、担当以及智慧,使他在我心中的形象越发高大与清晰,使我更坚定行医的决心与信心,骄傲地做一位"呼吸人"。

转眼,3年的研究生学习及住院医师规范化培训生涯结束之期已至。在导师马礼兵教授的言传身教下,我完成了人生的一次蜕变。感谢马老师鼎力推我登上山峰,陪我度过攀登时的艰难困楚,使我领略到山顶的绝美风光;在医学探索的漫漫道路上,我何其有幸得此名师,犹如明灯,指引我前进的方向,鞭策我不断前行进步。基于此,我将再次出发,不忘初心,笃志前行。

危急时刻勇担当,千里驰援荆楚大地

——记广西医科大学第一附属医院　　巫艳彬

（韦虹羽　　广西医科大学第一附属医院）

每个学生都不会独自长大,在成长道路上都有无知、无助和迷茫的时候,但我们也会很幸运遇上那么一个人,能为我们指点迷津,成为我们成长路上的明灯。在我的住培学习生涯中,就有着这样一盏明灯,她时时刻刻指引着我,让我不再迷茫,不敢懈怠。巫老师有着严谨的治学态度,在呼吸与危重症医学科轮转期间,她带着我们查房,从问诊、查体到病例分析,都悉心指导,指出我们的不足并给出相关针对性建议。

广西医科大学第一附属医院是广西临床医疗、医学教育、医学研究、医疗保健及疾病预防的中心,疑难危重病例非常多,为了给患者查明病因并对因治疗,她常常追溯患者病史,联系到多年来患者所就诊的各个医院以取得原始资料。她认为,对于很多疾病,通过询问病史即可得出诊断,可见病史的重要性。作为临床医师,掌握患者全面的病史是基本技能,可以避免走弯路,也可避免浪费更多的医疗资源,更可以让患者尽早得到精准的救治。努力提高自己的专业技能,不做庸医,为更多的患者解决病患,是她的专业追求。

她总是本着以尊重为前提,把住培学员当朋友的原则,把带教工作做到细致、认真,为我们每一位住培学员提供充分的科室内临床学习机会,帮我们打好基本功。每周三晚上的学术讲座会,她用大量的临床实例结合理论内容,增进学生理解能力;在每周两次的教学查房时,她也会与下级医师们讨论患者病情,鼓励大家各抒己见。她说,每一个患者都是独特的个体,必须做到个体化诊疗。同时她也要求我们整理病历,进行反思,提出自己的思路与问题,再由她进行修改,这让我们对疾病的鉴别诊断、治疗有更详尽的认识,迅速提高了临床诊治能力。

2019年底湖北武汉出现新型冠状病毒肺炎,并逐渐蔓延,成千上万的人感染病毒,甚至死亡。因为是一种新型病毒,人群普遍易感,其传染性强、传播速度快,导致了严重的后果,武汉乃至整个湖北成为疫区,武汉人民生活在疾病的严重威胁中,武汉的医护人员超负荷的工作压力及心理压力让他们已难以承受。作为一名呼吸专业医师,她很早就关注到这一呼吸道烈性传染病,看到武汉出现的危机,心急如焚。在医院发出组建首批驰援武汉医疗队通知后,巫老师立即报名,并于2020年1月27日作为广西首批援鄂医疗队队员到达武汉,随医疗队进驻武汉市第三批新型冠状病毒肺炎定点收治医院黄陂区中医院,进行医疗救治工作。在武汉工作的50多天里,她从开始的忙乱中很快适应下来,每天上班,和同事们一起,除了认真查房、逐个查看患者外,还认真分析患者的各项症状体征及辅助检查结果,给患者制订或调整治疗方案。在休息时间,她认真学习新型冠状病毒肺炎相关知识,不断更新对疾病的认识,以能更好地对患者进行诊治。在完成武汉抗疫任务后,她和同事们一起对在武汉期间收治患者的资料进行梳理和总结,并参与撰写相关专业论文和书籍,力争为全球抗疫的成功而努力。

在回院工作之初,她就为我们分享了许多的经验和感想。一次次的讲述,为年轻的我们带来的不只是知识和经验,还有更多的感动。感动于巫老师对职业的虔诚、对生命的敬畏、对理想的坚守,她不仅改变了我的人生态度,更增强了我对医疗卫生事业的喜爱和执着。这样一位如此优秀的老师,为我的住院医师规范化培训生涯所带来的诸多帮助,短短这些言语难以全部表达。

此时,南宁艳阳高照,空中的棉花云美得令人窒息。而巫老师作为医院呼吸与危重症学科重症方向的学术带头人,在武汉抗疫归来短暂休息后,按照原定计划再出发,到北京朝阳医院进修学习。正如老师常说的:"医者的辛苦不是平常百姓能够理解、体会的;医学的奥妙也不是在书中单纯的读和背就能理解的;疾病的复杂,更不限于简单的用药与器械治疗。医者,必须沉得下心、耐住寂寞、经历孤独、吃得煎熬,才能对得起一身白衣。"她也正在用行动来诠释医者的责任与担当。

她就是我心目中的好老师——巫艳彬。她像是照耀在我们身上那缕温暖的阳光,使我们变得坚强,帮我们驱走迷茫,带领我们坚定地走在做好医师这条大路上。

医者仁心　言传身教

——记广西壮族自治区人民医院　　庞静

（黄璐　广西壮族自治区人民医院）

作为一名学术型硕士毕业的我开始了规范化培训。进入临床后,我既兴奋又惶恐,十分有幸在临床生涯的开始遇到心目中的好老师——庞静老师。

庞静,女,广西壮族自治区人民医院重症医学科一区副主任医师,是一名有着 8 年教龄的带教老师。在临床教学过程中,庞老师有扎实的知识储备和丰富的临床经验,能够采用灵活多变的教学方法、幽默的语言使枯燥的学习变得轻松易懂。她还以自身高尚的医德医风引领和带动学生对于医务工作者责任的理解和践行,并给学生留下深刻的印象,受到一致好评。她就像春日里的阳光,时刻照亮和温暖着我,坚定着我在行医路上的信心。

庞老师热爱工作,经常加班加点、任劳任怨。一切以患者为中心,哪里需要就出现在哪里,她的崇高医德令我钦佩。庞老师各种操作技术熟练,科室很多人遇到难题都向她请教或者请她处理。她思路严谨、思维缜密、胆大心细、操作规范,而且从不嫌麻烦,在业务上是我们学习的榜样。

在新冠肺炎疫情肆虐之际,庞老师主动请缨,舍小家、顾大家,成为广西首批援鄂医疗队员,并且是所在定点医院危重患者救治的骨干力量。她不仅要参与高强度的一线临床医疗工作,还要协助医疗组长进行排班、协调等事务,保证医疗安全和质量,但从来都是将效率与成果展现给大家,困难与艰苦自己承受。在援鄂期间,她以仁心仁术抢救回来的有90多岁的老奶奶、有持续在死亡边缘徘徊的大叔、有情绪低落的阿姨……有的痊愈者经常寄来武汉特产,以表达对救命之恩的感激之情。她除了完成高负荷的临床救治工作,还积极跟进新型冠状病毒肺炎诊治的新进展,通过线上交流的方式与大家分享诊治经验。回到原岗位后,也通过讲课的方式深入浅出地对新型冠状病毒肺炎的发病机制、诊治及经验教训等进行分享与讨论,让我们对突发公共卫生事件特别是传染病的处理有了更深入的认识。

重症医学科是非常具有挑战性的学科,面临的患者病情危重、复杂多变,有时候还要处理很多复杂的医患关系。对于之前一直在实验室的我来说,这种挑战甚至让我一度想要放弃。但当我看到在经过庞老师及团队的精心救治后,心搏骤停的患者在心肺复苏近2个小时后最终得救,能笑着走出重症监护病房;反复高热和呼吸衰竭的小伙子能顺利出院;重症肺炎的老人也可以顺利脱机……我那畏惧退却的心被重新点燃。也许本来希望渺茫,但"不抛弃、不放弃",做好每一个细节的管理,最后就会有奇迹出现。让患者重获新生,让患者家庭重新团聚,这样的成就感让我坚定了要成为一名重症医学科好医生的决心。针对我们重症监护病房入职的"小白",庞老师专门增加了一课——"如何做一名ICU医生",其借助北京协和医院杜斌教授的授课资料,又结合自己的经验,给我们带来很多启发,给予我们莫大的鼓舞,让我们更加明确学习的重点和方向,从而更好地对自己的未来进行规划。

庞老师不仅有很强的责任心,还精益求精,为了更好地救治危重患者,从不停止学习的步伐。开展住院医师规范化培训工作以来,为了更好地理解和掌握住培的内容和要求,庞老师积极参加各种教学培训,并到美国坦帕综合医院(Tampa General Hospital)和广东省人民医院进行了专项学习培训。她在最短时间内,按照要求完善了急诊及重症住培制度,有针对性地调整了培训计划。在人手少、任务重的情况下,她加班加点,为住培学员制订了基础知识和操作的培训课程,使得科里的住培学员能有序地学习和工作。

重症医学科涉及多个学科专业的急危重症内容,对于初接触重症医学专业的我们可以说是千头万绪。庞老师为了能让我们尽快入门,了解重症医学领域,牵头组织制订每周系统分节讲课计划,并寻找前沿学习资料,让每一个学员能系统地学习,丰富基础知识储备。除了理论学习,庞老师还会积极寻找合适的临床典型病例进行教学查房,将理论和实践有机结合起来,让我们在学习重症医学的道路上稳步前行。对于非重症专业的住培学员,庞老师在讲课时会提出他们应该掌握的核心内容。比如在休克和呼吸困难患者的初期处理方面,对于不同专业、不同年级学员,根据需要掌握的程度提出不一样的要求,让他们出了重症监护病房以后能够更快地识别高危患者,更好地进行初期的处理。

重症医学科的急救临床操作很多,这些是重症专业医师安身立命的技能。庞老师在言传身教的同时,还给予学生们充分的自我发展空间。她深入了解学生的爱好,除了参加医院组织的培训外,还尽可能安排各种学习、培训的机会,开拓他们的眼界,使其了解国际的最新动态。为了提高学生的技能操作水平,尽可能给学生参与的机会,她每次都事先通过录像、观摩使学生有了初步认识,并且“放手不放眼”,使得我们轮到自己真正操作时不紧张,并且能够操作流畅、上手快,同时也增强了自己的信心,而且增加了我们对临床医学的兴趣。

重症患者的病情复杂多变,生死可在顷刻之间,且治疗花费高、预后难测,医患之间良好的沟通便成为一个重要的环节。庞老师除了有精湛的医术,还有一颗温暖的心,想患者(家属)之所想,急患者(家属)之所急,真诚待人,深得患者和家属的信赖,收到各种嘉奖锦旗、感谢信不计其数,从未有过不良评价及投诉。她是患者和家属眼中的好大夫,也是同事眼中的好搭档,还是我们学员眼中的好榜样。而对于在沟通上存在不足的学生,她有针对性地设置了如何做好沟通的课程,授课后采用情景剧的方式帮助大家从中认识到自己的不足,学会在以后的临床工作中如何改进,减少医患矛盾,增进医患关系。当学生遇到困难时,第一时间都会想到找她寻求帮助,每当此时她都会认真倾听学生的诉求,不遗漏细节,寻找到问题所在后给予疏导,尽力寻求解决方案,使每位学生尽可能顺利地完成临床工作任务,所以同学们爱称其“庞妈妈”。

多年来,庞老师坚持“十年树木,百年树人”的育人理念,教书育人,言传身教,真心热爱教育事业,真心关爱每一名学生。庞老师从自身树立良好的师德形象,她始终坚信身教大于言传,从小事做起,从自我做起,率先垂范。每天坚持提前30分钟到医院,查看重点患者,查阅病历,下班前带领白班/夜班医师、住院医师、住培学员巡房查看患者,交代注意事项,耐心细心地对待每一个患者,发现问题及时纠正。对于每种疾病的诊治,她都会鼓励学生翻阅最新的指南和外文文献,形成自己的观点,参与到病例讨论中,而不是人云亦云。同时她关爱每位学生,不只是严格要求他们的学习,更注重学生的身心健康,针对不同学生的特点给予不同的帮助。

庞老师之所以能够这样做,是因为她始终认为带教老师工作的“示范性”和学生所特有的“向师性”使老师在学生心目中处于非常重要的位置。学生总是把老师看作学习、模仿的对象。教师需要作出表率,以高尚的人格感染人、以整洁的仪表影响人、以和蔼的态度对待人、以丰富的学识引导人、以博大的胸怀爱护人。只有这样,才能保证教书育人的实效,学生才会“亲其师,信其道”,进而“乐其道”。

这就是我心目中的好老师——庞静老师。她知行合一,一直坚持以自己高尚的医德、精湛的医术、丰富的学识为学生们作出良好的示范,并多次获得医院“优秀医生”“优秀带教老师"等光荣称号。她就是温暖的阳光,照亮了我的内心,照亮了前行的方向,让我坚定、自信地前行。

医路有你　不负韶华
——记海南医学院第一附属医院　　汤净

（蒋扬青　　海南医学院第一附属医院）

很幸运我遇到一位好老师。轮转过很多科室,而她是我见过的最让人敬佩的医生、老师——海南医学院第一附属医院消化内科汤净主任。她对患者的负责、对学生的耐心教导,都让我印象深刻。

消化内科是我刚上临床不久就轮转的科室,第一次见到汤老师时,她亲切、和蔼。在之后的相处时间里,给了我很多关爱。她以自己的一言一行树立榜样,对我进行了潜移默化的教育,给予我莫大的鼓舞,激励我在医学的道路上勇往直前。

汤老师给了我很多鼓励和教育。刚入科的时候,因为临床经验不足,我感到无所适从,什么都要从头开始。是汤老师,教会了我病例汇报、体格检查,以及如何管理患者;查房时认真给我们分析每一个患者的情况,总结每一个典型病例。她手把手教我做体格检查,告诉我这是一个医生的基本功,一定要学会。每一次我做完体格检查,她都会耐心进行点评,告诉我哪些做得好,哪些需要改进,这些都让我受益终身。她无时不在提醒我,扎实的理论基础是安全行医的必修之课,只有一个掌握了基本临床技能与知识结构的医学生才有机会成长为一位博学、仁爱的医者。

读书报告是消化内科的特色。所谓读书报告,就是我们每个住院医师都轮流给科里的人讲课,目的是为我们提供锻炼的平台,同时又可以促进大家相互学习。但是,说实话,第一次要用英文在科里面给别人讲课,压力真的很大。那一次,我把我想讲"Fecal Microbiota Transplantation"(粪菌移植)主题的想法告诉了她,她鼓励我说想法不错。我把讲课的课件做好了发给她看后,她又肯定我说课件做得很好,同时提供给我很多建议。她的鼓励无疑给了我很多信心,所以那次讲课效果不错,并且自己很有成就感。每次我犯错的时候,她没有责骂和叹气,只有指正和鼓舞。

汤老师对患者认真负责。多少次我站在她身边,看着她细致入微的体格检查与无微不至的医患沟通。记得她说,工作时候总能碰到一些急躁的患者及家属,这个时候我们更需要耐心、仔细沟通与疏导;只有取得了患者的信任,他们才会充分地理解和接受我们的诊疗措施。她对患者总有足够的耐心和关心，记得有一个重症胰腺炎的年轻人，做腹腔灌洗时疼痛不已，她紧握着患者的手，说道："小伙子，以后少喝点酒，就少遭点罪。"尽管这只是一个小细节，但是那个画面会我觉得很温暖。

汤老师对学生耐心教导。她将精湛的临床能力，无私地教授给我们。她从事临床医疗工作近 30 年，积累了丰富的经验。她利用各种机会引导我们，无论是教学查房、疑难病例讨论，还是指导读书报告、教学讲座等，她总是细致地指导和点评。汤老师还特别重视我们的病历书写，对有些病历经常是逐字逐句修改。看着她修改过的病历，我总能感到收获颇多。

有这样一个老师，我很自豪，她既是良师，又像长辈。汤老师是一个在工作时很严肃认真，私下又很亲切的老师。不仅在学习上教导我，也在生活上关心我。告诉我要加强身体锻炼，养成良好的生活习惯；医生是一个体力活，没有良好的身体素质是吃不消的。鼓励我平时要多出去走走、看看，可以增长见识，丰富人生阅历。

我是 2017 级的专业型硕士住培学员，3 年的住院医师培训期间要同时完成专业型硕士研究生的学习任务，任务重、时间紧。汤老师不敢松懈，在入学第一年就反复和我讨论硕士研究生的课题，结合我的实际情况最终选定"原发性胆汁反流性胃炎高分辨食管测压特征的临床研究"这一课题，随后安排我在胃肠动力室 1 个月，来学习食管测压操作和结果分析。从课题设计、撰写开题报告、综述，到临床病例收集，课题结果分析，再到撰写毕业论文，每个阶段汤老师都倾注了大量心血。她经常利用晚上的时间，加班帮助我整理病例资料，逐字逐句反复为我修改开题报告和毕业论文达 10 余次。

2020 年初，我国遭遇了来势汹汹的新冠肺炎疫情。汤老师作为消化内科的科室主任，工作变得异常繁忙，承担着科室的防疫指挥、人员调配和安排工作，以应对医院、科室突发状况，保障医护人员健康及患者医疗安全的责任重大。2020 年 6 月是我硕士毕业答辩的时间，为了不耽误我的硕士毕业论文发表，在疫情期间，她常常连夜修改、及时反馈，我总是收到她在深夜两三点钟发回给我修改的论文电子邮件。她的认真严谨让我敬佩。她经常对我们说，作为医生必须认真务实，不断学习；科学研究除了创新，最重要的核心就是严谨真实。

3 年的专业型硕士住院医师规范化培训是辛苦的，我很庆幸遇到这样的好老师，让我明白了要成为一名优秀的医师应具有的能力和品质。她在学术上严谨认真，为人真诚，为师尽职尽责，这些优秀品质将照亮我前行的道路。我会以她为榜样，希望有一天也能成为像她那样的医师。我很自豪我是汤净老师的学生！

修己修人　不忘初心

——记重庆医科大学附属第二医院　印国兵

（周凡涵　重庆医科大学附属第二医院）

题记　梁启超先生曾说过："愿替众生病，稽首礼维摩。"启超先生之文人，跪求神佛，惟愿消众生病痛；国兵先生之医者，践行医学信仰，用智慧及双手，与病魔搏斗，消众生病痛。

先生国兵，生于西南边陲，家中少子，父母不因其是少子而溺爱，也不因其是少子而骄纵。自幼立志成才，勤学苦读，日日不辍；遇难而上，遇不解求问；知其然，必求明白其所以然，时有"写尽八缸水，砚染涝池黑"之举；挑灯夜读，废寝忘食，皆是常态。曾有长者问先生：汝家境殷实，毋须读书改变命运，如此苦读，何为？先生答曰：读书不为家财更丰，读书不为仕途坦荡；读书可修身，修己身，诚勤立讨，修人身，导人正途。长者再问：汝成人后，愿习何术？先生答曰：修己修人之术。长者笑曰：孟子得天下英才教之，人生之乐也，汝可做先生，教书育人，圆汝修己修人之梦也！

寒来暑往，十年一梦，先生谨记长者之言，且修己身，且盼育人之梦。

世事无常，将来之事，无人可算之。高考，与师大失之交臂，先生十数年之梦想，将化为泡影。先生沮丧，不知将来去何从，寻长者解惑。长者曰：岐黄，救人之术，传世之学，天下英才景从之。先生豁然开朗，立志医学，至此踏上漫漫习医路。

壬申秋，先生入重医求学，五年学士，三年硕士，再三年博士。看两江水涨水枯，听山茶花开花谢，十一载韶华不在。先生不惧岁月悄然，只恐修习不够，难当救死扶伤之任，亦如年少时，勤习医道，十一载未曾懈怠。

癸未秋，先生成绩优异，留重医二院外科行医，历任医师、主治、副高。十六年间，行医不忘修己，时时不忘少时之志，不忘恩师教诲。医道，患者健康所系，性命相托，勤之，慎之。十六年间，任嘉陵江水滚滚东流，任歌乐山候鸟南来北往，先生始终学习不辍，学以致用，随医学之步伐前进。十六年间，众人皆赞先生手术之技法，日益精进，谁又知，先生日日练习，反复琢磨之辛苦？十六年间，聚沙成塔、滴水石穿，持之勤修，终不负辛苦。十六年间，先生救治病患数千，接诊数不胜数，具体已不可考。其中有仕宦之人，亦有平民百姓；其中有富甲一方者，亦有穷困潦倒者；其中有学识渊博者，亦有目不识丁者；其中有德高望重之人，亦有鸡鸣狗盗之辈。孔子说：有教无类！先生说：医亦无类！

吾辈久闻先生大名，却未曾一见，直到丁酉仲秋，吾以住培学员身份入重医二院学习，才得以与先生相识。初识先生，战战兢兢，总觉先生不苟言笑。相处之后，才知先生心细心善；相处之后，才知先生才华远胜传闻；相处之后，才知道先生品性甚高；相处之后;才知道先生十六年间修己亦修人。

先生自工作始,便将学问授予后来人。十六年间,实习生来了又走,走了又来,数以千计,先生总是倾囊相授,毫无保留。十六年间,相同的知识,先生讲了一遍又一遍,不厌其烦,孜孜不倦。十六年间,医学进步,先生总是先学习,再将进步播撒,至力所能及之处。回头望,当年的实习生,有些已到不惑之年,提及先生,还赞不绝口,感激之情溢于言表:先生所授,一生受用。

住培始,先生开始思考,住培应如何教导?理论应重之,技能亦应重之,动嘴不动手,不可为医。国医曰:望闻问切、针灸理疗。其中也不乏操作技能。西医不论内外妇儿,皆应理论与技能并重。遂将一身技能授予住培学员,建议积极参加技能大赛,并亲自指导,带队参赛,国赛、省赛、地区赛,逢赛必参加,获奖颇丰。先生之能,可见一斑。

戊戌冬,先生带吾辈出征重庆市技能赛,先生不辞辛劳,细心讲解,抓技巧,抠细节,没日没夜。四十多个日日夜夜,照顾完患者,就会督促吾辈练习,皓月当空,依旧还在,吾辈不休,先生亦不休。临近比赛,先生授吾辈秘籍:临床思维,理论与技能之纽带!吾辈若醍醐灌顶一般,细品先生之授,恍如隔世。吾辈虽天资愚钝,终不负先生一番教导,以优异成绩回敬之。

金无足赤,人无完人。先生也有缺点:也会在意见相左之时不悦,也会在手术不顺之时焦躁,也会在答非所问之时发怒。缺点,恰恰丰满了先生之形象。先生不是神,先生和我们一样,实实在在,有血有肉,也有喜怒哀乐。

一日,吾问之:先生,二十七载医学路,苦否?累否?愿放弃否?

先生答曰:挑灯夜读,苦;练习技能,累;救死扶伤,苦;传道授业,累;修己,苦;修人,累。当吾亲历地震一线,救活伤员时,吾不觉苦;当吾带给患者生之希望时,吾不觉苦;当吾看见汝辈成绩斐然时,吾不觉苦。吾从翩翩少年走来,却会在须发皓白时离去。二十七载,是节点,却不是终点。

先生习岐黄之术,遵孔孟教诲,行重医二院"克宽克仁、彰信兆民"之院训,授吾辈行医之术,以安身立命;授吾辈传道之责,以导人向善;授吾辈人性之德,以慰本心。

此便是吾辈之先生,有血有肉的先生,有着小缺点的先生。

此便是吾辈之先生国兵——印国兵。

后记 先生达到了"学高为师,身正为范"之高度,故我称他为先生,谨以此文感谢印国兵先生为医学付出的27年青春年华。

帮我系好第一颗扣子的人

——记陆军特色医学中心　韩健

那天,我怀着激动而忐忑的心情,走在陆军特色医学中心妇产科病房的走廊上。我的左手拿着刚刚领到的《住培手册》,右手提着新发的白大衣,前面是带领我去和老师见面的教学组长,她指了指墙上的时钟,说:"现在是早查房时间,你就在办公室等一下吧。"医生办公室外面,人来人往,有手术之后康复的患者,也有刚刚入院面露不安的新患者,还有陪同的家属,夹杂其中的是穿梭在病床之间的医生们。患者们总是不时用眼神悄悄地看那些正在查房的医生,每个人似乎都想听清从医生口中说出的每一个音节,无论是不是有关于自己的病情。大约半个小时之后,查房就要结束了,我赶忙穿上自己的新白大衣,整理了一下头发。不一会,一位带着黑框运动眼镜的男医生来到我的面前,用温和的目光打量了我一下,说:"同学,你白大衣的扣子没有扣好"。这就是我的带教老师和我说的第一句话。

韩健老师是妇产科中心的副主任,也是妇科病区的主任,医院里很有名气的年轻教授。他很忙,每周2天门诊,3天手术,除了妇科病房的临床事务之外,他还管理着科室的实验室,带领着科室的研究生和科研人员做研究。面对这样的老师,我承认心理压力是巨大的,担心自己的表现难以获得他的认可。初入科室,陌生的环境和高压的工作让我顿感无所适从,但让我感到惊喜和意外的是,我的老师在工作中虽然对我比较严格,但却完全没有那种精英式的冷酷面孔。他在查房之余常常会问我刚到科室是否适应新环境,食宿方面是否有问题,在工作学习中有没有什么困难。稍微空闲的时候还会带我拜访科室里的前辈老师,这让初来乍到亟须融入集体的我感受到了巨大的温暖。

在临床工作中,韩健老师是我们每个住培学员景仰的对象。他总是叮嘱我们:"医生是一项伟大而艰难的工作。人体不是机器,一旦损害发生,我们便无法完全挽回损害,更不可能让时光倒流。所以,我们经手的每一件事情都应当尽全心去处理,每一个环节都要开动脑筋去尽力优化。每一次处置都要让患者的利益最大化,而损害最小化。"有一天,我在他的办公室看到摆在桌上的座右铭:"如临深渊,如履薄冰",还有他自己写在记事板上的两行字:"兢兢业业管好每一个患者,认认真真做好每一台手术"。刚刚参加临床工作,有时我会犯一些低级的错误。每当这时,他总是和我说:"住培阶段对于一位医生来说尤为重要。每次收治一个患者,处理一个疾病,我们都应该做好充分的准备工作。医生一生的工作就如同去穿一件白大衣,从第一颗扣子到最后一颗扣子,都应当妥善而优雅地扣好。"

韩健老师始终坚信身教大于言传,他每个工作日都会亲自带领我们查看入院的新患者,从总结病史到专科查体,都会给我们一一分析,细细讲解;让我们做到理论与实践相结合,掌握各个妇科常见病种。对于每种疾病的诊治,他引导我们学会自己翻阅最新的指南及文献,形成自己的观点,积极参与到病例讨论中。他紧跟业内前沿技术发展,每周都会在科室微信群与大家分享他从国外权威期刊读到的优秀文献,为我们解读最新的临床指南。无论手头事情多忙,他每周都会组织一次科室集中学习,挑选近期病房最典型的病例与我们分享。病例讨论之后还会把一周来我们年轻医生在工作中的优点和缺陷和大家一起分析。在手术台上,韩老师作为主刀者带领我们做手术,会给我们细细讲解相关解剖结构和手术方式的原理,让我们充满参与感的同时学习到了非常多的手术经验。每周两次的专家门诊,韩老师都会带我们一起坐诊,让我们了解,面对门诊患者,有哪些与住院患者不同的诊疗方式;同时也言传身教如何与患者沟通。

对于不同性格的住培学员,韩健老师也有不同的培养计划。他会与我们深入沟通,了解我们的特点,找到我们各自的优缺点,针对不同的学生给予不同的帮助。例如:我在工作中与患者沟通时,不懂得如何良好地与患者进行交流。韩健老师在发现了我的问题后,有针对性地开展了一次教学活动,让我了解到了我存在的问题,从而自己找到改正的方法。此外,我对于腹腔镜的操作较为生疏,韩健老师在工作之余便亲自指导我在模拟器械上操作,每一次练习后韩健老师都会总结我的优缺点,鼓励我的同时改善我的不足,让我的技能操作水平得到了质的飞越。

在住培工作中,韩健老师给予了我们充分的自我发展的空间,他会深入了解我们的爱好,了解我们专业兴趣取向,根据每个人不同的爱好,组织我们参加培训。同时,也尽可能地给我们安排一些开会学习、培训的机会。既开拓了我们的眼界,又让我们了解到国际最新动态。他因材施教,以各种方式提高学生的技能操作水平,尽可能多地给予学生参加手术的机会。手术之前会通过录像、观摩等方式让我们对相关手术有初步认识,做到真正手术时心中有数,操作熟练;让我们富有参与感,对临床工作有着无限的兴趣。

韩健老师平日不仅注重我们的专业知识发展,更教育我们要懂得不断提升自己的个人境界,从而看得更高更远。记得我刚接触妇科工作时,总是觉得工作效率低下,导致终日迷茫而没有方向。韩老师在平时工作中注意到了我的困惑,主动找到我,与我交流。在了解到我的困惑以后,韩老师告诉我,青年时代的迷茫是每个人都会经历的过程,重要的是我们面对困难要做到全力以赴,无论做人、做事、做学问,都要学会自觉学习和积极思考,不断地发掘出自己需要提高的地方;对于自己热爱的事业,一定要保持定力,这样才能为一生的努力打好基础。

工作之余,韩健老师还带领我们做了很多公益活动,针对重庆市边远地区女性,他为科室申请了宫颈癌筛查方面的临床课题,每年都要带领我们下乡去为边远老区的女性送医送药。韩健老师说:"新时代军队医务工作者一定要带头为健康中国建设助力添彩,我们应该结合自己的工作岗位实际,为老百姓做些什么,尤其是为经济条件差,离大城市、大医院远的人们做些什么,这样才无愧于国家对我们这么多年的培育。"

我常在心里感叹,斯人斯语,诚为我师!能在住培期间得到韩健老师的悉心教导,十分幸运。能遇到这样一位好老师,帮我扣好人生中的第一颗扣子,弥足珍贵。诚遇良师,实为命中之幸。我原也会遇到暗淡的黄昏,能遇良师,才会永像初春的清晨。

耕耘二十九载,履职尽职,奋发进取

——记简阳市人民医院　　杜志强

"你总说毕业遥遥无期,可转眼间,我们就要分离……"这是简阳市人民医院内科住培基地杜志强主任对我们毕业总结的开头语。我记得,三年前踏入简阳市人民医院时的青涩懵懂;我还记得,内科基地学员初次见面时的心照不宣;我还记得,成功抢救危重患者后的欣喜若狂……每次回想,都让我感动。时光荏苒,经过三年严格的内科医师培训,今天,我们已从医学生成功蜕变成为合格的住院医师。是的,相逢是别离的开始,随着内科基地 2016 届住培学员结业典礼的隆重举行,我们也将各自开始新的旅程。回首,是一段青春无悔的岁月,前望,有一个繁花似锦的前程。培训的点点滴滴仿佛就在昨天,历历在目。

2016 年 7 月,离开大学校园,踏入简阳市人民医院,我正式成为了简阳市人民医院内科住院医师规范化培训基地的一位学员。在住培前,医院举行了为期近 1 个月的拓展训练和岗前培训,这是离开校门后的新课堂,使我认识到住院医师规范化培训是医学生毕业后教育的重要组成部分。通过学习,我们内科基地的同学彼此加深了认识,建立了信任,增进了友谊;也了解到简阳市人民医院的优秀传统和文化底蕴;"健康所系,性命相托"的八字誓词,更是成为我们每个内科住培学员内心的坚定信念,成为我们今后医学生涯的奋斗目标。在简阳市人民医院三年,是我们将理论与实践紧密结合的三年,是强化提高临床技能的三年,更是成长为一名合格医师的至关重要的三年,培训的过程历历在目。

在内科基地杜志强主任的要求下,在各科室带教老师的悉心指导下,我对各科室常见疾病的临床诊断和治疗完成了从了解到熟悉,从熟悉到掌握的过程。我们积极主动完成上级医师安排的临床工作任务,独立管理各种患者,并参加内科基地每周都开展的教学查房、疑难病例讨论、教学讲课等活动。时至今日我们才发现,自身的理论知识得到了不断充实与质的提高,这些源于日常工作的不断积累。

我怀揣着成为一名优秀消化内科医师的梦想。当基地主任杜志强主任了解到我的目标后,对我提出了更高的培训要求,作为合格的住院医师要有远大目光(vision)、果敢行动(action)、创新发明(innovation)、坚忍不拔(persistence)的精神。并为我制订了专科培训的导师辅导学习计划,除了必须掌握消化内科大纲要求的内容以外,还指定高级医师指导我快速熟悉胃镜及肠镜的操作技术,并积极促使我参加内科各专业相关的医学学术会议和讲座,学习消化专业最新的治疗进展,从一点一滴开始提升自己,逐步扩大消化专科知识面。他鼓励我利用空闲时间阅读相关医学文献,学习课题的设计和数据的采集,逐步学会对数据的专业分析,对专业课题以及医学论文的书写有一定的认识,借此使自己的学术理论水平更上一层楼。他强调,医学的学习要善于总结和创新,这些为我在毕业之际顺利考上消化专业硕士研究生打下了坚实的基础。

加入简阳市人民医院内科基地,让我了解到内科亚专科的规范化培训,结识了内科基地杜志强主任以及那些令人敬佩、认真专注、严谨负责的带教医师们,是像他们这样一个个榜样的力量支撑起我前进的脚步,是他们的尽职尽责、言传身教和倾囊相授让我快速成长,是他们的仁心仁术、高尚的医德指导我树立"救死扶伤、守卫健康"的信念。而其中消化内科的杜志强主任对我的影响尤为深刻。

消化科是大家公认的最忙碌的科室之一,可见其工作强度之大,但是杜老师对工作始终充满活力,十余年如一日,一直勤勤恳恳,任劳任怨。这也使他淬炼出高超的医疗技术,并治愈了无数的病患。对他来说加班是家常便饭,傍晚的科室,他的办公电脑总是亮着,他的身影也被投射得格外高大。正是基地的一位位带教老师对工作认真负责的态度,以及他们的仁心仁术、高尚的医德不断地激励着我们;它们犹如一粒种子,在我们心间生根发芽。在简阳市人民医院三年间,不断突破自我,完善自我。

经历了近三年的住培学习,在基地老师的耐心指导下,我熟练掌握了各项内科技能操作,并在2017年10月获得四川省住院医师规范化培训技能竞赛内科组二等奖。在2017年度的四川省优秀住院医师评选活动中,我非常荣幸能成为一名候选人并最终通过考核。这些不仅仅是我个人的荣誉,更是各位内科基地带教老师的荣誉,是他们平日里以身作则,孜孜不倦的教诲才让我有所收获,让我深感作为一名医务人员的艰辛和神圣。

2018年10月,简阳市人民医院内科基地迎来了规范化培训基地飞行检查,其间,杜志强主任邀请我配合参加规范化住培教学技能操作演示。我欣然接受,并和主任共同商讨规范化住培教学操作的相关细节和注意事项。反复数次演习中不断更改细节和流程,最终确定了最适合的方案。在杜志强主任的带领下,我们成功地在简阳市人民医院技能操作培训中心进行了内科技能规范化操作示范,给各位在场观摩的考核专家展现出很好的操作演示,得到现场老师们的一致好评。在最后的总结大会上,内科基地的教学工作得到检查专家组的肯定和表扬。内科基地带教老师们的教学经验和丰富的临床知识是我们学习的榜样。正是内科基地主任及各位带教老师的重视,不断地指导我们进行理论学习和技能操作,才使得我们内科基地所有学员均顺利通过了执业医师考试和住院医规范化培训结业考试。

在我看来，简阳市人民医院就像一个神奇多彩的大舞台，内科基地就是我们的家，简阳市人民医院内科住院医师培训基地有很多让我感悟的名言："当代每个人的成功都是建立在前人的科研和教育基础之上""每个人都要有自信，天生我才必有用""机遇最爱有准备的年轻人"……三年来，我们在简阳市人民医院学习和传承仁心仁术，树立起救死扶伤的崇高信仰；离别之际，我们将牢记医院、基地对我们的殷切希望："不忘初心、砥砺前行、青春梦想、博济启航"。我们从"简医"扬帆起航，也会将"简医"精神发扬光大，并衷心祝愿简阳市人民医院及内科住院医师规范化培训基地花开满园，桃李满天下。

先做人，后行医

——记德阳市人民医院　　何清

（杜馨　　德阳市人民医院）

韩愈说："师者，所以传道授业解惑也。"老师，可以是人生的启蒙，可以是指路的明灯，可以有教会知识的渊博，更可以是指导人生方向的向导。人生路上，总有人在你不知所以的时候报之以微笑；总有人在你懵懂无知的时候教会你接下来该如何处理；总有人在你迷茫的时候教会你看到世界的美好。能够与"师"字相配的人或许并不多，何老师是我心中称得上"师"之一字的真正的导师。

术业有专攻——一个医师的专业能力

何老师很忙，平日安排满是临床工作、开会、学习……然而，在她身上总能感受到用不完的精神，以及对每一位患者的责任。

专业知识过硬是一个医师应当有的能力，也是作为医者得到患者信任的必备条件。何老师作为呼吸与危重症医学科的专科医师，对于呼吸科相关的专科知识的讲解透彻、明了，我们对于疾病的认识，总是能够在她精准的讲解之后更加深刻；同时，从她的讲解中更能够发现很多平时忽略的知识点盲区。

何老师专业知识过硬，每一次认真聆听她的讲解之后，总有豁然开朗、柳暗花明般的顿悟，体会到所谓量变引起质变的感觉。她让我们知道，学习是一个用时间和努力堆积的过程。

由衷地希望,有一天当我要成为学生心目中的"师"时,也能如同何老师一样,是专业知识精湛,并且可以教会学生更多知识的人。

善者,吾善之;不善者,吾亦善之——一个医师的医德

明代龚廷贤曾说过:"病家求医,寄以生死。"

一个医师可以有很高的专业技能,也可以有救死扶伤的决心,但医德,是所有医者的立身之本。

临床的工作烦琐、重复,初出茅庐的我们遇事时难免急躁,尤其是遇见患者或家属也焦急的时候。然而,何老师却告诉我们,医者的善良是"不善者,吾亦善之",这是医德,是一个医者在专业知识过硬的同时更应当拥有的品德。所以,无论在何时、何地,无论面对的是好沟通还是不好沟通的患者,我们都应该用善意去温暖,用真诚去倾听,用过硬的专业知识竭尽所能地去帮助他们。

何老师让我们学到,医者要同时兼备过硬的专业技能和自己学医的初心。坚持始终,对所有患者都怀有善意和真诚,只有真正兼具"能力"和"医德"的医者才能成为患者和学生心中真正的好医师。

师者,传道、授业、解惑——一个老师的教学能力

老师,是教会我们知识的人,从她那里我们认识到,学习知识的过程原来可以很美好。而我们的学习方式已经不仅局限于教室里的讲解和倾听。

在我的记忆中,每个前一天收住入院的患者,都能得到及时处理。第二天上级首次查房时,何老师总能将该患者疾病的大体知识脉络一一讲解给我们听;遇到非专科的少见疾病时,她总是告诉我们:"我们今天都去研究一下这个疾病,明天一起交流学习。"作为学生的我们,与老师一起学习,和老师一起见证了临床真实病例后再认真、仔细地回顾知识,这或许相较于坐在教室中单纯观看教学幻灯片来得更真实,也更乐于接受。同她一起讨论的时候,会发现即便是非专科疾病,她也是在前一天认真学习、研究之后才同我们讲解。我记得费孝通在《乡土中国》里说过:"我并不认为教师的任务是在传授已有的知识,这些学生自己可以从书本上去学习,而主要是在引导学生敢于向未知的领域进军。"在何老师这里,我学到了怎样去学习书本上学不到的和老师不曾在课堂上教过的知识。主动学习是做人之责,更是医者之责。

随风潜入夜,润物细无声——一个老师的生活哲学

并不是每一个教会你技能的老师都会让你学到生活的智慧。有的老师教学能力一流,可是却并不懂得用行动教会学生看到生活的美好,有的老师却能在教会学生学习和技能的同时教会我们理解生活的美好,热爱生活。何老师是后者。

第一次见何老师,因某些缘故认错了人,在我极其尴尬的时候,她只是报之以极为温

和的一笑,第一见,我便认定,她是一个温和的好老师。接触日久,从她那里我看见即便是忙碌的生活也可以过得幸福、平和。热爱生活中的每一个人、每一件事,积极平和的心境是需要生活的沉淀和智慧的。同时她也让作为学生的我意识到美好的生活也需要智慧和经营,她未曾刻意教会我怎样去生活,却在潜移默化中告诉我怎样去生活。

大爱扶伤策,最美"逆行人"——一个医师的人间大爱

2020 年初,席卷中国的新冠肺炎疫情暴发,武汉成为当时新冠肺炎疫情最严重的地区。知道何老师去武汉的消息是在 2 月 2 日的电视新闻上。第一反应是心疼,因为我知道她有年迈的父母,还有两个年幼的孩子,她是家里的顶梁柱。但仔细一想,她选择"逆行"武汉也是必然的。作为呼吸重症专业医师,她技术过硬,虽然个子娇小,但平时的工作却是雷厉风行,从专业方面来说,她去武汉是最合适的。尽管如此,我还是忍不住担心她。她在武汉前线一共坚守了 59 天,是德阳支援武汉时间最长的医师之一,负责的全是重症患者。我一直关注着她,从她发回的日记我了解到她的工作是多么的艰辛,但看到那些被她救治的患者重获新生时又感到这份工作是那么的伟大。再见何老师是她在重症监护病区里抢救患者,还是一如既往的认真负责和淡定。何老师用实际行动诠释了希波克拉底誓言,那舍小家、顾大家的人间大爱深深地感动了我,让我懂得了医师职责和使命,坚定了我在医学之路上继续走下去的决心。

结语——硕师

人生诸多遗憾,"患无硕师以交"算为之一,但我想这样的遗憾对于我来说是不会有了。因为,何老师无愧于"硕师"之称。有师如此,当也无憾;得有此交,幸何如之。

踏踏实实工作,任劳任怨带教

——记成都市第二人民医院　　杨小艳

（戴宗宇　　成都市第二人民医院）

作为一名普通的全科住培医师,在临床工作学习的过程中,我遇到很多帮助我成长的好老师。现在就来讲一讲我心中的好老师,也是我的住培带教导师:成都市第二人民医院消化内科的杨小艳老师。

杨小艳老师,是一名光荣的中国共产党党员,临床医学博士,本科毕业于石河子大学

医学院,硕士毕业于石河子大学医学院,博士毕业于苏州大学临床医学专业。从医十余年,2006年通过国家执业医师资格考试,2008年考取教师证,2011年被聘为主治医师,2018年12月被聘为副主任医师,2012年取得四川省住院医师规范化培训师资证书。

自2008年7月至今,杨小艳老师一直在教学医院、附属教学医院从事临床、教学及科研工作,曾担任内科专业基地教学秘书、消化内科教学秘书、成都医学院兼职讲师。目前为内科教学主任,长期从事住院医师规范化培训工作,是住院医师规范化培训兼职导师。她是一名和蔼可亲的老师,热爱教学工作,热爱住培事业,爱岗敬业,学风严谨,严于律己。她关心爱护每一名在培住院医师,严格要求和指导其成长。她的带教方法和理念有创新,倡导个性化带教和指导,曾承担重庆医科大学本科理论课教学,承担遵义医科大学、重庆医科大学、西南医科大学、成都医学院、川北医学院的见习及实习工作,从事了8年多的住培教学工作,具有较丰富的医学教学经验。

杨小艳老师认真带教,每周都及时检查、修改轮转手册、病历等相关文书,已带教住培学员100余名;担任住院医师规范化培训指导导师,已指导1名社会化学员顺利毕业。她严格落实各项工作规定,过程管理规范、带教质量优良,通过积极探索研究住培教学方法,在《中国毕业后医学教育》杂志及其他核心期刊发表了住培方面的学术论文或典型经验;主持四川省卫生健康委、四川省医学科研青年创新等课题,发表教学论文及学术论文10余篇,是第十三批四川省卫生健康委学术技术带头人后备人选、四川省医师协会消化内科医师分会(第四届)委员。她积极接受并配合国家住培评估,在在培住院医师中满意度高,带教多年来无任何投诉,受到医院、科室及住培学员的广泛认可,荣获2012年重庆教学医院教师讲课比赛一等奖、最受学生欢迎奖,2012年度、2014年度、2016年度、2017年度医院先进工作者,优秀带教老师,2017年度成都医学院优秀教师,重庆医科大学优秀教师等荣誉。

杨小艳老师任劳任怨、认真带教,关心关爱住院医师规范化培训学员。她规范带教,通过教学查房、疑难病例讨论、小讲课等多种形式传道、授业、解惑,在带教过程中,注重人文关怀,尊重患者,关爱患者,得到学员及患者的一致好评。

杨小艳老师认真学习理论知识,提高政治觉悟,利用电视、网络、报纸等多种方法关注国内国际形势,学习党的基本知识和有关政治文件、书籍,自觉主动学习领会党的报告精神,重视党的建设,特别是党风廉政建设和反腐败工作的现实需要。积极参加党课及党员培训,拥护党的路线、方针、政策,并将报告精神融入思想,化为实践,贯穿于工作的各个方面。以党的精神为指针,统一思想认识,尽职尽责地做好自己的事,顾全大局,妥善处理好各种矛盾、关系,进而促进了工作环境和谐稳定。

在工作上,她围绕本职工作,努力做好手中的每一件事,认真对待每一名住培学员,时刻牢记自己是一名共产党员,是一名临床医师、带教老师。认真带教、踏实进取、严格谨慎,忠于职守、尽职尽责、遵纪守法、廉洁自律,努力发挥党员的先锋模范作用,以吃苦在前、享乐在后和对自己负责、对学生负责、对单位负责、对人民负责、对党负责的态度对待每一项工作，树立大局意识、服务意识、使命意识，努力把全心全意为人民服务的宗旨体现在每项工作细节中。作为一名医生，杨小艳老师在工作中更是保持党的先进性，积极努力工作，恪守医德、尊重师长、团结同事，对待患者认真负责，多次获得患者的赞赏。

在生活中，她艰苦朴素、勤俭耐劳、乐于助人，始终做到老老实实做人、勤勤恳恳做事。她关爱学生，从不欺骗领导和同志，不说假话、不办假事，真诚待人；时刻牢记自己是共产党员，承担比一般群众更多的责任和义务，更加严格要求自己，在任何时候都不丢党员的脸。

杨小艳老师将继续奋斗在临床一线，治病救人，发挥救死扶伤的大无畏精神，言传身教，传道、授业、解惑，认真带好每一名住培学员。这就是我心中的好老师——成都市第二人民医院消化内科杨小艳老师。我将继续向她学习，在思想上、工作上及学习上不断努力提高，将来做一个为患者所需、为住院医师所骄傲的好医生、好老师。

育人与救人

——记四川大学华西医院　　梁宗安

（王婷　　四川大学华西医院）

"梁老师随中国红十字会支援意大利抗击新冠肺炎疫情了！"

2020 年 3 月 11 日，当我在微信群里看到这条消息的时候不禁心里一紧。因为从新冠肺炎疫情暴发以来，梁宗安老师便作为四川省新冠肺炎医疗救治专家组常务副组长和华西医院派驻成都市公共卫生临床医疗中心专家组组长一直奔走于四川省防疫工作的最前线，当国内疫情趋于平缓之时，他又义无反顾地前往当下疫情蔓延严重的意大利。异国陌生的生活与工作环境，日益严峻的疫情局势，连续奔波的工作行程，想到这些我的内心莫名担忧了起来。可转念一想，无论是在门诊还是病房，梁老师其实一直都在以他自己的实际行动教导我们什么是一名医师的责任与担当。在这次的新冠肺炎疫情期间，他更是如此。

"你们看这个患者下一步应该如何安排？"在某次的门诊中，梁老师指着一个患者的胸部影像学图像问我和另一名同学。我回忆着患者的病史与资料，不假思索地说："体检发现的肺部小结节又没有症状，可以定期复查 CT 和随访吧。"梁老师听完回答之后并未立即回应，而是以一种非常严肃的语气对患者说："你的情况我建议你去看胸外科的医师，评估后看能不能做手术把这个结节给切掉。"患者听到要做手术，一下子紧张了起来。梁老师便耐心地给患者分析利弊，详细解答患者的疑虑与问题。待患者离开后，梁老师便对我们解释说："体检发现肺结节是呼吸门诊最常见的情况之一，对绝大部分患者来说确实是需要定期随访，暂时不需要特殊处理。但是这个患者的情况不同，他的结节从 CT 上看，大小与形态有不好的征象，结合经验要考虑恶性可能性大，所以建议他手术。作为年轻医师，你们要多观察，不要放过任何细微的表现，多积累临床经验。"后来的随访发现这个患者的术后病理证实是肺原位癌。

在跟随梁老师出门诊的那段时间，也常常遇到很多患者诉说有许多症状，尝试了很多治疗方式都没有缓解，于是想来华西医院再把各种检查做一遍。很多时候，在听患者讲述完病史，看完相关检查报告后，梁老师也会直截了当地跟患者说："你这种情况不要担心，没有问题，放宽心回去。不需要做检查，更不需要吃药。"同时，还不忘与患者拉拉家常，关心他的工作与生活，缓解他的焦虑与不安。当有些患者有很多问题或者情绪需要表达时，他也不会打断，总是待患者说完之后再一一回应他们在谈话中所提及的内容。面对门诊情况繁杂的患者，梁老师的耐心和细致给我这样的年轻医师留下了深刻印象，在工作中也潜移默化地影响着我们。

无论是参加呼吸与危重症医学科的疑难病案讨论，还是在病房医疗组指导查房，梁老师总是特别关注一线医师，尤其是住培学员的学习情况和工作状态，也特别重视年轻医师临床思维的培养。从听取汇报病史、检查和诊治情况，到影像学读片和病情分析，他总是能在众多复杂的问题中推导出患者诊治中最关键的一条线，而且会结合提问，引导住培学员进行思考。梁老师也反复告诉我们需要对患者病情的发生、发展与转归保有预判能力，这样才能够在临床工作中更好、更高效地处理与解决问题。而梁老师也是幽默风趣和平易近人的，他总是鼓励大家多发言、多提问，无论是住院医师、进修医师，甚至是实习生，在他面前总能畅所欲言。

"作为医师，你们一定要有一颗善心与责任心。"这也是梁老师在早晨交班或者查房的时候经常跟我们讲的话。有言"大医精诚"，作为尚在医师成长道路上的我来说还不能够完全体会这句话的全部含义，但是梁老师在很多时候都在以身作则地为我们诠释这个词。

"梁老师平安从意大利回来了！"在微信上看到这个消息的时候，群里的老师和同学们都欢呼成一片，欢迎梁老师平安回家。可是从意大利回来之后的他在刚过隔离与观察期后，便又立刻投入到更为忙碌的工作中。

"有时去治愈，常常去帮助，总是去安慰。"这是我心目中梁老师作为医师的模样。

把握现在 致敬未来

——记成都市第五人民医院 温艳婷

  著名的数学家马尔可夫曾提出一个理论，一个事物未来的状态只与现在有关。在一次授课的过程中，她把这个理论讲给了住培学员听。也许这个理论对于医学生来讲是陌生的，但却深刻地诠释了每一个住培学员的过去、现在和未来。超声医学基地成立至今有五年的时间，当初给基地微信群取名叫"超声基地崽崽群"，后来群里"崽崽"们越来越多，教学活动逐渐充实起来，这是一个"80后"的教学主任——成都市第五人民医院温艳婷，带着几位带教老师成了这群"崽崽"的"爹妈"。五年的光阴，超声医学基地成了一个有温度，和谐中相互竞争、共同成长的乐园。面对"崽崽"们三年的住培生涯，她深知牢牢把握住"现在"，是给"崽崽"们"未来"的最好礼物。

  作为科室的教学主任，温老师与科室教学秘书、带教老师共同研究探讨教学方法，引导学生主动学习，营造一个在和谐中相互竞争的学习环境，传递正能量，鼓励式教学，给学生树立正确的价值观、人生观。同时关注带教老师基础技能的培养，携科室带教老师在成都市质控中心操作技能比赛中获得"团体一等奖""个人一等奖"的好成绩。经过不懈努力，超声医学基地住培结业考试连续两年首次通过率达100%，住培执业医师考试连续四年首次通过率为100%。在2019年全国住培年度业务能力水平测试中排名全国前10%，带教的学生位列全国成绩第90百分位数以上者2名，取得了丰硕的教学成果。

  作为一名指导老师，热爱教学工作是一切的源动力，这份热爱是纯粹的、执着的，也是持之以恒的。把这份"爱"融入教学工作中，从此教学活动有了温度。在实施教学过程中，手把手带教，从操作切面到报告书写，从医患沟通到执业安全，温老师都一一悉心指导。同时，作为住培导师她还为学生制订个性化的学习计划，关注其学习成长情况。多年的教学经验告诉她，带教老师不能固守陈规，每一个学生都是独一无二的，在教学大纲的指导下"量体裁衣"，深刻体会到教学理念与教学方式应与时俱进。每一次教学课件温老师都潜心琢磨，找最适合的课件模板，把疾病诊断当作"破案故事"来讲。并且温老师还查阅相关领域的文献资料，同一个课件逐年充实精炼，把每一节课都讲"活"，在夯实基础的同时，她带着"崽崽"们感受前沿知识。对她而言，每一次授课都是全心付出的"给予"，同时也有辛勤耕耘后的"收获"。

  对学生的未来发展，温老师有一种母亲般的责任，生怕"孩子"输在住培毕业后的起跑线上，总想为他们多做一点点。既要脚踏实地，又要敢想敢做，于是摸索着一系列创新教学方式。在住培教学中引入全英文授课，激励住培学员提升英文水平，基地定期组织英文文献分享会，开展英语场景口语练习，为住培学员毕业后学历提升和科研基础打下扎实基础。开展"超声看穿你"绘图比赛，作为基地教学的一次大胆尝试，比赛借鉴问题导向(PBL)教学理念,抛出一个主题,让住培学员寻找感兴趣的先天性心血管病绘制解剖结构图,并自己出资为学生购置护目镜作为奖品。在基础教学以外,基地还举行一系列绘图的比赛,在毕业时将三年来的优秀绘图制作成日历赠予学生,让他们带着自己努力的青春记忆,更好地奋斗在各自的医疗岗位上。鼓励住培学员收集有价值的案例,撰写论文,并指导学生将有价值的案例在国内专业公众号投稿并发表,展示学习成果,同时住培学员也在全国案例大赛中获奖。

以身作则才能言传身教。执业期间温老师获得2015年度院级劳模、2017年度成都商报社"金口碑好医生"、2017年度市优秀党务工作者、2018年度院级优秀医师、2019年度院级医德医风优秀、2019年度院级优秀带教老师等荣誉。

除业务提升外,温老师深知科、教、研工作是密不可分的,她利用业余时间提升个人科研能力,努力撰写论文,在国内外医学期刊发表论文数篇,其中以第一作者和通信作者发表SCI论文5篇(累计影响因子15.809),核心期刊4篇,B类期刊数篇。《一种子宫输卵管造影通液管组件》获实用新型专利(专利号:201920537343X)。

作为一名"80后"的教学主任及指导老师,温老师挑起超声基地建设的重担,学着前辈的模样匠心执教,丝毫不敢懈怠,并沉浸在教学的喜悦与热烈中,见证住培学员三年的学习与成长,让基地变成了一个有温度的学习园地,一个能成为梦想起飞的地方!

我的医术高一点,孩子的痛苦就会少一点

——记贵阳市妇幼保健院　　靳蓉

(丁玲　　贵阳市妇幼保健院)

30余年的时光荏苒,她从一名普通的儿科医生逐步成长为儿童医院儿科主任,住培基地主任,教研室主任及硕士生、住培医师导师,一再蝶变,以其缤纷绚丽向人们展示着自己的光彩。靳蓉——贵阳市妇幼保健院儿科教研室主任兼呼吸科主任,不论世事如何变迁,治病救人的情愫却纯朴依然。她常常说:"儿科医疗事业已经融进了我的生命"。

她是行业的带头人

只要走进贵阳市妇幼保健院的儿科病房,提起靳蓉的名字,从与其共事的医务人员到她接诊过的患者,没有人不为她那强烈的事业心、高度的责任感和对工作的认真劲儿所折服,也没有人不为她那正直、真诚、平易近人,和为患者无微不至、无私奉献的品行而

赞叹。自从 1984 年踏入贵阳市妇幼保健院儿科病房开始,她便全身心投入到了儿科的临床诊治工作中,医疗事业宛如她的生命,就诊患者宛如她的亲人。

她常说:"我的医术高一点,孩子的痛苦就会少一点。"因此,30 年中,她不断钻研业务,积极开展新技术,除看好常见病外,对急、危、重、疑难、少见病更是抓紧抓好。休息、节假日,均到病房查看危重、疑难患儿,同时积极主持及参加各种新理论、新技术培训班。她注重将理论知识与临床实践紧密结合,互为印证。渐渐地,靳蓉成为贵阳市儿科专业领域的带头人。她从一名普通的儿科医生成长为硕士研究生导师、中华医学会贵州省儿科分会副主任委员、中华医学会儿科分会急救学组委员、中华医学会儿科分会支气管镜协作组成员、国家卫生健康委员会人才交流服务中心儿科呼吸内镜诊疗技术项目专家组成员、贵州省儿科重点学科带头人、贵阳市市管专家……

近 10 年她带领团队积极开展新技术,1999 年率先在省内开展儿童支气管镜技术,之后又开展了小儿胃镜、肠镜、小儿机械通气、小儿血液净化等国内先进技术,近 1 年中在原有基础上逐步开展了难度大、风险高且居国内领先水平的儿童肺介入术。

凭借持之以恒的学习和丰富的临床经验,靳蓉主任主持开展的新技术——小儿支气管镜相关技术,获贵阳市妇幼保健院科技创新一等奖、贵州省医学会科技进步三等奖、贵州省总工会职工优秀技术创新成果三等奖。她主持及参加的省市多项科研课题,多次获得贵阳市科技进步二、三等奖;她还是《临床儿科杂志》及《小儿急救杂志》编委,个人在国家级及省级以上刊物发表论文 50 余篇。

她是住培学员的"天使妈妈"

"天使妈妈"的这个称呼由来已久,在学员管理上,靳蓉主任关心我们的学习、生活和思想动态。我院一名 2015 级学员,学习效率不高,进步缓慢,该学员自己从着急到烦躁,最后萌生退出培训的想法。靳蓉主任发现问题后,首先对他进行鼓励和安抚,之后一起和他寻找问题的根源。通过了解,她发现这名学员理论联系实际的能力相对偏低,对临床工作有畏惧,怕出错。了解情况后,靳蓉主任帮助他厘清头绪,加强理论学习,夯实基础;同时制订切实可行的目标,比如,遇到一个病种,她要求该学员从疾病的病因、发病机制、临床表现、诊断、治疗、预后随访等各个环节进行学习,针对具体的患者,制订个体化的诊治方案,不断地学习、实践、再学习。经过一段时间的努力,这名学员逐渐成为优秀的住培医师。

她认真负责的带教态度让人慨叹,她常常语重心长地告诫我们"老吾老以及人之老,幼吾幼以及人之幼……我们做医生,对患者要事事细心,时时小心,以高度的责任心为幼小生命护航!"

现在,她身上的担子有增无减,但是即便肩负着科室负责人、硕士生导师、住培基地主任、教研室主任等职务,她仍然坚持在教学工作中,不断推陈出新。"教学不仅仅是完成任务,我更关注教学的效果。"为了最大限度调动学员的积极性和参与度,她不断尝试教学方法的改革。在她的带领下，妇幼保健院儿科已成为本地区规模最大、医疗技术力量最强、住培教学领先的专科医院。

她是医德医风的模范

从医 30 余载，靳蓉的无私忘我精神和高尚的医德常被赞颂。她视职业为神圣，爱岗敬业、甘于奉献；以一颗医者仁心的情怀，热情救人、廉洁行医，她用自己的行动践行着做一名合格医生的无声誓言。

在全国三聚氰胺事件发生时，她临危受命，安抚病患家属，同时临时建立专科病房，收治大量结石患儿。当时全国共有 10 例重症患儿，而我院有 4 例，靳蓉主任带领团队日夜奋战，4 例患儿均痊愈且无并发症。

息烽二氧化硫泄漏事件中，当地不少居民出现不适，其中有不少在校学生。她心急如焚，同众多专家组成员一道亲赴息烽，不分昼夜，不辞辛苦，全心全意全力救治、安抚中毒患儿，最终实现零伤亡，得到当地居民、卫生主管部门及政府的一致好评。

在手足口病流行期间，她主动站在了防病一线，多次担任贵阳市儿科专家组组长，指导医护人员做到早诊断、早隔离、早治疗，多次下基层指导诊治，提高基层医院诊治水平，防止此类传染病暴发流行。

……

如此事例，举不胜举。

然而当不少患儿家长出于感谢想给她送上红包，有的想请她喝茶吃饭，有的给她送来土特产品时，她均婉言推辞，实在不能退回的她也会想方设法转交患者缴纳住院费用。她不仅对自己高标准严要求，保证自身拒腐防变、一尘不染，还经常叮嘱科里的医护人员要筑牢思想防线，经受考验。"要留一身清白在人间""不能玷污了医生神圣的称谓"。在她的带领和影响下，儿科团队中的医护人员都以高度的工作责任心和高尚的医德，获得了全院领导、同事、患者及其家属的赞誉和尊重。大家真心诚意为患者服务，齐心协力谋求进步，如今的儿科病房，已发展为多学科、多专业的综合科室，现已有小儿呼吸、消化、血液、肾脏、内分泌、神经及儿童重症医学科等各专科病房。其中儿童重症医学科获得"国家重点学科"称号，小儿呼吸科及消化科获得"国家卫生健康委员会重点扶持基金"，儿科获"贵州省重点学科建设单位"。现小儿呼吸、消化、肾脏及风湿免疫等亚专科发展处于省内领先地位，一大批中青年儿科医师正在健康成长。

身着一袭白衣，带着一脸笑容的靳蓉主任没有华丽的外表，没有壮烈的事迹，她宛若一盏清亮之灯，为千万个家庭带来希望，为千万个患儿重燃生命；她的崇高品德、她的真心真意、她的无私奉献，让这灯在时间的磨砺中愈加明亮！

30 年，她成长为行业的带头人；

30 年，她成长为患儿的"天使妈妈"；

30 年，她是医德医风的模范；

30 年,做好医生的信念历久弥坚。

30 年,岁月更迭,历经人生最美好的时光,做好人,做好医师的这种信念,栉风沐雨,却历久弥坚。她成为无数患儿的"天使妈妈",成为"花朵"的守护神。不论世事如何变迁,治病救人的情愫却淳朴依然。她让更多的医学生及住培医师能从事并喜欢儿科事业,她认为这是她责无旁贷的责任。

诲人不倦　不忘初心

——记云南省第二人民医院　　郑粉双

2018 年 9 月,怀揣着对知识的渴望,我来到云南省第二人民医院参加急诊科住院医师规范化培训。两年来,在云南省急诊住培基地秘书郑粉双主任的带领下,我不仅学习了知识、更开阔了眼界。对我向言,她亦师亦友。

郑粉双主任不仅是昆明医科大学、大理大学、海源学院等院校的带教老师,亦是昆明医科大学、大理大学急诊医学专业型硕士生导师,更是急诊(中毒)诊疗方面的权威专家,得到很多同行的认可、患者的信赖。两年的时间里,我见证了郑主任兢兢业业的工作态度。作为科室的主力军,平时工作中,郑主任积极参加危重症患者的抢救治疗工作,并对年轻医师工作做好监督、指导。她积极组织科室医师学习新知识、新技术、新疗法,了解急诊疾病发展的最新动态,不断提高科室诊疗水平。在面对突如其来的新冠肺炎疫情时,郑主任舍小家、顾大家,甘于奉献、主动请缨、抗击疫情。作为云南省第二人民医院新冠肺炎防控专家组成员,郑主任任劳任怨,多少个深夜都可以见到她在科室奔波、忙碌的身影。她为我们多少年轻医师树立起了榜样。作为一个刚入行的医师,郑主任就像一盏明灯,指引着我奋斗前进的方向。

作为急诊住培基地秘书,郑主任带教严谨、负责。她要求我们每个住培学员按时完成轮转手册填写、病历等相关文书的书写,并及时进行检查,纠正错误。安排我们急诊住培基地的住培学员实行每周一次英语授课及急诊专业知识学习,不仅提升了我们的专业技能,而且也锻炼我们的授课及学习能力。她积极培养我们的动手能力,要求每位住培学员严格熟练掌握心肺复苏、气管插管、深静脉穿刺、胸腹腔穿刺等常见急救操作。通过不断学习、锻炼,使我们得到了快速成长。在平时工作之余,郑主任也会对急诊常见、多发及遇到的一些特殊病例进行讲解,使我们的专业水平得到进一步提升。每年年底,郑主任均会对住培学员进行年度考核,一方面提升我们应试能力,帮助我们顺利毕业;另一方面也对我们一年的学习进行评价、指导,及时发现不足,查漏补缺。她教导我们,面对生命,容不得半点马虎。

郑主任作为一名硕士生导师,对住培学员的教导也毫不吝啬。她要求我们像硕士生一样学习阅读文献、积极参加各种学术活动、学习英语,培养我们的科研思维,为我们今后的学位衔接做好充分准备。

在生活上,郑主任给了我们很多温暖。从节日的问候到生活的点滴,都能感受到来自她的关心。考虑到住培学员经济收入甚微,她积极向科室申请给予我们生活补助。每次科室活动时,都会邀请我们参与到她们当中去,让我们在外也能感受到家一般的温暖。每次遇到问题,我们都喜欢向她请教,作为长辈亦作为朋友,她都会尽她所能给我们最大的帮助。

两年来,郑主任亦师亦友,我们能坐在一起听专家交流学术,能一起学习英语、专业知识,能一起讲着段子、聊着生活,对于我们而言,遇见您何其所幸。在专业上,您就像一位导游,带领我们在知识的果园里徜徉,摘取秋天的硕果,品尝着成功的喜悦,那"果汁"滋润着我们求知若渴的心田;在遇到困难时,您就像大姐姐一样,拉着我们翻山越岭;当我们犯错误时,您总是孜孜不倦地教诲。很庆幸遇见了您这般的良师益友,感谢您给予我们的教导和帮助。我一定谨记"健康所系,性命相托"的宗旨,不断学习、进步,争取早日独当一面,成为一名像您一样优秀的医师。

高原上的"参天松"

——记西藏自治区人民医院　　索郎多杰

在雪域高原的医学事业之林中,他是一棵参天松树,傲然屹立在高原住培学子的心中,直冲云霄;他亦是涓涓雪水,浑身解数化作滴滴细流滋润在无数藏族学子心中。他就是西藏自治区人民医院普通外科索郎多杰老师。

索朗多杰老师是一位优秀的住培带教老师,为我们辛勤付出,指明方向。相信很多住院医师在住培道路上都有几位良师益友,而作为西藏自治区人民医院2017级外科住培学员,能与这样一位恩师益友学习无尽的医学知识,心中甚感荣幸。记得初识索郎多杰老师是在我大学暑假期间,我的一位亲友因腹部疼痛就诊于西藏自治区人民医院肝胆外科门诊,我这位半生不熟的医学生作为导医辅助就诊,而门诊医生索朗多杰老师耐心详细的问诊与认真详尽的检查在我这个医学生心中俨然成为一个偶像与标准,他对患者的亲和与耐心令我印象深刻。一年余后我幸运地成为同索郎多杰老师一般的自治区人民医院的一员,与无数像索郎多杰老师般优秀的医师共事学习,实属幸运。

在普通外科住培轮转期间看到外科手术巨大的难度和外科医师身上扛着如山一般的责任时,曾经心中坚定如山的信念不禁有所动摇,庆幸有人民医院的老师们带我们勇敢地迈出第一步。第一次在老师的指导下行腹腔镜操作,第一次在老师的注视下独立关腹,第一次在老师的手把手带教下完成一例腹腔镜手术……如此一步步勇敢地迈出了成为一名外科医师的坚定步伐。

从医十余年,索郎多杰老师以真诚的医者仁心,享受着作为一名西藏高原上普通医生的辛苦和快乐,他始终以严谨、求精、真诚、奉献的工作作风,承载着医生的使命、责任和担当。纵使他年轻有为,已是一名优秀的主治医师,但也从来不高高在上,经常与普通住院医师一同工作在第一线,向初入临床的年轻住培学员们言传身教,传授了无法从教科书里学到的大量临床经验和外科技能;同时,他作为外科住培基地秘书,坚守教育教学一线,悉心担任临床授课、带教、培训工作,高质量地完成教学工作任务。同时,住培学员眼里的索郎多杰老师,亦是恩施亦是良友。年纪相仿的我们经常能够一起工作无隔阂,玩耍娱乐像朋友;但他对事业的追求和严谨求实的态度却像一位学识渊博的教授,令我们抬头仰望。他深知对于年轻医师来讲,重要的是打基础,因此,他在知识技能掌握方面要求从细从严,及时提醒并全面传授应对病情变化及意外情况的处置措施,使学员学有所收获。他常说,医生面对的是生命;医疗事业,尤其外科医师绝对不能犯错,面对患者的时候容不得半点马虎,因为没有重来的机会。

为了练就扎实的临床技能,他从细节做起,言传身教,包括询问和了解病史的本领、及时密切观察病情的本领、密切关注用药前后变化的本领、在瞬息万变的病情变化中判断种种可能性的本领,以及与患者沟通的本领。他以带领我们交班、查房、进行病例讨论等形式严格管理临床教学,动态观察每一位住院医师的成长变化,及时给予表扬和指出不足,让大家感受到这是一种关爱。他以坦诚换来理解和信任,以严谨换来住院医师诊疗水平的提高。他认为,熟悉各科常见病、多发病的诊断、处理等临床技能非常重要。作为普通外科医师,如果只看报告不看腹部平片及 CT,注定当不了一名好医师。因此,在日常工作中,他每次都是先带领住培医师看患者的影像学资料,系统地讲解并分析判断,然后再看报告,提高年轻医生读片的本领。他非常关心住培学员,注重发挥每个年轻医师的特长。

在生活中,他是我们心中的兄长、最好的朋友。在索郎多杰老师身上总能看到让人暖心的一面,作为兄长,作为科室教学主管,他最关心的不只是学员们的成绩和进步,更关心学员的身心健康;每每发现有学员临床工作过于劳累,他会主动让学员加强休息,甚至在安排值班及管床工作上也会考虑周全。他会经常与我们打成一片,一起讨论兴趣爱好,也以朋友般的身份在潜移默化中提高我们临床工作中的人文素养。他像一棵大树,让我们仰望他的高度,亦给予我们累累硕果。

岁月如歌化绸缪,春播桃李添秋稠。老师,用心智点启潜能,用智慧点醒生命,用灵魂点燃心灵,用师爱点亮人生。正因为西藏高原有许许多多像索郎多杰老师一样的医师,用职业道德、医学理念、教学精神不断地鼓舞着初入临床的每一个住培学员,才使年轻医师在职业道路上勇敢而又自信地前行,使西藏高原的医学事业如春潮般突飞猛涨。

传承"西迁"精神,展新时代教师风貌
——记西安交通大学第二附属医院　　张正良

张正良,现任西安交通大学第二附属医院急诊科副主任、副主任医师,急诊医学系教学副主任。工作以来,他一直致力于西安交通大学临床医学五年制、七年制、"5+3"八年制及口腔医学专业的临床教学工作,致力于急诊医学系的进修、住培带教与管理工作,多次荣获院级"优秀教师""优秀住培教师"称号;急诊专业在2019年度住培业务水平测试中平均成绩列全国前五,2019年度住培结业考核通过率达100%。他先后发表科研论文20余篇,其中SCI论文10余篇、核心期刊教学论文4篇;主持省厅级科研项目4项、教学改革项目2项。2020年度获全国卫生健康系统新冠肺炎疫情防控工作先进个人、第24届"中国五四青年"、第19届"陕西五四青年"、西安市"敬业奉献好人"称号;2016年度获第一批医疗人才"组团式"援藏医疗队"优秀管理者奖"、阿里地区优秀援藏干部;2018年度获陕西省医师协会急诊医学分会"优秀青年急诊医师奖",2017年以第二完成人获陕西省高等学校科学技术奖等。

爱岗敬业,以身作则展教师风貌

张正良副主任作为陕西省住培带教老师,深受学员喜爱与尊敬。他主持上线的MOOC教改项目"生活中的急诊"以通俗易懂、趣味幽默的语言,丰富多彩的授课形式为广大学生、进修生、住培学员及社会群众提供了学习急救知识的平台与机会,首期上线就获得了7 000多人的选修。不仅如此,他还对临床教学工作中的心得与体会及时进行归纳与总结,对新的教学模式在教学中的应用进行探索与研究,先后在核心期刊上发表教学论文4篇。

在湖北武汉抗疫期间,作为一名西安交大的老师、学长,充分学习理解"西迁"精神,结合身处抗疫前线的切身感受,他在湖北武汉为西安交大的学生们写了一封名为"致交大学子的一封信:到人民最需要的地方去"的信,充分诠释了其作为共产党人、优秀医师、优秀教师的信念,践行了"行之以躬,不言而信"的优秀授课方式。

在坚守武汉抗疫一线的65天里,在面对抗疫前线的艰苦困境时,他充分发扬了革命乐观主义精神,细致入微地体验和观察在抗疫一线中的武汉人民、中华儿女们所展示出来的积极、乐观与阳光,并以此为核心,为西安交大的青年学子们上了一堂特殊的线上战"疫"纪实团课。他在线上团课中说道:"医务工作者们正是凭借着对生命的敬畏,才选择舍生忘死,齐聚江城,为的就是保'山河无恙,国泰民安'。"谈及疫情中创造出的各种数字,他表示"这些记录的不仅仅是数据,更多的是经历,是曾经奋斗的过往,也是风雨过后的阳光"。他自勉和鼓舞医学学子:"愿我们都能做到最好的自己,都有能力爱自己,有余力爱别人。"

"逆行"担当,身体力行做抗疫先锋

2020年初,疫情突发,武汉封城,面对如虎般的新冠肺炎疫情,张正良同志主动请缨,作为陕西省第二批援湖北医疗队员于2月2日抵达武汉,承担重危型定点医院武汉协和西院七楼西病区的救治工作。

抵达武汉后,他身兼多职,全力做好医疗管理:任病区主任兼医疗队组长、副领队,全面负责科室医疗质量与安全;因地制宜,制订病区接诊流程、医师职责等,总结出"一体化两岗位三线制,四定床五补充"管理方案。

他力求多方协助,实现病区高效运行。医疗队来自9个地市、41家单位,在专业方向、技术水平等方面存在差异,临时组队需要磨合。摸底调研后,他合理排班、分配人员,加强沟通,一周内实现了病区高效运行。

他深入一线,提升病区医疗质量:以身作则,深入一线污染区开展诊疗,指导危重患者气管插管与有创呼吸机使用、调整诊疗方案,开展心理疏导,努力降低死亡率、提高救治成功率。他落实制度,狠抓医疗质量:组建医疗质控小组,定期召开医疗质控会议、疑难与死亡病例讨论,总结经验和教训,落实核心制度,提升团队诊疗质量。他关心团队,提高队伍战斗力:及时疏导队员因对疫情焦虑恐慌所致失眠、烦躁等现象,并安排专业人员跟进;开展做油泼面、包饺子等释压活动,凝心聚力,提高队伍战斗力。他强化意识,实现党员为先精神:兼任临时党支部副书记,协助支部书记开展工作;工作中党员为先,冲向最需要他的地方,树立良好的模范作用。

勇往前行,学习践行"老西藏"精神

2015年8月,张正良刚结束下乡援助工作,又主动申请援藏,3天内奔赴西藏阿里开始医疗援助工作。在援藏其间,不惧高原风险,缺氧不缺精神,加强政治理论学习,提升思想觉悟。从到阿里的第一天起,就认真学习第六次西藏工作座谈会和关于西藏工作的讲话精神,认真琢磨、领会"治国先治边,治边先稳藏"的内涵,以行动履行共产党员实践中央会议精神的诺言。

他融入当地,藏汉一家亲:克服饮食习惯、风俗等不同,从习惯喝酥油茶开始,加强与藏族同胞的交流与沟通,与他们成为朋友,一起探讨工作中的种种,分享生活中的喜悦和故事。他发挥专业技术优势,为地区人民医院建设添砖加瓦:阿里地区地广人稀,第一时间对危重症患者进行有效救治是制约地区卫生事业发展的瓶颈。依托专业优势,负责筹建医院重症监护病房、建设急诊科,大幅提高医院急危重症救治能力。他立足师资优势,开展教学活动:负责医疗队科研教学工作,制订授课计划,开展基础理论和操作技能培训,提升当地医务人员医疗水平,留下一支"带不走的队伍"。他投入"二甲"创建,改进医疗管理:2016 年 3 月兼任医务科副科长,负责医务科建设,为创建"二甲"提速,完善制度、规范流程。他参加社会活动,专业服务更多人,并积极承担各类医疗保障任务,为基层群众送医送药送健康,普及急救健康知识,服务藏族同胞。

坚定志向,传承急诊"先行者"榜样

急诊科工作压力大、劳动强度高、专业技能要求高。自工作以来,张正良同志始终如一,坚守在急诊工作的一线,是科室的业务骨干和管理核心。

在工作中以"患者为中心",患者满意度高,树立了急诊"先行者"榜样。他积极开展教学、科研工作,以医疗需要为目标,以教学为拓展,以科研为抓手,为培养合格的急危重症医学人才、提高急危重症患者救治而贡献力量。

作为一名医者,作为一名教师,作为一名西安交大人,张正良同志始终秉承"温度从医,真诚待人"的理念,在医学道路上坚守初心、坚定志向、披荆斩棘,为急诊科树立榜样。

桃李不言,下自成蹊,为住培事业默默奉献青春

——记西安交通大学第一附属医院　　李昊

(马舒婷　　西安交通大学第一附属医院)

我是 2019 级住培学员马舒婷,在住培轮转生活中,最触动我的经历,是在重症医学科学习的时光,而让我印象最深刻的老师,就是重症医学科的住培带教老师——李昊老师。

重症医学科是一门新兴学科,重症医学科的大门被称为生命之门,这是守护生命的最后一道防线。这里离死亡很近,也离重生很近。一门内外,生死之间,门外是忧心如焚的家属,门内是与死神殊死搏斗的医护团队和患者,李昊老师就是一名敢于和死神搏斗的医师。

爱岗敬业，精益求精

李昊老师给我的第一印象是对临床工作的极度认真。记得来重症医学科轮转的第一天早上，当我换好隔离衣裤，戴好帽子口罩进入病房之后，我发现李昊老师已经先我们一步坐在科室电脑前，正在仔细查看每一位患者的化验单和检查结果，了解前一天晚上患者的病情变化。事实上，这样的习惯是她每一个工作日的必备功课。

重症医学科的患者全部是生命体征不稳定的危重患者，我总觉得我们整个治疗组就像坐上了一艘在惊涛骇浪里行驶的小船，经常是一波未平，一波又起，随时可能发生险情。而李昊老师就像小船的舵手，每当患者出现危险的时候，她总能镇静自若地指挥我们避过一个又一个的巨浪，带着患者驶向平安的彼岸。我尤其佩服李昊老师的是她"防患未然，未雨绸缪"的精神。她常告诉我们："没有会突如其来的死亡，只有被突然发现的死亡。在处理每一个危重患者之前，应该尽可能做好准备工作，仔细阅读患者的病史及各项检查结果。你对患者了解得越多，做的准备工作越充分，患者就越安全！"在她的言传身教之下，从此以后，我也养成了处理患者之前认真准备的良好习惯。

春风化雨，润物无声

我进入重症医学科学习之前，就听说重症医学科的患者极其危重，病情瞬息万变，工作的难度和强度都很大，因此对于即将到来的住培生活，我感到既紧张又忐忑。遇到李昊老师的第一天，这些忐忑便全都消散了。我记得她温和地告诉我："不会没有关系，勤学勤问很快就能上手，有什么问题，我来给你解决！"有了李昊老师这句话，我的心踏实起来，开始慢慢进入一名临床医师的角色中去。

为了让我们快速进入工作状态，李昊老师以科室小讲座的形式为大家介绍脓毒症的诊断与治疗、营养支持治疗、镇静镇痛、超声引导下中心静脉穿刺等重症医学科的基础知识和常规操作；也在平日教学查房中带着我们，从如何综合分析患者的各类信息，获得正确的诊断，再到制订针对性的个性化诊疗方案，全面提升我们的临床思维能力。此外，为培训我们的临床实践操作技能，李昊老师特意组织我们进行床旁心肺复苏应急演练，模拟真实临床案例，组队抢救患者，并现场打分，指出不足之处和改进措施。

古语有云："师者，所以传道授业解惑也。"李昊老师的教学方式不是生硬的填鸭，而是引导式教学，并将案例导向（CBL）、问题导向（PBL）等多种教学方法运用到教学工作中去。在查房时她经常循循善诱，鼓励我们大胆讲出自己的想法，独立制订诊疗策略，不要盲从带教老师的结论。记得我们曾经收住一名因四肢无力、心力衰竭而入住重症监护病房的患者。入院后，大家发现患者的四肢无力症状很难用心力衰竭去解释，而在此之前的7年间，患者已辗转全国多家知名医院，试图明确自己四肢无力的病因，但都无果。面对这样高难度的患者，李昊老师带着大家仔细梳理患者7年中两大资料盒的就医资料，发现患者心室室壁厚度在逐年缓慢地增加，最后根据这一条线索，结合基因检查，终于发现折磨患者 7 年之久的疾病是一种罕见的淀粉样变性,揭开了萦绕在患者及家属心中多年的疑问。纵观这个患者全部的诊疗经过,我从李昊老师身上学到了一种不盲从的独立思考精神,以及如何建立正确的临床思维的方法。而这些,使我日后的临床工作受益匪浅。

技艺精湛,医德高尚

重症医学是一个需要大量临床实践操作的专业,其中气管插管和中心静脉置管是拯救危重症患者的重要操作。我记得有一次一位重症肺炎的患者由于氧饱和度偏低而收住入院,患者刚一进入重症监护病房就发生了心跳停止,只能一边进行胸外按压一边插管,面对这样的困难,我们所有人的心都紧张得怦怦直跳。这时,李昊老师很镇静地用可视喉镜干脆利落地完成了气管插管并接上呼吸机,之后在胸外按压状态下快速为患者完成了中心静脉置管。当看到监护仪上患者的氧饱和度逐步攀升,心脏复跳的时候,作为"围观群众"的我也感到了莫大的鼓舞和振奋。而李昊老师一边收拾用物,一边给我们所有的住培学员上了一堂印象深刻的人工气道管理课程,让我在感受李老师高超临床技巧的同时,又学习了理论知识,心里对老师的敬佩又增加一分。

重症医学科是患者和家属心目中冰冷和恐惧的地方,记得有一个神志清楚的气管插管患者,由于对病痛的恐惧,常常表示出想要放弃治疗的念头。查房时李昊老师总会握住他的手,鼓励他说:"你放心,我一定会治好你的病!"她通过自己的实际行动增强患者战胜疾病的勇气和信心。她私下里常常告诉我们,尽管重症医学科有太多的生死别离,但如果能通过自己的努力,尽可能地多救一个患者,就多挽救了一个家庭。也因为此,经她治疗的患者,在出院时总是争先与老师合影留念,再三道谢。李昊老师这种不负生命重托的使命感和责任心深深地感染着我,也让我在临床工作中时刻以此提醒自己不忘初心,敬畏生命。

"逆行"而上,抗击疫情

2020 年初,突如其来的新冠肺炎疫情在武汉暴发,李昊老师义无反顾地选择"逆行"而上,作为陕西省第一批援鄂医务人员,在农历大年初二奔赴武汉,投入到抗疫工作中,在最前线奋战了整整 55 天。

记得在李昊老师走之前,我曾经问过她会不会害怕,她告诉我说:"医生的使命就是竭尽全力拯救每一个生命,没有什么恐惧和害怕,怀着一颗平和淡定的心做好自己的本职工作就行了。"她的一番话让我的内心激荡不已,为老师感到自豪,也加倍勉励自己向老师学习,成为有社会责任感和担当的好医生。

怀着对生命的敬畏,在这个离死亡最近的科室里,李昊老师和重症医学科的每一位老师,始终日夜坚守,与死神赛跑,点燃危重患者重生的希望。李昊老师爱岗敬业、精益求精的工作态度一直不断地激励着我,也成为我住培轮转生活中的宝贵财富。

半亩方塘长流水　呕心沥血育新苗

——记空军军医大学唐都医院　　牛晓琳

（刘琦森　　空军军医大学唐都医院）

漫漫人生路上，每一条道路都要由自己选择，但明灯可以为我们照亮前进的方向。初入杏林，心中有惑，老师的指引像黑夜里的明灯照耀了我前进的道路，赋予我披荆斩棘的力量，让我在困境中越挫越勇！

照亮我医学道路的明灯正是空军军医大学唐都医院心血管内科的副教授、副主任医师、研究生导师。她从事心内科临床工作20余年，在国家级杂志发表学术论文30余篇。她就是我的带教老师，我医学道路上的引路人——牛晓琳老师。

巾帼英雄　抗疫标兵

2020年的开端，正在大家欢天喜地迎接着新年，兴高采烈地准备着阖家团圆时，一场突如其来的新冠肺炎疫情在武汉暴发，以迅雷不及掩耳之势席卷整个神州大地。一时间，压抑与恐慌占据了全国人民心头，不断上涨的感染人数更是像一块巨石压得所有人喘不过来气。

苟利国家生死以，岂因福祸避趋之。1月26日，刚刚过完大年初二，看到不断紧张的疫情，牛老师第一时间主动请缨。2月17日，牛老师作为第二批军队支援湖北医疗队队员奔赴武汉。在这种危急时刻，人们纷纷避让不及的时候，她毫不犹豫地选择了"逆行"，让自己的背影成为寒冷冬日里的一股暖流。

其实牛老师的"逆行"并不容易。父母的担心，爱人的不舍，家里两个年幼的孩子，其中一个才一岁出头，这一切都是她的牵挂。但是国难当头，她毫不犹豫地选择在第一时间冲到国家、人民最需要的地方。与家人告别转身的瞬间，牛老师的眼眶湿润了，她暗下决心："既为军医，必当救死扶伤；既已前往，必定全力以赴。"冲锋！这是一名军医的责任，更是一名战士的担当。

医疗队抵达武汉后，牛老师被委任为湖北省妇幼保健院光谷院区感染九科副主任，她和战友们一起从零开始，努力奋战，仅用3天就将一个硬件条件不达标的医院改造为可以接收新冠肺炎的传染病病房，在到达武汉的第4天就开始接收第一位新冠肺炎患者，创造了收治患者的最快纪录。随后牛老师又马不停蹄地开始建立流程和治疗方案，并且第一时间批量接收患者，第一时间深入隔离病区，第一时间接诊危重患者……疫情当前，她用一个个"第一时间"，定格了全力以赴打赢疫情防控阻击战的冲锋姿态。

支援武汉抗疫战斗中的每一天，牛老师始终坚守在第一线，身穿战服，心系每一位患者。国难当前,挺身而出,51个日夜,她不计报酬,不论生死,与死神赛跑。防护面罩下,她睫毛挂汗,仍全神贯注给病患医治;抗疫一线,她吃盒饭,蜗居休息室,只为争分夺秒;患者感染恶化,她强忍泪水,收拾心情,继续战斗。

她的挺身而出,如同一道金光透过黑压压的乌云直射下来,阳光洒在我们每个人身上,带给我们无限的希望。是她分秒必争地与死神赛跑,是她的负重前行,才有我们的岁月静好。当我问她作为抗疫英雄的感受时,她没有说话,只是说了两句她写的诗:"幸得能报国,实属平生傲。"

家人带给我们的爱,叫温馨;老师带给我们的爱,叫智慧;伙伴带给我们的爱,叫快乐;偶遇的陌生人带给我们的爱,那叫感动。我们被爱包围着,幸福着,成长着。在成长的路上,始终有盏明灯,那就是我的老师,也是最美抗疫英雄。

贴心师长　知心园丁

牛老师带教我的日子里,很多事历历在目,记忆犹新。她不仅要求我具备临床医师的基本素养,还要求我用心用情去为患者服务,这样才能成为一名白求恩似的好战士!

记得刚到心内科报道的第一天,牛老师热情和蔼地接待了我,引导我对基础工作进行了解,帮我树立正确的人生观、价值观、世界观,坚定医学信念和从医道路。她说:"临床医学就是熟练掌握医学的基础知识、专业知识和专业技能;树立正确的临床诊断思维,认真细心去采集病史,全面客观地分析患者的病史及辅助检查,作出科学准确的临床诊断。"繁忙的临床工作及手术之余,她依然抽出时间为我们带教。每次老师脱下重重的铅衣,拖着略显疲惫的身躯从手术室出来后,只要见到我们,依然满面笑容,为我指导工作。正是老师的悉心指导,让我在轮转培训中掌握了大量的临床知识及实践技能。牛老师对待工作和治学是相当严谨的,从一个病例的现病史、体格检查、临床诊断和鉴别诊断到诊疗计划的书写,不能有一点马虎和不到位,否则她会严肃地指出和批评,这也许就是严肃的爱吧。原本打算"混"下去的我,通过牛老师悉心的指导,渐渐地对临床工作有了更深一步的了解,更加严肃认真地对待临床工作,探索研究临床问题,全身心地投身于临床实践。

长期深入的学习,使我喜欢上了心内科,住培结束后我希望能够进一步学习心内科知识,读牛老师的研究生。而得知自己梦想中的导师奔赴武汉抗疫第一线,甚是心系老师的安危,多次联系后终于有一次通话成功。看到牛老师的那一刻,牛老师两侧脸颊和额头被护目镜压得破皮,但她依然强忍疲劳面带微笑,关心我的学习和生活,我忍不住流下了眼泪。牛老师舍小家、保大家,身体力行为我树立了一个当代最美白衣天使,从那一刻,我就更加认定了牛老师这个导师。我一定会刻苦学习,努力钻研,持之以恒,向着我的奋斗目标拼搏。

牛老师的工作平凡而伟大,琐碎而不易,艰辛而劳苦。在她朴素的心里始终坚守的是悬壶济世的信条,她怀揣着一颗金子般的心,和一种对生命不离不弃的执着情怀。她不辞艰辛,弘扬医生救死扶伤的美德,执着追求的精神品格和高尚情操,把自己的良心当作承诺和责任的阳光,用爱心和真诚营造和谐医患关系,谱写出一曲曲最美的生命赞歌!牛老师这种对患者的爱、对社会的爱、对学生言传身教的爱,深深地鼓舞和打动着我。我要为我的最美的牛老师点赞!

住培路上的"铺路石"

——记中国人民解放军联勤保障部队第九四〇医院　吴涛

（代湘云　　中国人民解放军联勤保障部队第九四〇医院）

恍然一想,竟已毕业快两年了,自 2015 年 7 月像一只羽翼未丰的小鸟离开大学,兴奋又茫然:兴奋的是终于暂时告别了学生生涯,可以学以致用当医生;茫然的是不知往后的路该如何选择。因为那一年甘肃省住院医师规范化培训才刚刚开始,很多信息、制度都不够完善,思前想后,查阅很多相关内容后决定参加住培,这是大势所趋。本以为毕业后一年左右就能进一个不错的科室,当上住院医师,有份基本稳定的工作,但事与愿违,因为住培至少有三年时间是在转科学习。好在是我很幸运,不,应该是最幸运的! 要问为什么,且听我慢慢说来。

我住培于中国人民解放军联勤保障部队第九四〇医院,按照规定要求我们每人需自行联系并选择一位导师,设定的范围基本都是主任级别的,多是硕士研究生导师,当时我心想,导师们平日工作繁忙,哪会有精力管我们,随意选一位即可。恰巧当时转科到血液科了,教学秘书随机将我分给了吴涛老师一组。现在想想真的是缘分! 真的庆幸! 吴老师做事有条有理,细心之至,包括从一开始的个人信息登记,互相介绍,介绍血液科的相关历史及病房等环境,提出平日工作可能会遇见的一些细微问题,包括何时上下班、病历书写的基本要求,甚至是患者隐私的保护。除此之外,还主动提出写论文的建议。看着他如此认真、细心,我默默决定一定要拜吴老师为我的住培导师。在我的强烈要求下,吴老师终于同意了,并按要求与我签订了师生协议,正式成为了我的导师。为了以后充分沟通和交流,老师专门制作了表格,包括家庭基本情况、学习情况、英语水平、兴趣爱好等;除此之外,赠予我《实用内科学》上下册及《内科住院医师手册》,并要求我做一个详细的住培三年计划,细化到每天,尽可能包括实用内科学学习、英语、论文、体育锻炼、兴趣爱好的培养等诸多方面,还要求每转完一个科室写一份出科思想汇报,总结自己的得与失。有了这样一个规划,我突然觉得自己不再迷茫、充满干劲儿。

其实不只是我，所有拜吴老师为住培导师的学生，大家的计划、要求详尽程度都是一样的，为了督促我们坚持自己的计划，老师常常找我们谈心，动态地了解我们生活、学习、思想变化情况，问询我们是否遇到什么困难，是否需要他的帮助。但每个人情况不同，完成的进度、擅长的方面也各有不同，老师从来不生气，还非常理解并鼓励大家。不只是我们，凡是吴老师带教过的学生，包括住培学员、实习生，甚至有时还有见习生，都能感受到他的热情、幽默、认真、严谨、智慧。他鼓励每一个人写论文，不厌其烦地为大家收集病例、找资料、修改论文，中午、晚上常常加班到很晚，甚至有时顾不上吃饭，连周末查完房、上门诊的时候都是争分夺秒为大家耐心修改，哪怕是一个标点符号都不放过。待大家出科时，吴老师会严格要求大家做好出科汇报，与其他主任、老师一起聆听并点评；他还会与学生一一见面，面对面细心交流，自我总结，询问大家的得与失，存在的问题及是否有更好的建议。常常有学生出科了，论文还没整理完，吴老师便一个一个联系，抽时间详细指导，直到完成。在他的不懈努力下，近年来由他指导撰写的科研论文达百余篇，其中已发表近百篇。

吴老师不仅在撰写论文方面认真努力、积极进取，在科室建设上也毫不懈怠。吴老师从事临床带教工作 20 年。考虑到血液科作为内科教研室所属科室，他凭借自己的激情、坚持，逐渐建立起了科室完善的教学制度，做到"周周有教学讲课，月月有教学查房"。不仅如此，针对临床上典型的病例，吴老师常常在查房的过程中从发病机制、流行病学、临床表现、诊断及鉴别诊断、治疗、预后等各个方面向我们详细地讲解，使得我们能更好地将理论与实践相结合，加深对疾病的认识，强化临床思维，从点点滴滴中提高临床能力。记得很清楚的是在血液科转科期间，不仅每周都有课听，我还做过病例汇报，扮演了教学查房不可或缺的角色。那是第一次参加教学查房，吴老师鼓励我认真准备、不要紧张。为了能使教学查房顺利进行，吴老师早在两周前就组织我们观看一个军医大学正规教学查房的视频，让我们熟悉流程、内容。因为准备充分，再加之科室学生、老师也都很配合，所以那次教学查房很成功。参加完后，吴老师还专门为此次查房做了意见、建议调查表，统计大家的想法、满意度，以便不断地完善、不断地总结，现在的教学查房已经非常成熟了。

吴老师正是凭着这样兢兢业业、一丝不苟、踏实肯干、坚持不懈、积极进取的精神，对患者认真负责、有爱心，对学生谆谆教导，取得了大家的一致好评。在工作中表现出色的他，在平日的生活中也活得非常精彩。吴老师工作的办公室干干净净、整整齐齐；在待人接物方面他彬彬有礼，自信大方、幽默、机智、言而有信；他热爱运动、注重锻炼，定期爬山、游泳、打球，常常和学生们相约一起打羽毛球、乒乓球。近朱者赤，在这样一位师傅的带领下，我觉得自己无形中受到了很多影响，得到了鼓励和成长。

一日为师、终身为父！谢谢吴老师！我会继续努力……

点燃智慧之光的引路人

——记青海大学附属医院　杨勇莉

（崔灵洁　　青海大学附属医院）

作为一名妇产科专业的住院医师规范化培训医师，我十分有幸在临床生涯中得遇恩师，她就像阳光一样，时刻照亮和温暖着我的学医之路和人生之旅，指引着我的前进方向。她就是青海大学附属医院教学管理部副主任、妇产科副主任医师杨勇莉。

初遇良师　缘定一生

记得第一次看到杨老师，是在她来学校为即将毕业的我们宣讲住培政策和制度时。杨老师娓娓道来的清晰讲解让我们对住培有了更深的理解，温婉大气的气场一下就感染到了我，她符合我心中理想的好老师的标准：平和且睿智，美丽而耐心。座谈会后我激动地找到她，告诉她："老师，我要考青海大学附属医院的住培，我要当你的学生。"她当即微笑着允诺："只要你考上，我答应当你的导师。"就这样，我如愿进入到青海大学附属医院成为一名妇产科专业的住培医师，杨老师成了我的导师。

桃李不言　下自成蹊

杨老师曾跟我说过，她从小就有两个理想，一是想成为一名治病救人的医师，二是想成为一名教书育人的老师。当年填报高考志愿时，她纠结了许久，最终选择了学医。当毕业后分配至青海大学附属医院妇科工作后，她欣喜地发现，原来，在做一名好医生的同时，还可以做一名好的临床教师。于是，她怀着一腔热血和赤诚，投身到她无比热爱的医学和教学事业中去。在完成繁重的临床工作之余，她利用一切时间给住培学员不厌其烦地讲解、示范。在给医学院本科学生讲授大课时，她更是精心备课、一丝不苟。她温婉、慈爱的气质，干练、清新的风格深受学生喜爱，多次在医院的讲课比赛中获得荣誉。经过二十年的辛勤耕耘与真情付出，如今的她已经桃李满天下。正是看中了杨老师认真负责的工作作风、任劳任怨的工作精神，医院领导在 6 年前找到了她，让她负责医院的住院医师规范化培训工作，她也义无反顾地接受了这一挑战。

学为人师　行为世范

"作为一名教师，对学生一定要有大爱。"杨老师在日常生活中既亲切又随和，相处起来没有任何距离感。她经常主动询问住培医师们的生活学习情况，因为经常会接收到住培医师的咨询电话、微信，她的手机 24 小时都不会关机，微信也总是在线。我和她亦师亦友,有任何心事都会向她祖露。她端庄优雅、温柔可亲,在我心中是如同"女神"一样的存在,有她在,我和其他住培医师们就会觉得踏实、安全。记得有一次,我在工作中与基地主任和带教老师产生了一些误会,为此十分苦恼,不知如何面对复杂的人际关系。杨老师认真帮我分析问题,结合自身经历现身说法,传授自己面对类似问题如何处理,使我茅塞顿开,意识到了自己的不足和问题所在,主动去和带教老师沟通交流,愉快和谐地完成了培训任务。杨老师总是给我各种机会历练成长,使得我不仅在业务水平上快速成长,获得了院内教学查房竞赛、小讲课比赛、英语演讲比赛、技能竞赛的各种奖项。更值得一提的是,在杨老师手把手的带教和纠错下,我和我的小伙伴荣获了2019年青海省住培技能竞赛外科组的一等奖。

古人云:"学贵得师,亦贵得友。"良师,以指点迷津;亦友,犹共济者。杨老师在我心中不仅是工作学习上的良师益友,更是学习和思想上的导师,每当我在自己的职业生涯中感到迷茫时,她总像浩瀚汪洋中的导航灯照亮我前进方向。

干在实处　走在前列

在工作上,杨老师始终遵循强调实干、注重落实的原则,她对工作的责任感让人肃然起敬。"做事情要么不做,做了就要拼命地做好,要追求卓越。"她经常对其团队这样说。她是这样说的,更是这样做的,在她心里,总是工作第一位、身体第二位。在实际工作中,每一项工作在落实时,都会出现这样或那样的问题,作为共产党员、中层干部,她坚持"逢山开路、遇河架桥"的精神,坚信办法总比问题多的信念。面对各种形势和任务,她把心思和劲头放在实干上;作为一名领路人,她有谋略、有担当、有创新、有闯劲。在工作中,她不是对手下人指手画脚,而是俯下身子,带领团队一起干。

作为国家第一批住培基地专职负责人,住培工作对她而言是一个全新的挑战,诸多问题和困难摆在她的面前,很多具体工作需要自己去决策和实施。她耐心仔细研究政策导向,认真思考工作方案,带领团队在学中干、在干中学,工作逐步走向了正轨,在历年的基地考核评估工作中,青海大学附属医院住培基地考核评估成绩均在全省名列前茅,走在了前列。正是有了这些付出,我院的教学质量不断提升,大家都知道是青海大学附属医院率先在全省开展了住培医师临床技能竞赛、教学查房竞赛、病历书写竞赛、住培医师小讲课竞赛、住培医师英语演讲竞赛等等;还是青海大学附属医院,首次在全省实施了住培教学绩效考核、住培师资培训,首次在全省使用了教学信息管理平台,首次实施了住培导师制……这许许多多的第一次,饱含着杨老师的心血和付出,这是她带领团队不计辛劳、加班加点后的累累成果。正因为这些许多的全省"第一",有人戏称她为住培工作的"领头羊",而她却谦虚地说道:"这绝非是我个人之功,只是得益于领导引路、团队给力以及全院师生的支持。"

2017年年底,我刚刚进入住培第1年,国家首批住院医师规范化培训医师即将结业,全国各地都是第一次组织实施考核工作,原省卫生计生委领导将我省考核工作的重担交给了杨老师及其团队。要承担 420 余人的多站式考核,这是一个全新的挑战,任务重、时间紧,又没有可以借鉴的经验,工作难度不难想象。在院领导的大力支持下,杨老师带领团队统一思想、凝心聚力、锐意创新、攻坚克难,经过前期的反复设计和规划,大家终于按计划圆满地完成了考核任务。我作为志愿者也有幸参与了这次结业考核的实施,亲眼看到杨老师如何事无巨细地亲力亲为,如何加班加点地辛勤劳作。工作虽然完成了,也获得了领导的肯定与表扬,但杨老师没有停留在功劳簿上,而是反思不足、总结经验,再接再厉,保质保量完成 2017 年至今所有的青海省住培结业理论考核和技能考核的考务工作。

"宝剑锋从磨砺出,梅花香自苦寒来"。杨老师带领团队取得的一项项成绩得到了各级领导和全院上下的肯定。2012 年至今,她年年是医院的先进个人,2019 年被评为"青海省优秀住培工作管理者"。她所带领的教学管理部也年年被评为医院的"先进集体"。2017 年,本院教学管理部毕业后教育办公室被青海省教科文卫工会授予"创新劳模工作室"。

勤耕不辍　精益求精

作为教学工作管理者,杨老师在繁忙的行政工作之余仍不忘做好各类学生的教学工作。她所讲授的医患沟通课程和妇科问题导向(PBL)教学课程一贯深受我们住培医师和专业型硕士研究生的喜爱。她的课讲得十分精彩,没有古板机械的说教,也没有照本宣科的讲授,经常是妙语频出、引经据典,进行深入浅出、抽丝剥茧、条分缕析、层层推进、娓娓道来的讲解,使得学生和她一起在充满兴趣的探索后寻找到了答案,印象深刻。她积极探索教学方法的改进和尝试,主持了 2016 年青海省卫生健康委员会的教改课题"LBL、PBL、TBL 教学法在住院医师规范化培训教学中的联合应用",并在 2019 年《中国毕业后医学教育》杂志上发表论文《LBL、PBL、TBL 教学法在住院医师规范化培训中联合应用的探索与分析》。

从一名普通的临床医师到住培教学的管理者,杨老师始终对自己的职业充满热情和爱。"只要努力,不管在哪里都能做出成绩,做每一件事都要有热情要付出爱,不能为了利益、功利去做。"正是因为从没有考虑过利益,一直勤勤恳恳工作的她,才走到了今天。她以栽树乘凉来举例:"人人都想要在大树下面乘凉,但是大树从哪里来呢?必须得有人去种树啊,如果人人都要求回报,那么这棵大树永远都不会出现了。"

正是有了她这样的付出,我院教与学的质量不断提升,在青海省第一届到第四届的住培医师技能竞赛中,我院参赛选手连续 4 年勇夺一、二等奖。2017 年、2018 年、2019 年我院住院医师规范化培训结业考试连续三年名列前茅。我院住培医师的执业医师考试通过率也始终在全省名列前茅。2019 年我院荣获青海省"优秀住培基地"。更为可喜的是 2019 年 4 月 17 日,我院 3 名全科住培医师代表青海省赴北京参加全国"全科专业住院医师技能竞赛",在全国 31 个代表队中,以单项技能操作第 1 名、综合成绩第 8 名的成绩荣获"全国全科专业住院医师技能竞赛"优秀奖。

疫情大考　从容应对

在今年这场突如其来的疫情中,杨老师充分利用抗击疫情作为思政教育的最佳题材,在尽最大努力确保我们安全的同时,不断做好我们的思想工作,引导我们用实际行动践行"救死扶伤、大爱无疆"的誓言。在她言传身教的带领下,我的许多伙伴们,毅然选择了坚守与捍卫。为主动要求参加疫情防控工作,我和同学们毅然写下了热血澎湃的请战书,请求驰援武汉,请求到发热门诊或隔离病房工作,用自己的青春热血守护脚下的这片土地。在发热门诊,我们全副武装,耐心测量体温,仔细排查患者,始终精神饱满地奋战在第一线,用生命铸就起了一道道保护人民群众的血肉长城;在隔离病区,我们认真查房、全程观察病情、测量生命体征、规范治疗操作,日夜与老师在一起,共同抗击疫情。

我们专业有一名学员,因为前去订婚而滞留在了武汉,她男友的家人接连被确诊为新冠肺炎。这名同学十分惶恐不安,杨老师就天天和她联系,帮她想办法出主意,安抚疏导她紧张焦虑的情绪,终于使得这名同学平安顺利地度过了这紧张的 76 天,安全回到了西宁。

为保证疫情防护工作顺利进行,杨勇莉老师要求教学管理部坚持每日给全院实习生、研究生、住培医师转发病毒感染防控培训课程、肺炎诊疗方案及治疗标准等学习宣传资料。把疫情当作课堂,毫不放松地抓好临床和公卫知识、技能的学习和应用。同时,利用手机应用程序制作考试题,对学习效果进行检验。根据考核成绩,有针对性地查漏补缺,进行再培训,确保每一位学生牢固掌握。通过疫情,结合形势,不断加强我们的人文素质和医患沟通培训,培养我们良好的医德医风和社会责任感。

杨老师与教学管理部所有成员虽然不处在一线,但是他们同样通过坚守自己在自己平凡的工作岗位上,用爱岗敬业保障医院疫情防治工作、临床教学工作的有序进行。突显了教学管理部在疫情面前全员动员、全员参战的无畏和勇气。

"腹有诗书气自华",杨老师始终以温婉平和、荣辱不惊的气质深深感染了她身边的每一位同事和学生。医生和教师,一个治病救人,一个传道授业,能够做好其一,已是相当不易,而杨老师却能驾轻就熟、从容应对。正是她以超乎常人的努力默默耕耘在拯救生命和塑造灵魂的道路上,她身体力行、真诚付出,凡事干在实处、处处走在前列,是我院众多住培工作管理者和带教老师的杰出典范!

如果说我们身上散发着智慧之光,一定永远闪烁着您亲手点燃的火花;如果说我们心中激荡着爱的力量,一定永远生长着您亲手播种的善良。您为花的盛开,果的成熟忙碌着,默默地垂着叶的绿荫。敬爱的杨老师,您的精神永记我心! 希望多年以后我也能成为这样的你!

不忘初心　牢记使命

——记宁夏医科大学总医院　　陈伟

　　陈伟,男,宁夏医科大学总医院急诊内科病房副主任,主任医师,副教授,住培导师,目前主持科内病房工作。自参加工作起,陈伟主任一直从事急诊临床及教学工作,是一名资深的教师。陈主任能够采用灵活多变的教学方法、幽默的语言使枯燥的学习变得轻松易懂,他还以自身高尚的医德医风引领和带动学生对医务工作者责任的理解和践行,带给学生深刻的印象,受到学生的一致好评。

　　开展住院医师规范化培训工作以来,为了更好地理解和掌握住培的内容和要求,陈伟主任被科室选拔参加了"全国住院医师规范化培训专业基地教学主任轮训第一期班"并获得优秀成绩。回院后,按照要求有针对性地调整了培训计划,为住培学员制订了基础知识和操作的培训课程,使得科里住培学员有序地进行学习和工作。

　　每个人都是在不断成长中走向成熟的。在成长历程中,许多时候,我们需要的是他人的引领。老师,就是我们成长路上的引路人。在急诊科轮转期间,陈伟老师是忙碌的,常常重复着"查看患者、翻阅病历、发现问题、及时讲解"的循环动作,他始终坚信身教大于言传,从小事做起,从自我做起。对于每种疾病的诊治,他鼓励学生翻阅最新的指南和外文文献,形成自己的观点,参与到病例讨论中,而不是人云亦云。同时他关爱每位学生,不只是严格要求他们的学习,更注重学生的身心健康。每位学生都有自己的特点,他针对不同的学生给予不同的帮助。师生之间遇到误会时,陈老师都会第一时间找到学生进行沟通,认真倾听学生的倾诉,找到问题所在,给予心理疏导,及时调整培养计划,使学生心情愉悦地完成住培工作。

　　轮转期间,对学生影响最深刻的是其教导给予了学员充分的自我发挥空间。陈主任除鼓励学生参加医院组织的培训外,尽可能安排给学生外出学习、培训的机会,开拓学生的眼界,熟悉最新知识,而且提供科室技能室让大家多去练习,能够操作熟练。陈老师曾指导我们:"熟悉书本上的知识点固然重要,但绝不可一味死读书,你必须了解这样做的目的及原理,要学会思考"。医生不是一个安逸的职业,相反,他比大多数职业都累得多,也苦得多。除了医学专业方面的知识与能力以外,陈老师教导我们要有医德。规范自己的道德,富有爱心、同情心以及沟通技巧,才能成为一名好医生。患者前来就医,除了身体上的疾病之外,他们的内心或多或少都会存在惶恐、焦虑、不安。医生的职责不仅仅是从患者各种纷繁复杂的信息中,提取有用的信息,作出正确的诊断,选择合适的治疗方案;在这个过程中还应取得他们的信任,在心理上帮助他们。医生是患者的"胆",有时医生普普通通的一句话,就能给患者战胜病魔的勇气与力量。

援鄂归来　初心不忘

——记新疆维吾尔自治区人民医院　　郭红

自2014年我院开始执行住院医师规范化培训工作以来,郭红主任积极响应医院住院医师规范化培训工作,主动报名参加住院医师规范化师资培训,并顺利通过考试及面试,获得规范化师资证书。在儿科繁忙的临床一线工作期间,除参加医院及科室委派的儿科带教工作,她还经常参加医院组织的全院规范化医师竞赛,以强烈的事业心和工作责任感,受到单位及各位同仁的高度赞扬,并在2015年至2017年连续三年被评为"优秀";2017年获"优秀职工"称号,2016年在县级医师骨干培训医师培训项目中被评为"优秀导师",2017年被我院评选为"优秀教师",2016年被新疆医科大学授予"优秀实习带教老师",2018年至2019年连续两年被我院评为医德医风先进工作者;2018年参加全院规范化医师临床带教大赛,并获得了前10名的好成绩;2019年4月主动报名参加"访惠聚"工作,深入基层,为深度贫困地区群众送医送药,虽然过程艰辛,但仍然圆满完成了组织交给的任务并得到好评;2020年2月在新冠肺炎疫情援鄂工作中表现突出,被火线发展成为共产党员。这些荣誉充分说明了郭红主任在工作中的付出与努力。

随着规范化诊疗越来越深入人心,临床工作处处离不开规范。所以,带教的第一天,郭红主任都会告诉学员学习最新的诊疗规范,并定期讲课,重点讲解各项规范,让学员做到心中有数,临阵不慌。临床与学校最大的不同是要在实践中求真知,不断在实践中加深对书本内容的理解,更好地让知识服务于实践。

每次面对一批批朝气蓬勃的男孩女孩到我们科室参加住培,她都会想起自己当初刚刚入行时的场景,她认为住培就是真正走向临床医师的桥梁,她希望我院住培结束后的每一位学员都能真正做一名合格的医师。所以,除了讲课,更大量的时间,郭红主任都带着学员走入病房,到患者的床边一步一步教授如何查体,如何解读各项报告,如何与患者及家属有效地沟通,如何解除患者的紧张、焦虑。当她想到自己刚刚成为一名住院医师的时候,正是前辈的耐心细致成就了今天的自己,所以她要将这份责任接过来并传递下去。培养学生成为合格的医生,是她义不容辞的责任。

除了教授知识,她还积极鼓励学员参加科室和医院组织的查房、讨论、危重抢救、论文撰写、科普宣传、文艺演出等各项活动。以医院"大医精诚、仁怀济世"的精神感染她们,以科室"以人为本"的氛围熏陶她们,以自己的一言一行教授她们医德的重要。从中,郭红主任也深深体会到,带教的过程也是自我修炼的过程,在这个过程中,她既教授了学员,也提升了自我。

工作之余,郭红主任也很关注住培医师的思想品德教育,要求他们做到文明礼貌服务,举止端庄,语言文明,态度和蔼,同情、关心和体贴患者,自觉遵纪守法,不泄露患者隐

　　　　　　　　　　　　　　　　　　　　　第四篇　优秀带教老师

私,正确处理同行同事间的关系,相互学习,团结协作;严谨求实,奋发进取,钻研医术,精益求精;不断更新知识,提高技术水平。

郭红主任也用她驰援武汉新冠肺炎疫情的经历教育住培学员们。历时3个月的援鄂征程,她成功凯旋,回到了熟悉并热爱的工作岗位。住培学员听她讲述了在武汉时的抗疫经历,都用崇拜的眼神看着她,并表示:如过下次人民需要我,祖国需要我,我也一定会挺身而出。每每听到这些言语,她就对学生们说:"我是一名医学生的老师,我更应该去。"她认为做一名医学生的带教老师,更应该做到言传身教,持续发扬救死扶伤的人道主义精神,热爱党,热爱人民,热爱工作。面对光环,她戒骄戒躁,继续发挥临床工作的专长,用扎实的专业知识和认真的服务态度来面对每天的工作,用实际行动感染教育学生。也正是源于这些一线抗击疫情的经历,她真正感受到了生命的真谛,认为更应该不忘初心、牢记使命。

随着工作的深入,郭红主任深深体会到这份工作的重要性和必要性:带教学员,传承精神,不断改进,热爱党,热爱人民,热爱我们所从事的卫生健康事业。她将以更饱满的热情,积极投身到培养合格医务工作者的住培事业中。

敢于担当的"冲锋者"

——记石河子大学医学院第一附属医院　　詹爱琴

（彭帮　　石河子大学医学院第一附属医院）

大学毕业后进入石河子大学医学院第一附属医院进行住院医师规范化培训,开启了我人生的一个新的阶段。作为一名即将毕业的"老"住院医师,很荣幸在住院医师培训学习过程中遇到了经常教导我、帮助我的好老师,她就是感染性疾病科的詹爱琴副主任医师。詹爱琴副主任医师是一位优秀的住培带教老师,她毕业于石河子大学医学院,长期从事感染性疾病科的临床与教学、科研工作,在传染病防治方面积累了丰富的经验。

作为带教老师,她心中始终秉承着教人者教己的理念,在临床教学中不断地提高自己的业务能力和教学水平。由于感染性疾病科的病种有传染性,我们很多住培医师入科前有恐惧心理,针对这种情况,詹老师针对入科住培医师制订了培训课程,认真讲解消毒隔离、个人防护等,使他们不但打消了恐惧,还学会了以后工作中都要注意的个人防护知识,在这次新冠肺炎疫情出现时我深深感觉到这些防护知识的重要性。

她深知医学教育中临床是非常关键的,而年轻的住培医师是未来的顶梁柱。教学查房时,她会先要求住培学员汇报病情,体格检查,说出自己的诊疗见解,之后再认真评析,指出优点和不足,帮助学员形成自己独到的临床思维,并对国内外最新的疾病研究成果及指南进行解读,开拓学员们的视野,并鼓励学生们多看文献,激发学生们的学习热情。作为一名治疗肺结核病、病毒性肝炎的内科医师,如果只看报告不会看CT、MRI,注定当不了一名好医师。因此,工作中,老师每次都是先带领住培医师看患者的影像学资料,系统讲解,分析判断,然后再看报告,提高年轻医师看片子的本领。这种严谨的教学态度不仅体现在临床教学上,也体现在理论教学上。每周三是科室的例行讲课,老师再忙也挤出一定时间与学生互动学习,争取对每个轮转学员进行科室规范化学习,从专科查体到发热、黄疸的鉴别诊断,再到新发传染病的诊断治疗等,生动形象地向学员展现感染性疾病的诊疗规范。在整个带教过程中,老师始终注重学员临床思维的培养,善于引导学员不断从临床工作中发现问题,然后总结经验,使我们受益匪浅。

2020年春节注定是一个不平凡的春节,新冠肺炎疫情在武汉暴发。网络上每天都不停地报道关于疫情的最新消息,种种细节都让我们非常担忧害怕。詹老师所在的感染性疾病科作为最前线的科室,立刻变得异常忙碌,1月底科里收治了兵团第一例确诊患者,接着是第二例。疫情就是命令,防控就是责任。面对异常严峻的疫情形势,她坚守防护一线,吃住在科里,同时,她考虑到武汉的疫情更严重,写下请愿书,坚决要求驰援武汉。我的老师们,他们也是普通人,他们也有家人,是别人的孩子、也是别人的父母,但是责任让他们选择了"逆行",勇敢面对。2月4日凌晨她参加的第39支国家紧急医学救援队由石河子出发踏上了援鄂征程。紧急到达武汉后,才知道工作地点是武汉东西湖方舱医院(又名武汉客厅方舱医院)。这里医护人员每6小时换一次班,8至14点为早班,接下来是午班、中班和夜班。每班每个医师分管150~200个新冠肺炎确诊患者。穿着密不透风的防护服,一轮值班下来,卸下防护口罩后脸上是深深的印痕,脱下防护服浑身上下已经湿透,但她始终无怨无悔。她也知道,自己也是血肉之躯,也存在被感染的风险,但是她更清楚地明白,作为一名感染科医务工作者,更应该时刻冲锋在前、不怕牺牲,为了疫情防控工作,她已经将个人的生死和安危置之度外。

生命重于泰山,在这场与死神抗争,与时间赛跑的阻击战中,我们可爱又可敬的老师们,为了守护人民健康,义无反顾,为我们留下最美的"逆行"身影。我们在此真诚地向此次防控疫情的"逆行者"致敬!其实哪有什么岁月静好,不过是有人替你负重前行。国难时期,这些人才是最可敬的,如果有机会我愿意成为这样的人!

"好老师"是每个为师者的追求,那什么是好老师呢?我认为好老师不在于阅历的深浅,不在于名气的大小,在于质朴的信念与行动,在于学生的爱戴与敬仰。居里夫人曾说过:"不管一个人取得多么值得骄傲的成就,都应该饮水思源,应当记住自己的老师为他的成长播下最初的种子。"老师是我们人生中必不可少也不可替代的存在,对我们的成长有着不容忽视的意义。

第五篇　优秀住院医师

砥砺风雨　可堪大任

——北京大学第三医院　　王奔

王奔同志,男,27岁,汉族。1993年11月出生,中国共产党党员,博士学历,北京大学第三医院外科住院医师。临床工作表现优秀,科研成果十分突出。新冠肺炎疫情期间主动报名,参加国家医疗队支援武汉,在武汉前线表现突出,并且代表医疗队"90后"党员主笔给习总书记写信,获得了总书记的回信和高度肯定。

临床与科研并重,硕果累累

王奔同志于2011年考入北京大学八年制临床医学专业,随后经过北京大学本部和基础医学院的学习,后进入北京大学第三医院进行大外科住院医师轮转及八年制博士阶段培养,师从于北京大学第三医院骨科知名专家刘忠军教授。在读期间曾多次前往美国、俄罗斯等地进行临床交流学习。

王奔同志在北京大学第三医院进行外科学住院医师规范化培训期间学习上刻苦踏实,成绩名列前茅,考核成果优秀,曾获得国家奖学金、北京大学(学术类)创新奖(2次)、优秀医学生特等奖学金、北京大学三好学生标兵、北京大学三好学生等奖学金及荣誉。他以优异的成绩和突出的表现顺利毕业,获得了北京市优秀毕业生、北京大学优秀毕业生等荣誉。

毕业后王奔同志留在北京大学第三医院骨科工作,继续外科住院医师规范化培训。在外科临床轮转工作期间,他主要从事相关科室门诊、急诊工作及病房的患者管理工作。年均诊治患者近400人。工作上他认真踏实、要求上进,始终以患者为中心,把患者的生命安全放在首位,对患者负责,在工作中得到患者和上级医师的一致好评和肯定。此外,王奔同志还多次主动参与义诊与健康宣传等活动。这些都体现着一位医者的仁心和责任心,也体现了他对这份职业的热爱和追求。

王奔同志在科研方面成绩斐然。目前累计以第一作者身份(含共同第一作者)发表SCI论文9篇,累计影响因子26分,其中包括骨科领域顶级期刊 *The Journal of Bone & Joint Surgery*,脊柱外科领域知名期刊 *The Spine Journal*、*European Spine Journal* 等。同时,相关科研成果也在国内外知名骨科领域学术会议作发言及壁报展示13次。在2019年中华医学会骨科年会上,关于"脊柱侵袭性血管瘤"的相关论文获得全国优秀青年医师论文二等奖。相关研究成果也被评选为2019年度北京大学第三医院新技术并获得推广。另外,他作为共同发明人产出骨科领域实用新型专利4项。凭借相关科研成果,王奔同志连续两年获得北京大学(学术类)创新奖。

义不容辞援江城

2020年1月25日,农历正月初一,北京大学第三医院接到国家卫生健康委的紧急任务。王奔同志第一时间在前往武汉医疗支援调查表上填上了自己的名字。他认为:"身为年轻人,理应冲上前去,承担起自己身为医者的责任,这也是本职。"凭借平常工作中的优秀表现,王奔同志成功入选北京大学第三医院第三批援鄂抗疫国家医疗队,于2月7日前往武汉进行医疗救援。

王奔同志是一位"90后",刚毕业的他是整个医疗队派出的最年轻的医生。虽然年轻,但他在住院医师规范化培训中打下了夯实基础。新冠肺炎为内科与重症科疾病,身为外科医师,到达前线后他并没有被自己的专业所限制,迅速完成角色的转换,这与他在培训中接受到的全面具体的医学教育和扎实的临床基本功密不可分。

在医疗队上级专家的统一工作安排下,王奔积极深入隔离病房,与新确诊的危重症患者面对面交流,完成患者的接诊、查房、病历书写、医嘱开立,处理病房突发情况,危重症患者的抢救,抽查血气以及采集咽拭子等具体事宜。采集咽拭子是一项暴露风险较高的操作,在操作过程中会产生大量含病毒的气溶胶,但是却是关键操作。王奔迅速掌握相关采集技巧,并主动申请承担所在医疗小组的采集任务。最多曾一个班次完成了10余例患者的采集操作。危重症病房患者病情较重,病情瞬息万变,随时可能需要抢救。当遇见突发情况时,王奔也常常第一个冲上去,冒着暴露风险为患者心肺复苏。在王奔和同事们60余天的共同努力下,北京大学第三医院所接管的危重症病房患者数正式清零,累计诊治危重症患者百余人次。

新冠肺炎作为新型疾病,很多治疗方案及手段仍待完善,为了更好地治疗患者,需要一定的科研工作基础。王奔同志在前线主动承担起了相关工作,负责组织管理前线相关科研事宜。他目前作为主要科研联络管理人员,积极地为各个临床项目进行审批、沟通、与后方协调等工作。他本人也在前线参与多项临床研究,并且完成多篇论文。

此外,身为一名在培住院医师,在前线王同志从自身角度出发,将在抗击疫情中的住院医师的工作和思考写成论文,以第一作者完成论述《疫情下住院医师培养的思考》,目前已被《中华医学教育杂志》录用。返回北京后,他积极将自己前线的收获分享给其他住院医师,曾在中国医师协会举办的"疫情防控大讲堂"中作为讲师分享住院医师抗击疫情心得。

砥砺风雨堪大任,援鄂心得写给总书记

在学生时代,带着对党组织的无限憧憬和向往,王奔同志经过上级党组织的重重考验,于2013年加入中国共产党。住院医师培训期间,王奔同志还是班级团支部书记和党支部的委员。曾经多次负责举办党、团支部活动、发展学生党员等事宜,获"优秀团员"称号。

医疗队到达武汉当地后,迅速成立党总支,为方便管理下设临时党支部。经过上级党组织的考察,王奔同志被选为第4临时党支部书记。身为最年轻的支部书记,也是医疗队的一位"老党员",王奔同志在前线充分发挥模范带头作用,冲在病房一线,以实际

行动影响他人,同时经过考察,他主持发展了 3 名思想先进的同志火线入党,其中包括北京大学第三医院教学副院长沈宁同志。

2020 年 3 月 11 日,由他执笔,代表北京大学第一医院、北京大学人民医院、北京大学第三医院共同组建的北京大学援鄂医疗队的 34 名"90 后"党员一起,将这些成长的心得写给了习近平总书记。在信中,他们汇报了在抗疫一线抢救生命的情况,更表达了继续发挥党员作用、为打赢疫情防控阻击战贡献力量的决心。短短 4 天后,总书记回信了。总书记在信中说道:"新时代的中国青年是好样的,是堪当大任的!"这是对所有青年医师的鼓舞和肯定。

牢记使命　向疫而行

——中国医科大学附属第一医院　　张松

张松,中国医科大学附属第一院胸外科住院医师,中国共产党党员。自 2019 年 9 月参加辽宁省住院医师规范化培训以来,张松医生时刻以高度的使命感、饱满的热情、扎实的理论知识和临床实践能力,投身于住培工作。

在思想上,张松积极发挥党员医生的先锋作用,坚持克己慎独,勤学肯干,不断突破自己,重塑自己,团结同事,尊师重道,努力增强为人民健康服务的意识和能力。勇为人先,危难之际能够主动承担党员医生使命,在新冠肺炎疫情肆虐之际,张松主动请缨前往一线,发扬党员医生不怕苦、不怕累的实干精神和表率作用。

在临床学习工作中,张松遵纪守法。在老师的指导下,勤勉学习,认真行医,并顺利通过医师资格考试。积极参与并配合住培活动。谨遵"全心全意为人民健康服务"的理念,追求"仁心仁术"的医者境界;将心比心,细致热情,团结协作,互相进步;努力提高专业技术水平;将"大医"的理想努力融入日常工作学习。多次受到领导的表扬、患者及家属的感谢。住培期间无医疗差错事故,无患者投诉,展示了医生的专业能力和人道主义精神。

在住培工作中,张松陆续参与了肺癌、食管癌患者的手术,肺栓塞、气胸患者的抢救,皮下气肿患者的紧急排气等胸外科常见病种、急危重症和疑难病例的诊治。2019 年 12 月的一个周日,张松医生正在病房值班。一名右肺上叶癌术后第 3 天的患者在下地活动后突发胸闷气短,末梢血氧饱和度降至 85%。张松医生立即来到患者床旁,嘱患者卧床、吸氧;听诊双肺示左肺上野呼吸音粗,下野可闻及哮鸣音;右肺呼吸音弱。结合经验及患者情况,张松医生判断患者可能发生了肺栓塞。肺栓塞是肺癌术后的常见并发症,若不及时有效处理,可导致患者死亡。张松医生立即将情况报告上级医生,并按照指示启动肺栓塞诊治预案。经过及时的处理和积极的治疗,患者病情逐渐稳定、好转。之后患者完善了肺动脉 CTA 检查,明确了肺栓塞的诊断。在住培期间,张松深刻感到生命重于泰山,知识就是生命;体会到医生的使命感和住培的重要性;积累了一定的临床经验,巩固了基本理论,夯实了基本知识,提高了基本技能。

2020 年初,新冠肺炎疫情突袭。2 月 7 日,战斗在武汉疫情中心的李文亮医生因感染新冠肺炎不治逝世。消息传出,全国人民一片悲痛。而 2 月 7 日正是张松 31 岁生日,他化悲痛为力量,主动请缨向医院提交了抗疫请战书。2 月 9 日,张松作为中国医科大学附属第一医院第三批武汉医疗队队员星夜驰援武汉,参与华中科技大学同济医学院协和医院西院 13 楼东重症病房的医疗工作。在张松负责的患者中,有一名重型新冠肺炎合并系统性红斑狼疮的特殊患者。该患者病重时胸闷气短明显,甚至不能下地活动。彼时,新冠肺炎合并系统性红斑狼疮的诊治缺乏经验,治疗组在调整患者的治疗方案时一直如履薄冰。张松所在团队广泛查阅文献,多方会诊;经过团队努力,患者的病情终于稳定,随后顺利出院。

在新冠肺炎的治疗过程中,突发事件难以避免。一名气管插管呼吸机辅助通气的患者突发气胸! 正到了胸外科医生的用武之地。在团队的指示和协调下,新冠肺炎气胸预案即刻启动。上级医生和张松医生开始行动:消毒、局麻、切开皮肤、软组织游离、置管、负压吸引……严厚的防护设备、护目镜上的水雾,让平时熟练的操作困难陡升,但这难不倒专业的医护人员。医疗队全体完美配合,引流桶内引出大量气体,患者血氧饱和度逐渐平稳!

在这次援鄂医疗工作中,张松体现了医生的使命感和责任感,发扬了医生"救死扶伤,实行革命的人道主义"的精神,展现了辽宁省住培学员有理想、有本领、有担当的精神风貌。所在团队被评为"全国卫生健康系统新冠肺炎疫情防控工作先进集体"。

大医精诚。精者,在于医术精湛,不懈求索;诚者,在于医德高尚,勇担重任。既精且诚,方为大医。住院医师是祖国未来医疗事业的中坚力量,规范化培训是住院医师成长的必经之路。作为医师,更应不忘初心,牢记使命,砥砺前行!

守望生命防线　接力使命向前

——复旦大学附属华山医院　　李杨

2019 年 6 月,李扬于复旦大学取得内科学博士学位,并获"上海市普通高等学校优秀毕业生"称号。毕业后进入复旦大学附属华山医院开始住院医师规范化培训。所在单位已推荐其为 2020 年"上海市优秀住院医师",参加本次 2020 年全国优秀住院医师评选。

与子同袍，前线同去

进入住培基地不到半年，新冠肺炎疫情猛然袭来。在这场突击大考中，李杨积极参与到华山医院党办组织开展的线上咨询志愿服务，为数十位线上患者解决燃眉之急；同时担任上海市新冠肺炎临床救治专家组秘书，在上海市公共卫生临床中心奋战 1 月余，全力协助上海市新冠肺炎患者的临床救治工作。

在抗疫形势最为胶着的日子里，李杨基于自身丰富的治疗经验与医学知识，不遗余力地进行科普教育。面对不同媒体各种真假难辨的知识和消息，李杨以自身专业的内核、冷静的分析，为大众正确认识新冠肺炎而不断发声，参与多篇微信公众号文章的撰写，其累及阅读量超过 150 万人次；参与编写《2019 冠状病毒病——从基础到临床》《张文宏教授支招防控新型冠状病毒》《张文宏教授再支招新冠疫情常态化下健康生活》等书籍，书籍发行量超过百万册，已被翻译为多国语言。

2020 年 4 月，在由《中国医学伦理学》杂志倡议、发起并承办的"医学生在建设和谐医患关系中的使命与担当"（网络）研讨会上，在华山医院伍蓉书记指导下，李杨作为全国 96 所大学、学会及医院的 8 名代表之一，进行"将炽热情怀融入理性思考，做人民健康的守夜人"为题的大会主题报告，对当代医学生的使命担当提出了思考，会议观看人数最高达 52.84 万人，取得极大反响。

此外，李杨在新冠肺炎疫情期间积极开展科学研究，相关成果以第一作者／共同第一作者身份发表在国际一流杂志 *BMC Medicine*（影响因子：8.4）和 *Clinical Microbiology and Infection*（影响因子：6.5）上，参与论文发表在 *Cell Research*（影响因子：15.4）等；坚决落实科学防控、精准施策的抗疫要求。在这次战斗中，李杨将自身医学职业使命和国家"人民至上、生命至上"的信念紧紧融合，化为对生命的珍视和保护。

初心不变，步履不停

李杨面对疫情的迅速反应和全心投入，来源于平时住院医师规范化培训日复一日的工作和积累。思想上，坚决拥护党和国家的路线、方针和政策。身为共产党员，坚守自身岗位、践行自身职责；充分发挥共产党员壁垒作用和"中流砥柱"作用。2019 年 9 月起担任复旦大学附属华山医院内科基地团支部书记，带动青年团员们积极投身于为群众服务的第一线。李杨组织开展肝炎义诊活动；积极参加华山医院青年成才培育计划等各项组织活动；参加"第一届感染病学福庆联谊沙龙"等医学史交流。

李杨在工作岗位上严格遵守住培纪律，认真履行住院医师职责，重视诊治、行政、护理等医疗实践中的各个环节和细节。在实践中不断淬炼自身职业道德、夯实医学理论知识。在临床上耐心与患者及其家属进行沟通，善于用比喻和通俗易懂的语言解释疾病过程；勤于利用 1 小时为每一个家庭讲解清楚出院小结及出院用药；乐于付出 7 个小时倾听一位患者主诉，甘于加班到凌晨写好一份病历。多次获得患者和带教老师、同行的优秀评价，收到锦旗一个、感谢信一封。在临床上本着"人生意义在何乎? 为人群服务"的初心,坚信世界因疾病满目疮痍,也因治愈充满生机。越是御风而行,越要守住信仰。坚信保障个人健康是实现"健康中国"的重要环节,是我们作为临床卫生工作者所能踏出的一小步,却也是最重要的一步。

李杨在个人学习上,勤于思考,乐于探究。在规范化培训期间的各类考试中名列前茅,包括公共科目考试、执业医师考试等。积极参与住培基地举办的各类学术讨论和会议;认真阅读国内外相关医学文献和前沿进展;能独立承担内科中各三级学科的常见病、多发病诊疗工作,掌握基本急救技能。

起步科研,奋力拼搏

科研上,李杨选择了感染病学作为研究方向。在导师张文宏教授的指导下,他积极锻炼自身科研素养与科研协作能力。以第一作者或共同第一作者共发表 SCI 论文 9 篇,累计影响因子近 50 分;发表中文核心期刊论文 1 篇。积极参与全国多中心耐多药结核病精准治疗协作网项目,研究所提出精准治疗新策略,将中国耐多药结核病治疗成功率提高 20%,该成果发表在欧洲呼吸协会旗舰刊物《欧洲呼吸病杂志》(影响因子:12.2),并作为中国本土唯一推荐方案被纳入 2019 年版中国专家共识中。2019 年起作为中国唯一成员,加入世界抗结核药物主动安全性监测和管理(aDSM)协作网。多次参加国际会议,包括 2019 年国际肝病会议(奥地利)、2019 年全球肺部健康大会(印度);2017 年起担任国际新发传染病著名刊物 *Emerging Microbes & Infections*(影响因子:6.6)编辑部成员,为国内外病原学、感染病学等基础和临床医学多个领域的科学家创造良好的科研成果发表平台贡献自身力量。

住院医师规范化培训是青年医生毕业后教育的起点,李杨就此开始,光荣地加入了守护人民生命健康的队伍,不畏寒冷,不知疲惫;今夜如此,夜夜皆然。身负国家期许和人民希望,李杨毫不犹豫地接过前辈的责任和使命,勇往直前。

非学无以广才　非志无以成学

——无锡市人民医院　　江涛

2017 年我从南京医科大学硕士毕业,来到无锡市人民医院,开始了三年的住培生活。虽然硕士期间获得过国家奖学金、优秀毕业生等荣誉,但工作是一个全新的开始。住培是年轻医生学习的必经之路,是打好专业基础的重要时期,非学无以广才,非志无以成学,所以我在入培的开始就抱着要勤学奋斗的决心,志在成为一名德术并举的好医生,下得苦功夫,才能求得真学问。

不断学习，提高医疗技术水平

住培期间是理论知识与临床实践结合的时期。对临床上每个患者，我都会以严谨的态度认真问诊和体格检查。为了避免漏诊误诊，下班之余再翻阅专业书，将实际临床上的症状、体征与课本进行对比，并加入自己的思考与分析，不断提升临床诊疗思维和能力。

勤于思考是诊断过程中至关重要的。记得有一次碰到一个患者，因为"颈椎病"入院，准备手术。但在我问诊、体格检查的过程中，发现这个患者的双手和前臂肌肉出现了萎缩，这点和颈椎病的体征是不符的。所以我下班之后查找了书籍和文献，考虑该患者可能是罕见的"平山病"，平山病以保守治疗为主，因此避免了误诊。这给患者带来了很大帮助，还受到了科里老师们的赞赏。

虽然临床工作比较繁忙，但是每次看到绝望无助的患者时，还是希望能够通过自己的专业尽最大力量去帮助患者重获健康。在重症监护病房轮转的时候，碰到一些肺移植的患者和家属，因为肺移植的风险很高，费用也高，我能深刻体会到他们内心的无助，所以我会和带教老师花大量的时间去做好沟通交流。肺移植术后，我会经常整晚地待在患者床边，随时做好抢救准备，那时候心里暗暗发誓：我一定要提高自己的医学专业水平去挽救每一位患者。凭着这一信念和志向，我会认真分析和研究每一份病例，不断向前辈、带教老师学习请教。业精于勤，荒于嬉；行成于思，毁于随。我深知能力的提升不是一朝一夕的，需要有锲而不舍的精神。勤奋是成功的基础，这就如同楼房的地基，只有地基牢固了才可以使楼房屹立于风雨中。因此，我加倍勤奋学习，打好理论基础，不仅在住培期间出色地完成了各阶段任务，还在年终考试中取得骨科住培第一名的好成绩，在 2019年住培年度业务水平测试中取得 94 分的高分，成绩在全国排 98.3%，全省排 95.8%。

坚持培养科研能力

一名优秀的临床医生是与科研分不开的。在住培期间，加强临床能力的同时，我也会广泛地阅读大量文献，不断提升自己的科研能力，积极申请包括国家自然科学基金在内的各项课题；平时注重收集和归纳病例，并撰写论文，住培期间以第一作者成功在国内外杂志上发表论文 3 篇，其中 SCI 两篇，中文核心期刊 1 篇。参与多项科研课题，包括顾晓峰主任的慢性脊髓损伤的研究。另外，还多次在学术会议中发言，包括参加香港特别行政区威尔斯亲王医院召开的国际数字健康研讨会并作专题发言，全程英文交流，以及在 2019 年江苏省骨科年会上进行学术交流。科研是枯燥而烦琐的过程，需要耐得住性子，忍得住寂寞，不断地积累。不积跬步，无以至千里；不积小流，无以成江海。我定会继续在科研的道路不断地刻苦钻研，希望能取得更大的成就，造福患者。

积极参加文体志愿活动

工作之余，我还积极参加医院的一些文体活动。多次在医院晚会上表演；代表医院参加 2018 年无锡卫生计生委职工篮球赛,获得第二名的好成绩;参加医院团委组织的"指尖艺术——人医青年给水果做手术"活动,获得最佳科普奖。作为一名共产党员,积极参加医院的党团活动,树立正确的价值观、人生观;积极参加志愿活动,在新冠肺炎疫情期间多次到门急诊当志愿者,维持秩序和给患者测量体温。

逆流而上,抗击新冠肺炎疫情

在住培的最后时期,由于新冠肺炎疫情的暴发变得特别不一样。钟南山院士曾经说过:"医院是战场,作为战士,我们不冲上去谁上去。"为了响应医院的号召,我主动报名支援隔离病房的工作。大年初四接到医院的通知,我二话不说,接受任务。作为首批进驻隔离病房的医生,虽然我只是一位年轻的医务工作者,虽然对新冠肺炎疫情有些许担心,但我仍义无反顾地投入到隔离病房的工作中,奉献自己的智慧和力量。虽然早有心理准备,但真正进入隔离病房后,隔离病房那种紧张、压抑的氛围,需要有更多的勇气和力量。穿着隔离衣进行 8 小时的工作,衣服被汗水湿透,脸被口罩压出压痕,手被泡出褶皱;脱下隔离衣,虽然蓬头垢面、疲惫不堪,但是不变的是眼中那种相信一切会好起来的信念。

隔离病房的工作除了治疗、病历书写和采集样本外,更重要的,是对患者的心理指导。因为入院患者大多都有担心和恐惧的心理,这时候就需要我们做好医患沟通,缓解他们的担心和恐惧。经常有患者在刚入院的时候焦急地反复问我:"医生,我不会有事吧。"我会耐心地安慰和解释,告诉他:"您只是新冠肺炎疑似患者,还未确诊,就算确诊,大多数人都是轻症,经过治疗都能恢复,有我们医生在,您放心。""逆流而行,我时刻准备着!"这早已不是一句简单的口号,面对突如其来的疫情,需要我们医务人员用行动践行自己的使命和担当。在这场没有硝烟的战争中,同事之间经常互相加油打气,不忘初心,共同抗疫,守护人民群众的身体健康和生命安全,用逆行诠释我们的责任。

医路漫漫,我们需要始终抱有一颗坚定的心和远大的志向。有志者,事竟成,勤于学习,谨记责任,甘于奉献,希望在自己的岗位做出更大的贡献。

绽放青春　砥砺前行

——阜阳市人民医院　王瑞瑞

王瑞瑞,女,30 岁,2013 年毕业于蚌埠医学院,同年就职于阜阳市第二人民医院,现于安徽医科大学硕士在读,曾获院内"先进个人"称号、2018~2019 年度阜阳市"优秀共青团员"称号。目前担任中国中药协会呼吸病药物研究专业委员会青年委员会委员、安徽省全科医学会呼吸病学专业委员会委员和阜阳市医学会抗菌药物学分会秘书。

王瑞瑞自参加住培以来，在医院老师及同事的帮助下，不断加强理论及技能学习，提高临床诊疗技术及科研能力，注重医德医风，在许多方面均取得优异成绩，现重点汇报如下。

勤思善学，刻苦钻研，强化能力提升

一名优秀医生，必须是本职岗位的能手。为进一步提高及规范诊疗水平，2017 年 9 月始，她在阜阳市人民医院参加全国住院医师规范化培训。从走上工作岗位的第一天起，她就始终坚信"工作中无小事原则"，留心观察每一位患者诊疗过程，不懂就虚心求教，精心整理医疗笔记，认真思考，钻研业务。作为内科专业班长，也在学习及生活上积极帮助其他在培生。同时，以优异成绩完成学习及考核，获得 2018 及 2019 年度"优秀住培学员"称号。另外，她还积极参加院内组织的各项学术活动，报名健康管理师、心理咨询师、营养师等培训，并取得相关结业证书。

不断地学习，提高了她的医疗水平，也提高了科研能力。她曾多次参与传染病相关课题的研究工作，在国家疾控中心委托本市疾控中心的《不明原因肺炎监测系统评估预试验》项目研究中，她作为调查员全程参与。2018 年，以合作单位项目总负责人身份参与重大传染病防治专项安徽省子课题《安徽省细菌性传染病病原谱流行规律及变异研究》的研究工作，以及阜阳市适宜技术项目《基层医疗机构感染性疾病规范化诊治技术》的调研工作等。

为民服务，尽职尽责，强化责任担当

在从医这条道路上虽然她才刚开始，但她始终以高标准要求着自己。她深知，健康所系，性命相托，作为一名医生，应坚持"患者第一、服务第一"的理念与宗旨，应掌握精湛的医术，应恪守医德，树立医者仁心、仁术形象。因此，住培期间，她严格遵守医院的各项规章制度，遵纪守法，在努力学习专业知识的同时，还积极参加各种职业道德、医德医风的培训。并且在实际工作中，能做到尊重患者的人格和权利，对待患者一视同仁，主动服务，做到检查细心、诊疗精心、解释耐心、听取意见虚心、让病患及家属放心，不发生冷、硬、顶、推现象。她认为作为一名医生，对病痛中的患者应该是雪中送炭，而不是雪上加霜，穿上白大褂，就要对得起这份工作，就要有责任感和义务感。她始终谨记医学生誓言：我志愿献身医学，热爱祖国，忠于人民，恪守医德，尊师守纪，刻苦钻研，孜孜不倦，精益求精，全面发展。决心竭尽全力除人类之病痛……

抗疫一线，冲锋在前，彰显青春风采

"我志愿加入中国共产党……"面对突如其来的新冠肺炎疫情，在阜阳市出现疑似、确诊病例后，正在接受住培的她，马上向住培基地和阜阳市收治新冠肺炎疑似以及确诊病例定点医院阜阳市第二人民医院递交请战书。在取得省、市卫生健康委同意后，她便奋战在抗疫一线——新冠肺炎确诊病例病房，穿着厚重的防护服参与临床救治累计 36 天，其中最长 10 多个小时没有喝水、没有上厕所。她说不辛苦，那只是责任与义务。在抗疫期间，她还

积极向党组织靠拢,向院党委递交入党申请书,经组织考核,现已成为一名入党积极分子。

她参与救治新冠肺炎确诊病患 50 余人,经有效治疗均治愈出院。但在隔离病房,病患很容易产生焦虑情绪,除日常诊疗外,她还坚持为患者进行心理疏导,帮助他们消除疑虑,成为他们的"倾听者""帮助者""守护者",给他们带来心灵的慰藉。她说:"保持良好心态,更是战胜病魔的关键。不要担心,有我们在,我们会一直陪你们共渡难关。"一句简单的话,却为患者带来了力量。在这场没有硝烟的战争中,她用爱心和温暖撑起了患者的希望,她是这场战"疫"中最美的"逆行者"。作为中国当代青年,她用自己的实际行动践行申请入党的初心和使命,在最危险、最紧急的关头知难而进、逆流而上,用危难时刻的坚守和大爱谱写了一曲担当与奉献的青春之歌。

另外,抗疫期间,除了参与临床诊治、向防控专家学习以外,她还参与连花清瘟、托珠单抗、羟氯喹药物在新冠肺炎治疗中的临床研究工作,通过收集资料、数据整理、病例随访,不断学习、积累经验。与此同时,她还积极参与本市多项新冠肺炎科研项目研究,并以第一负责人身份申请阜阳市"新型冠状病毒肺炎"科研课题项目《炎性标记物在新冠肺炎诊断、病情评估和预后判断中的临床应用价值评价》,并被批准立项。以第一作者及共同第一作者身份发表 SCI 论文 2 篇(影响因子分别为 3.538、5.099)。因在抗疫期间表现优异,她获得阜阳市第二人民医院"抗击新冠肺炎疫情先进工作者""新冠肺炎科研工作先进个人"称号。

没有追求与理想,人生便会碌碌无为;没有信念,人生便会迷失方向,甚至迷失自我。作为有理想、有本领、有担当的青年一代,她一直努力在为人民服务中成长、在艰苦奋斗中砥砺意志品质、在实践中增长工作本领,她在救死扶伤的岗位上拼搏奋战,不惧风雨、勇挑重担,让青春在党和人民最需要的地方绽放绚丽之花。就像格拉德威尔在《异类》中指出的"一万小时定律"一样,"所谓天才的卓越非凡,并非天资超人一等,而是付出了持续不断的努力。"住院医师规范化培训只是她作为医生的起点,今后她会继续努力学习,积极向上,精益求精,刻苦钻研,全面发展,开启医疗事业新路程,做"病能看、课能上、科研能做、论文能写"的"四能医学人才",不忘初心,绽放青春,砥砺前行,追求理想彼岸。

用奋斗与担当写下青春的答卷

——山东大学齐鲁医院　　林宗伟

一场疫情突如其来,这是一场看不见硝烟的战争。在抗击疫情中,前线的白衣天使不畏险阻、英勇奋战、逆风而行,后方的白衣天使也在默默奉献着自己的力量,负重前行,保护大后方战场的稳固。打好疫情阻击战,与前线战友患难与共,守护好后方战场,住院医师首当其冲，山东大学齐鲁医院的住院医师林宗伟就是其中的一位。

主动请缨，勇于担当

在抗击疫情战斗号角吹响的时候，全国各地的医院源源不断地向湖北输送优秀医护人员。林宗伟同样第一时间向所在医院科室和医师培训处提交了奔赴前线的申请，科室主任及培训处领导语重心长地对他说："作为一名年轻的内科住院医师，有如此的觉悟和胆魄，令人欣慰和敬佩，但前线战场需要的不仅仅是勇气，还需要与病毒斗智斗勇，你资历尚浅，临床经验不够丰富，这个时候奔赴前线战场，不管是对患者还是对你自己、对你的家人都不是最好的选择。"他并没有因此失落，深知在大后方，他仍然可以贡献自己的力量。随着住院医师一支部书记奔赴武汉，同时大量的住培学员不能返回医院各科室工作，作为住院医师党总支一支部副书记的林宗伟压力陡增，既要完成成倍增加的临床工作，还需要起到党员模范带头作用，肩负支部书记的重担，做好疫情期间的党务和住院医师的思想政治工作，保证住培工作有序、顺利进行。他一方面主动申请到危重患者最多最危险的重症监护室完成临床工作，另一方面积极学习并向各位医师传达新冠肺炎疫情处置工作的最新进展。在此期间，他还代表党总支上门看望队员家属，并送去慰问信和慰问品，组织全体内科住院医师学习相关政策并开展大讨论，组织住院医师进行无偿献血，还积极响应医师党员义务向前线捐款的申请，号召大家自愿捐款，奉献自己的微薄之力。在这段非常时期，林宗伟作为一名住院医师支部书记，带领住院医师们一起接受战火的淬炼与洗礼，一起成长与蜕变。

扎根临床，主动工作

作为一名临床医师，最值得骄傲的莫过于自己不断增长的临床知识和持续提升的临床技能。在日常临床工作中，林宗伟是老师、同事眼中公认的踏实能干、遇事沉稳、个人能力强、能吃苦、对待患者有耐心、有团队精神的人。疫情期间，工作量剧增，但是作为住院医师，他并没有抱怨繁忙劳累的工作，反而乐在其中，主动承担夜班任务、急诊工作，不停地汲取临床实践中的经验。重症监护室患者病情复杂危重，还有许多患者出现发热情况，在这个特殊时期，他主动管理发热患者，切实落实三级防护制度，在此期间完成了疫情零感染、安全零事故、服务零缺位的重要任务，响应了国家的号召。他在工作中始终保持了强大的战斗力、昂扬的斗志、旺盛的精力。此外，他还带领支部委员们完成了"党总支书记抓基层党建突破项目"的申请和总结，基层党建工作的重点突破任务实施方案的申请等一系列的党建工作。同时参加了组织部开展的党支部书记集训研讨学习，并参加了组织讨论，提出了强校兴院的意见和建议，为医院和学校的发展献计献策。

全面发展，不断提升

秉承着为患者着想的初心，在轮转科室期间林宗伟学习刻苦，工作勤奋，扎实掌握了各科临床理论知识及基本技能，以优异的成绩通过各科室的出科考核并连续获得住院医师年度考核优秀奖励。他参加"中美青年医师临床心技能大赛",取得"济南赛区第一名及全国百强选手"的佳绩,并荣邀参加了第十三届东方心脏病学会议。作为住培学员,连续两次担任住院医师结业典礼的主持,得到了住培基地领导和住院医师们的一致认可,先后获得"优秀住院医师""工会积极分子"等多项荣誉称号。目前作为山东大学齐鲁医院山东卫生应急分队的一员,他时刻准备着冲锋陷阵。同时,作为国家心力衰竭医联体山东省省级执行委员会委员及心衰中心执行秘书,组织开展心力衰竭工作,参与国家重点研发项目"心衰患者分级诊疗、救治及转诊模式的建立与评价",并承担省自然科学基金课题一项。

　　时间还在向前,抗疫之战仍在进行,林宗伟依然忙碌地穿梭在临床一线,一如既往地发挥他的"多功能"作用,不遗余力地在岗位上发光发热,以实际行动谱写一名共产党员的初心与使命、一名年轻医者的仁心与担当,用奋斗与汗水,写下青春的合格答卷。

千淘万漉虽辛苦,吹尽黄沙始到金

——中南大学湘雅二医院　　欧阳明祈

　　十年前,带着对医学事业的好奇与热爱,欧阳明祈报考了北京协和医学院这座医学殿堂,成为临床医学八年制一名普通的医学生;八年后,他成功入职了中南大学湘雅二医院,成为心血管内科一名普通的住院医师,并在这里开始了他的内科住院医师规范化培训。自工作与培训以来,欧阳明祈始终坚持党和国家的领导,自觉遵守国家法律法规和住培基地各项规章制度,严于律己,爱岗敬业,尊敬师长,团结同事,乐于奉献,积极参与住培基地组织的各项业务学习及其他活动。

如临深渊,如履薄冰

　　2018年8月是欧阳明祈正式参加工作、成为一名普通住院医师的第一个月,上班的第一天起,他感受到了不同于以往实习期间的巨大压力,第一次独立上夜班,面对各种突发的危急重症;第一次独立完成操作;第一次参与并主导抢救;第一次感受到送走生命的无可奈何……而住院医师是面对患者的第一线,也是面对生命的第一线,这种压力让他不得不战战兢兢,认真、负责地对待每一个患者。因此,在每天的临床工作中,欧阳明祈都秉持着"如临深渊,如履薄冰"的诚恳、严肃的态度,遵守各个轮转科室的规章制度;努力学习换位思考,以热情、友善的态度对待患者与家属;认真钻研医学知识,通过理论与实践相结合的方式提升自己的临床与实践能力;善于思考,勇于提问,慢慢地在临床工作中成长;乐于向同事分享自己的经验,也因为严谨、自律、团结的工作态度,受到了各个科室老师、同事的一致认可与好评。

春华秋实，收获满满

住院医师规范化培训对每个住院医师的"三基"能力提升有着不可替代的重要作用。通过在不同科室之间轮转，学习常见疾病的规范诊疗思路，学习基础临床操作技能，并通过了执业医师资格考试，是欧阳明祈在住培期间首要的收获。而一个优秀的住培基地为他带来的收获远不止这些，高昂浓烈的学习氛围、严厉博学的带教老师、优秀自律的同事，都在不停地激励他更加努力向上。在此期间，欧阳明祈多次轮转重症监护室，这里的患者更加危重，病情变化迅速，让他在学习常见临床疾病的基础上，更多地掌握了危急重症的处理。现在的欧阳明祈，能够沉着冷静地对待抢救，能够理解患者与家属的痛楚，学会在临床工作中为他们提供更多的关怀，学会更好地与患者及家属沟通，急患者之所急；同时也认识到了现有医疗水平的局限，并学会自我调解，激励自己努力钻研，为医学事业奉献力量。

轮转期间，带教老师常说"患者是每个医生最好的老师"，而湘雅二医院无疑是国内领先的平台，这里汇集了来自全国各地或典型、或疑难的病例。定期业务学习是了解学科经典与进展的重要途径，疑难病例查房是欧阳明祈最喜欢的培训项目，复杂的病情、罕见的病例、多学科团队的协作，每次都能带来头脑风暴般的洗礼。在轮转期间，欧阳明祈积极参与住培基地组织的各科业务学习，主讲轮转科室小讲课 7 次，完成专题讲座汇报1 次，并主讲心内科晨读学习一次，在这些汇报中，大多数是他不了解、不熟悉的主题或领域，所以也督促他必须不断地自主学习。积极提问、查阅文献、学习指南，不仅仅是从中学习知识，也是在不断提高自己学习知识的能力。

特殊时期，特殊担当

2020 年是特殊的一年，新冠肺炎疫情来势汹汹，年后不久医院的工作安排发生了巨大的变化。大年初二才刚刚上完 24 小时班回到家乡的欧阳明祈，第二天就马不停蹄地赶回了长沙，并积极报名响应医院的疫情援助安排。由于人员匮乏，排班十分紧凑，一位位老师远赴武汉，教授们纷纷轮值夜班，这份奉献与坚守不断地激励他坚持、再坚持。为了配合医院疫情期间工作安排，2020 年 2 月欧阳明祈服从科室安排来到呼吸内科病房一线支援，呼吸内科是抗疫部队的主力军，大多数老师都远赴湖北或在湖南省内主导全省抗疫工作，教授带组、副教授管床成为在所难免的特殊安排。组内副教授每天忍受着结石的剧痛，靠止痛针坚持工作的奉献精神深深感动了欧阳明祈，他主动承担了他的夜班工作，和另一位同事共同分担了全组的临床工作，虽然他无法在湖北抗疫一线，但也希望能够守护好后方，尽一点微薄的力量。幸运的是，在全国人民的共同努力下，国内疫情得到了有效地控制，医院的工作逐渐步入正轨，而感染科、发热门诊还在紧张地运转，为预防疫情的二次暴发而努力。

2020 年 5 月，轮转到感染科的欧阳明祈才知道发热排查病房只有两名副教授辛苦轮班，在科室的安排下，他又来到了发热排查病房工作，力所能及地为老师分担一些工作。不分昼夜的工作或许辛苦，但一个个阴性筛查结果带来的是疫情得到有效控制的喜悦和自豪。

潜心钻研，以期硕果

王辰院士常说"医生天然是一名研究者，对于医生来讲，只有从事研究工作的医生，才能站到医学的巅峰，才能引领医学的发展，成为医学的促动者"。协和的学习、湘雅的工作，无一不在熏陶着欧阳明祈，只有成长为一名医学科学家，从临床出发，结合基础，并最终转化为临床，才能在真正意义上推动医学的发展和进步。阅读文献是欧阳明祈工作之余不可或缺的一部分，不仅是学习严谨的诊疗思路，也是在潜移默化之中提高自己的科研素养。科研的发展离不开良好的科研平台和优秀的团队，湘雅二医院心血管内科正是这样优秀的团队。在团队的带领下，欧阳明祈参与组织了第二届湖南省心脏重症论坛，并参与撰写了《经皮机械循环辅助临床应用及管理专家共识》，从中得到了学习和锻炼。在老师的指导下，他还参与学科心肌病及心衰亚专科的科研团队建设。这些工作都将成为欧阳明祈向上攀登的基石，督促他不断提升、不断进步。

住院医师规范化培训为住院医师的成长打下了坚实的基础，在这一阶段，欧阳明祈收获颇丰、成长不断，同时也有许多遗憾与不足。他会继续以严谨求实、踏实刻苦的态度，不忘初心，牢记使命，奋勇向前。

"90后"住院医师的担当与使命

——广东省第二人民医院　　余延辉

余延辉，男，24岁，汉族，共青团员，现为广东省第二人民医院放射科诊断医生，也是国家紧急医学救援队（广东队）队员。疫情到来时，细菌性肺炎刚刚痊愈的他第一时间主动报名赴武汉参加救援工作。

放心，我同事会救我的

"3号晚上6点接到通知，需要大家收拾好行李1小时后在医院集合。那时候我刚下班，回到家正准备吃饭，没来得及吃饭就赶紧收拾行李了，一边收拾行李一边在想怎么告诉爸妈这个消息。"余延辉回忆到。

当告知爸妈自己要前往一线支援，余延辉的父母虽然全力支持，但也有些担心。

余延辉安慰他们："这次前往支援的有国家紧急医学救援队的50多位同事，队伍很庞大，救援经验丰富，不用担心，假如我倒下了，我的同事也会救我的。"随后背起行囊，随救援队连夜冒雨出征武汉。

前往武汉的路上，余延辉担心留守医院的同事排班会很辛苦，便一一向科室同事发消息："如有需要我远程帮忙处理的工作，可以给我留言，我看到后将第一时间回复。"同事眼中的余延辉，就是这么一个助人为乐、做事靠谱的小伙子。

这还是余延辉第一次来武汉。当满载救援队员的车辆进入武汉主干道时，路上没有行人，也没有其他车辆，与城市鳞次栉比的高楼形成强烈反差。长江两岸高楼上"中国加油！武汉加油！"的画面，让余延辉感到十分震撼，那时的他真正有了一种上战场的紧张感。

余延辉是广东省第二人民医院放射科住院医师规范化培训基地2017级学员，曾作为优秀住院医师代表在医院2019级住培医师授袍仪式典礼上发言。国家践行住院医师规范化培训，目的是要培养有岗位胜任力的合格医师。在此次疫情中，住院医师余延辉切身感受到白衣天使的勇气与众志成城，也用自己的实际行动体现了"90后"住院医师的责任与担当。

广东经验，发挥团员创新示范作用

广东省国家紧急医学救援队先后进驻了两家方舱医院，随着CT成为新冠肺炎的诊断标准之一，方舱医院也紧急调配了一台移动CT机以供诊疗需要。余延辉前期的工作是调试好CT机参数，用最适当的算法来消除图像伪影。由于是新厂商的机器，需要调整的参数众多，他结合在医院学到知识，控制变量一项一项地调试，终于获得了高质量的成像效果。

硬件调试到位后，余延辉负责指导患者摆好体位，训练患者吸气、憋气，拍摄出优质的CT图像，给临床提供进一步的诊治意见。CT检查室的对讲系统杂音大，患者经常听不清医生的指令，他提出用一套通俗易懂的手势动作，配合检查室内张贴的图示进行隔空交流，降低了交流成本，使每小时检查的患者量从原来的15人次提高到25人次，工作效率得到了极大的提升。

勇挑重担，做自觉奉献的模范

方舱医院CT室的日常工作也需要三级防护，穿着里三层外三层的防护服和隔离衣，连续五六个小时不停歇，工作量大、风险高，有时一个下午就超过60个患者做CT。还有更大的难点就是护目镜起雾，对后面图像质量评判影响很大，只能自己不断克服，尽量不大口呼吸，延长护目镜正常使用时间。在影像工作之余，他利用休息时间，主动要求参与安全员工作，监督及辅助自己队友入舱前穿脱防护衣物、用品，也为出舱的队友进行消毒。

永远跟党走，做政治坚定的模范

援鄂抗疫过程中，余延辉深刻感受到党员抗击疫情的行动魅力，处处都能看到党员干部努力奋战的身影，他们作为先锋队、突击手，充分发挥党员的先锋模范作用，是党员干部用行动让党旗在疫情防控阻击战场上高高飘扬。受此影响，余延辉连夜写了一封3 000字的入党申请书，向党组织提出入党申请，成为一名光荣的预备党员。余延辉医生说："在党员身上找到了学习的榜样，不仅限于工作态度，还有他们对人民群众的无私付出。我向他们学习,向党员致敬。"

平日的余延辉除了是科里的业务骨干,在文体活动的舞台上也是大放异彩。从2017年起,连续4年担任了医院春节晚会、5.12国际护士节表彰大会的主持工作。荣获2018年度、2019年度医院工会活动积极分子,2020年度广东省优秀共青团员。

给武汉疫区写"情书"的女孩
——记重庆医科大学医附属第一医院　　王越

王越,女,2017级内科学住培学员。在三年住培期间,她认真遵守住培基地规章制度,按照培训计划完成轮转。在临床工作中认真负责、关心患者、医德良好,努力掌握临床知识及技能,各个科室轮转考核成绩优良。

2020年春节期间,全国新冠肺炎疫情日益严峻,重庆医科大学医附属第一医院也承担着巨大的防控压力,发热门诊、急诊、隔离病房等多个抗疫一线岗位均24小时连续超负荷运转。2月1日,急诊120岗位上的一名医生,因接诊了一名新冠肺炎的患者,而不得不被隔离。因此,120岗位上急缺一名医生。听闻这一消息,王越主动提出放弃休假,自愿前往支援120岗位。2月初,全国各地医疗物资均极度缺乏,重庆医科大学医附属第一医院也是如此。出诊120期间,她多次穿着反复利用的隔离衣,随救护车出诊、接诊发热患者到院就诊。在艰难时期,大多数住培学员仍在家休假时,王越克服恐惧、努力工作,一直坚守在自己的岗位上。2020年2月12日晚11时,王越接到医务处电话,询问她是否能前往武汉参与抗疫。她义无反顾地表示愿意前往,并及时与急诊科协商好120岗位的交接工作。

2月13日,王越作为重庆市第八批援湖北医疗队(重庆医科大学医附属第一医院援武汉国家医疗队)成员,赴武汉参与抗疫。2月15日13时,她第一次穿着防护服进入武汉市第一医院感染十一病区工作。虽然在进入病区前,已经经过了反复练习,但第一次穿防护服的王越仍然出现了问题。由于领取的防护服型号过大,穿戴完成后,她的防护服领口完全遮住了口鼻部位,防护服并不透气,再加上两层口罩,还未进入红区,她就已经出现了呼吸困难。但她仍然克服困难,坚守在"红区"长达6小时,直至下班。

在当天的工作中,她观察到一位患者始终心神不宁地徘徊在走廊上,于是她主动去与患者交流沟通,并发现了患者存在严重的焦虑情绪。她一边安抚患者,一边将这一情况通报给心理学专家。几天后患者好转出院,提到他当时的心境:"我觉得我当时已经活不下去了,是医生把我从死神手里拉回来了。"听到这话,王越庆幸自己当初在面对他时,努力尽到了一个医生的职责。

在武汉工作时，每一个班次为 6 小时，加上前后穿脱防护服和来回驻地的时间，总共约 8 小时。为了保证绝不因为个人原因而提前离开病房，王越在每次上班前的 2 小时内不再进食和饮水，并且在每次上班时都会穿上纸尿裤。哪怕在休息日，王越也从不松懈，努力调整自己的作息和饮食，为下次上班积攒能量。正因为如此，王越没有一次在工作时间内提前离开"红区"。

作为一名内分泌科医生，王越在工作时格外关注有糖尿病病史的新冠肺炎患者。她与病区里每个糖尿病患者都进行了沟通，了解他们的病史及用药情况。由于病区里饮食固定、活动受限，难以实现糖尿病患者生活方式的个体化管理，王越就鼓励他们保持良好的情绪及心态，正确看待自己的血糖情况，戴好口罩多下床走动，在病房里做广播体操、跳广场舞。每次进病房，王越都会梳理所有糖尿病患者的血糖监测情况，及时对降糖方案进行调整。已经出院到隔离点的患者，她也会打电话随访他们的血糖及用药情况，提供他们需要的咨询。通过王越及队友们的共同努力，病区的患者们对重庆医疗队有极高的评价。"说实话，重庆的医护人员对我们每一个患者都像是对待亲人一样。"一位即将出院的大叔一边写着感谢信，一边夸奖着。

在武汉的每一天，王越都时刻被自己的队友鼓舞着。他们每个人都克服了许多不为人知的困难，但互相之间却总是鼓励、从不抱怨。与此同时，王越也时刻被武汉这座英雄城市的英勇气概、武汉人民的无私奉献所感动着。正因为如此，她在 3 月 13 日写下了《一封写给武汉的情书》，向心中的英雄之城与英雄人民表白。这一封信在一夜之间轰动武汉，被网友称为"感动千万人的 2020 最美情书"，引起了广大援鄂医务工作者的共鸣，引发了武汉市民的热切回应，获得了重庆市委副书记、重庆市市长唐良智的称赞，以及武汉各界的热烈关注。包括中央电视台、人民日报、光明网在内的国家级媒体原创报道近 60 遍，转发及阅读量达千万以上。

意外的是，王越还收到了两封来自武汉人民的回信。来自中南民族大学的熊岳炜老师在回信中深情地说道："我们都生长在英雄的国度，封一座城，护一国人，那是一国愿为他人抱薪的好人啊。"另一位"90 后"的小伙子耿天维也给王越写来了回信，他的回信中满满都是青年人的担当和汉渝两座城市的友好情谊，他说："一代人有一代人的使命，一代人有一代人的担当。一人一扁舟，万舸此中来，中华民族的伟大复兴，后继有人，指日可待。"三封信件传达出浓浓的渝鄂情深与家国情怀，在艰难时期给予了很多人力量与温暖。

3 月 18 日，大部分的援鄂医疗队开始陆续撤离武汉，王越却随团队在此时写下请战书，转战武汉大学人民医院东院区继续战斗。直到 3 月 29 日，王越所在团队完成所有抗疫工作。共计工作 46 天，救治新冠肺炎确诊患者 83 名，参与治愈重症新冠肺炎患者 67 名，获得患者和当地医院的高度评价。3 月 30 日，中央电视台新闻频道《朝闻天下》栏目对王越的抗疫故事进行了长达 5 分 34 秒的报道。

抗疫工作结束后，王越积极参与各单位组织的抗疫故事宣讲活动，努力传播正能量。4 月 23 日，王越参加重庆理工大学"学回信精神·担复兴大任"主题宣讲会，与该校近200 名学生代表直播连线进行抗疫故事宣讲。4 月 30 日，王越参加重庆市卫生健康系统的纪念五四运动主题教育活动,在活动中朗诵《一封写给武汉的情书》,同步直播获近30万人在线观看。5月11日,王越为重庆八中宏帆中学学生录制"种子课堂"专题讲座,向全校学生宣讲抗疫故事。6月5日,王越为重庆医科大学第一临床学院师生进行抗疫专题讲座。6月8日,王越受邀前往中国航油在渝单位参与抗疫事迹宣讲主题党课,与航油职工们分享抗疫心得。6月18日,王越参与2020重庆医科大学毕业生"最后一课"主题活动,与毕业生们分享抗疫故事,获得热烈反响。

在三年住培生涯的最后几个月,王越为自己能将住培时所学的临床知识充分应用在抗疫工作中而感到无比自豪!

用大爱守护健康　用青春书写答卷

——甘肃医学院附属医院　　张怡

张怡,女,1991年4月出生。她2014年7月毕业于滨州医学院医学影像学专业,就职于甘肃崆峒区中医医院,是一名普通的住院医师。2017年10月参加甘肃医学院附属医院超声医学专业住院医师规范化培训。

精益求精,刻苦钻研学技能

大学毕业后,张怡回到了家乡甘肃平凉——一座位于祖国西北部、医疗条件落后的小城。她就职的崆峒区中医医院是一所基层二级甲等医院,病源少、病种单一。对于一个刚参加工作的医生是很不利的,书本上学习到的一个个知识点很难在实际工作中全部用到,偶尔遇到的疑难患者又让她感到无从下手、不知道该如何鉴别,她常为了一个患者自己翻书、查文献、请教大学时期的老师。

2017年,张怡参加了甘肃医学院附属医院超声医学专业住院医师规范化培训,这是全国首批住院培基地之一,每天都要接收来自陕、甘、宁地区的大量病患。她抓紧机会认真阅读专业书籍、扎实基础知识;积极参加医院、科室组织的各种形式的学术讲座及会议,拓展自己的视野,学习前沿的知识,受到了前辈们亦师亦友的鼓励和教导。

2019年通过层层选拔,张怡代表甘肃省超声医学专业住培学员参加了"超声医学专业住院医师规范化培训"临床诊断能力比赛,以优异的成绩获得了团体优胜奖。在培训的三年里,她每年都在年度考核中获得专业第一的好成绩。

没有实践的理论永远是纸上谈兵。临床工作需要常年的积累和扎实的经验,只有在临床一线奋斗过的同事、老师才能给予切实的指导和帮助。三年住院医师规范化培训,培养的是理论转化为实践的能力,是"书卷气"向"医生范"的转变,是"健康所系性命相托"向"精诚勤和、大医无疆"的升华。张怡珍惜这次来之不易的培训机会,在这里,不论是疾病的诊断、治疗、规范化手术操作、药物的使用、门诊诊疗常规,还是与患者的交流等,都有详细的指导和规范。同时,她不断地总结和思考,收集了大量的病例并做好病例的追踪、回访,提升工作效率、知识储备与沟通技能。在工作中,她还善于总结缺陷和问题,完善了一些科室工作流程,提出了一些医疗行政方面的建议,也获得了同事和患者的认同和鼓励。经过三年规范化培训的积淀,她完成了从学生到医者的蜕变。

真诚仁爱,恪守医德解疾苦

张怡除了是一位战斗在一线的医护人员,还是一名光荣的军嫂,长期两地分居的生活丝毫没有减少他们夫妻二人的感情。恰恰相反,夫妻二人在生活上、工作上、学习上都相互支持、相互关心,在关心丈夫身体健康的同时,还担任着丈夫战友们的"场外医护"。有一次,正在上班的张怡突然接到丈夫接连打来的电话,她的心一下子紧张了起来,因为她和丈夫有个心照不宣的默契:上班时间没有紧急事情不会相互打扰。她检查完手中的患者,在楼梯口给丈夫回电,原来是一个战友在训练时膝部受伤无法移动,但救护人员还未赶到。张怡马上运用自己的专业知识指导丈夫和战士们对受伤的战友做了简单的固定处理,等待下一步救治。得益于她及时又精准的指导,那位受伤的战友没有受到二次伤害,并在后续治疗之后康复。

2018 年的一个中午,上班途中的张怡捡到了一个装有大量现金和多张银行卡、身份证的钱包,她辗转找到了失主归还了钱包,却拒绝了失主的财物感谢,失主万分感动,向医院送来了写有"拾金不昧、品德高尚"的锦旗。她的这种优良品德深深感染着身边的人。

不忘初心,忠贞守职迎挑战

2019 年 12 月,中华大地上暴发了一场与新型冠状病毒进行的战斗,作为一名入党积极分子,她很想去抗疫的最前线战斗,但不是每个人都有上前线的机会。当她看到一批批战友在一线与病毒作战,她感到沮丧和揪心,因为自己错失去一线的机会而沮丧,因为战友们的辛苦工作而揪心。但她鼓励自己:"做好自己能做的工作,也算是贡献自己的力量!"她主动担当起疫情宣传员,为患者和身边的人宣传抗疫知识。

她深知,选择了医生这个职业,就是选择了义无反顾地迎接一次次的挑战。她深知,面对挑战,需要积极的心态,耐得住寂寞,扛得住压力;需要扎实的基础,拿得准病情,经得起推敲;需要良好的沟通,看得出情绪,稳得住患者。她始终牢记高考毕业选择学医时的初心:做一名救死扶伤、真诚仁爱的医生,将《希波克拉底誓言》始终铭记在心。

优秀的学生源于尽职的老师,尽职的老师基于完善的制度,完善的制度依靠切实地实施。正是得益于此,张怡从一名基层医院经验不足的住院医师成长为一名专业知识扎实、技能技术熟练、医德医风高尚的青年医师。相信经过住院医师规范化培训打下的基础和临床实践的积淀,一定会让她在未来成为一名堪当大任的超声科医师!

08检

第五篇 优秀住院医师